Peter A. Levine

LERNEN, DEN TIGER ZU REITEN

PETER A. LEVINE

LERNEN, DEN TIGER ZU REITEN

Die Autobiographie des wegweisenden Trauma-Experten

Aus dem Amerikanischen von Ursula Bischoff

KÖSEL

Die Originalausgabe erschien unter dem Titel »An Autobiography Of Trauma. A Healing Journey« bei Park Street Press, a division of Inner Traditions International, Rochester/Vermont, USA.

Dieses Werk wurde vermittelt durch die Literarische Agentur Thomas Schlück GmbH, 30161 Hannover.

MIX
Papier | Fördert gute Waldnutzung
FSC® C014496

Penguin Random House Verlagsgruppe FSC® N001967

Umschlaggestaltung: FAVORITBUERO, München, nach einer Originalvorlage von Park Street Press
Coverdesign: Aaron Davis
Creative Director: Inner Traditions International
Innenillustration Sonne: © roomoftunes / stock.adobe.com
Satz: Satzwerk Huber, Germering
Druck und Bindung: GGP Media GmbH, Pößneck
Printed in Germany
ISBN 978-3-466-34827-5

www.koesel.de

Dieses Buch ist den zwei wichtigsten Stützpfeilern meiner Reise gewidmet.

Laura Regalbuto, deren unerschütterliche redaktionelle Führung mir bei diesem abenteuerlichen Vorhaben als Leitstern diente. Die scharfsinnigen Herausforderungen, die sie mir beim Aufzeigen von Widersprüchen oder Unklarheiten in meinen Gedankengängen stellte, waren unverzichtbar.

Und meinem Freund Butch Schuman, der unermüdlich Hilfsorganisationen unterstützte, die sich für die Heilung traumatisierter Kinder einsetzen. Er trug dazu bei, die Welt zu einem besseren Ort zu machen.

INHALT

VORWORT: WARUM ICH DIESES BUCH GESCHRIEBEN HABE

Obwohl ich viel Zeit im Blickpunkt der Öffentlichkeit verbracht habe, können diejenigen, die mich gut kennen, bestätigen, dass ich normalerweise ein zurückhaltender Mensch bin und bisweilen sogar unbeholfen wirke. Da ich außerdem großen Wert auf meine Privatsphäre lege, zögere ich oft, ins Rampenlicht zu treten oder die Aufmerksamkeit auf mich zu lenken. In Anbetracht der Entscheidung, dieses Buch zu schreiben und zahlreiche intime Einzelheiten meines Lebens preiszugeben, fühlte ich mich ungeschützt und verletzlich. Noch belastender war der Gedanke, dass es früher einmal sowohl für mich selbst als auch für meine Herkunftsfamilie lebensbedrohlich gewesen wäre, mich in irgendeiner Form auffällig zu verhalten; auf die Gründe gehe ich in Kürze näher ein. Deshalb hatte ich seit frühester Kindheit Angst, aus der Masse herauszustechen oder Verdacht zu erregen.

Wichtige Stationen und Ereignisse in meinem Leben schriftlich festzuhalten, war zunächst als ganz privates Unterfangen gedacht. Ursprünglich sollte es dazu dienen, verborgene oder verleugnete Aspekte meiner Vergangenheit oder meiner Persönlichkeit aufzudecken und mir zu helfen, Bruchstücke zusammenzufügen, um sie uneingeschränkt akzeptieren und integrieren zu können. In der Zeit, als ich mit der Entscheidung rang, ob ich meine Geschichte teilen sollte, hatte ich einen Traum: Ich stehe am Rand einer weitläufigen Wiese, in der Hand einen Stapel maschinegeschriebener Seiten. Während mein Blick über die offene Graslandschaft schweift, spüre ich, wie hinter mir eine starke Brise aufkommt. Ich hebe die Arme und öffne die Hände, überlasse die Blätter dem Wind, der sie, wohin auch immer, tragen wird … Und deshalb, liebe Leserinnen und Leser, überlasse ich Ihnen die nachfolgenden Seiten, die von Herzen kommen und Aufschluss über ganz persönliche und verletzliche Aspekte und Bereiche meines Lebens geben. Ich lade Sie ein, mich auf eine Reise zu begleiten, die schwierig und herausfordernd war, sich am Ende aber als heilsam erwiesen und mich innerlich gestärkt hat.

Mein Wunsch wäre, dass meine Lebensgeschichte als Katalysator dient und ich Ihnen anhand meiner Gefühle und meiner Geschichte vor Augen führen kann, dass wir auch nach einem verheerenden Trauma in der Lage sind, inneren Frieden zu finden und uns in unserer Ganzheit zu erleben, das heißt, uns mit Körper, Geist und Seele wahrzunehmen, deren Zusammenwirken uns zu dem Menschen macht, der wir sind. Ich hoffe, dass dieses Buch Sie ermutigt, Ihre eigene Geschichte zu erzählen. Ich bin fest davon überzeugt, dass diese Offenheit wichtig ist und uns hilft, uns der eigenen Vergangenheit zu stellen, um zu wachsen und auf den Weg der Genesung zu gelangen.

Und schließlich stelle ich mir die Frage: Wenn eine Geschichte ein gelebtes Leben verkörpert, kann ich sie dann loslassen, sobald ich sie erzählt habe? Mit der Entscheidung, sie dem Wind zu überlassen, habe ich genau das getan, sowohl für mich selbst als auch für alle, die sie gelesen und Anteil daran genommen haben. Deshalb lassen Sie mich von vorn beginnen.

Da es in diesem Buch um unverarbeitete traumatische Erfahrungen geht, könnte die Lektüre schwierige Körperempfindungen, Gefühle und Vorstellungsbilder auslösen oder reaktivieren. Falls das geschehen sollte, hoffe ich, dass Sie darin eine Chance sehen, professionelle Hilfe in Anspruch zu nehmen. Informationen zu Therapeutinnen und Therapeuten, die auf Somatic Experiencing spezialisiert sind, finden Sie unter www.traumahealing.org, mehr Informationen zu dieser Arbeit am Ende des Buches.

1 GEBOREN IN EINER WELT DER GEWALT

»Was ist wahrhaftiger als die Wahrheit?
Antwort: die Geschichte.«

Jüdisches Sprichwort[1]

Eine Geschichte, die sich Schritt für Schritt entfaltet

Wir alle haben unsere Geschichte, und das ist meine. Es ist meine Wahrheit. Wie bei den russischen Matrjoschka-Puppen handelt es sich um eine Geschichte, die in mehreren anderen Geschichten enthalten ist. Wie mein Freund Ian einmal sagte: »Die kürzeste Entfernung zwischen zwei Punkten ist nicht zwangsläufig eine gerade Linie.« In meiner Autobiographie mit ihren ineinander verschachtelten Geschichten geht es um eine Seelenreise. Oft erfolgt sie auf einsamen Pfaden, die wir einschlagen, wenn wir nichts ahnend einem inneren Ruf folgen und uns auf eine Suche voller Herausforderungen begeben, die bisweilen unlösbar erscheinen.

Ein Grundsatz der Trauma-Lösungsmethode, die ich im Verlauf der letzten fünfzig Jahre entwickelt habe, besteht darin, dass wir die Betroffenen nicht auffordern, sich im Sinne einer Konfrontationstherapie mit ihren traumatischen Erlebnissen auseinanderzusetzen. Stattdessen ermutigen wir sie, sich achtsam, Schritt für Schritt, diesen schwierigen Körperempfindungen,

Emotionen und Vorstellungsbildern anzunähern, und helfen ihnen, zuerst Zugang zur bewussten Wahrnehmung bestimmter positiver Körpererfahrungen und -signale zu finden, um einen Wendepunkt einzuleiten. Der Rückblick auf bestimmte positive Erinnerungen dient der Vorbereitung auf die Verarbeitung eines angstauslösenden traumatischen Ereignisses, zum Beispiel eines sexuellen Übergriffs. Deshalb beginne ich mit der Schilderung von zwei positiven Erfahrungen in meiner Kindheit, die mich im späteren Leben verankert haben. Sie waren beide nicht nur ungeheuer spannend, sondern vermittelten mir darüber hinaus auch ein Gefühl von Sicherheit, Wärme und großmütiger Liebe.

Eine Geburtstagsüberraschung

Obwohl meine Kindheit von Gewalterfahrungen und lebensbedrohlichen Ereignissen geprägt war, gab es Zeiten, in denen ich mich geliebt und beschützt fühlte. Ich erinnere mich noch gut an zwei Begebenheiten, die mein Herz öffneten, positive Gefühle hervorriefen und das Bedürfnis in mir weckten, einen Freudentanz aufzuführen. Ich bin überzeugt, dass mir diese sinnlich wahrnehmbaren und emotional prägenden Erfahrungen halfen, Situationen durchzustehen, an denen ich sonst vielleicht zerbrochen wäre.

Als ich am Morgen meines vierten Geburtstags aufwachte, wartete eine riesige Überraschung auf mich. Mitten in der Nacht, während ich fest schlief, hatten sich meine Eltern auf leisen Sohlen in mein Kinderzimmer geschlichen. Unter meinem Bett beginnend und bis weit in den Raum hinein, hatten sie klammheimlich das kreisförmige Schienensystem einer elektrischen Lionel Modelleisenbahn verlegt.

Können Sie sich vorstellen, wie glücklich ich war, als ich vom Scheppern der Waggons aufwachte, die auf den Schienen entlangtuckerten? Ich sprang aus dem Bett und lief zum Transformator hinüber, mit dem ich die Geschwindigkeit des Zuges regulieren konnte. Voller Begeisterung betätigte ich das Signalhorn. Ich glaube, dass mir diese Überraschung das Gefühl gab, dass doch noch Wunder geschahen und dass ich geliebt und umsorgt wurde. Wenn ich über diese Erinnerung nachdenke, entsinne ich mich wieder an die zweite Situation aus einer noch früheren Zeit meines Lebens, in der ich mich unsäglich freute, weil ich mich nicht nur im wörtlichen Sinn sicher, aufgefangen und besonders wertgeschätzt fühlte.

Als ich ungefähr zwei Jahre alt war, leitete mein Vater ein Sommerferienlager in New England. Ein Schwarz-Weiß-Foto beschwor eine »Körpererinnerung« an ihn herauf, wie er im Schwimmbecken stand, nicht weit vom Rand entfernt. Ich sehe noch vor mir, wie ich loslief und ins Becken sprang. Er wollte sichergehen, dass ich nicht ertrank, als das Wasser über mir zusammenschlug und ich auf den Boden sank. Ich spüre noch heute seine Hände, die sich behutsam um meine Hüften schlossen, mich an die Oberfläche hoben und auf dem Gras neben dem Becken absetzten. Danach fühlte ich mich sicher genug, um immer wieder in vollem Tempo über die Rasenfläche zu laufen und in das Becken zu springen, in die Arme meines Vaters, die mich willkommen hießen. Nach zahlreichen Luftsprüngen wurde mir das Wasser so vertraut wie ein Freund. Mein Vater hielt meine ausgestreckten Arme, während ich auf dem Bauch im Wasser lag, mit den Beinen strampelte und die ersten Schwimmbewegungen machte. Nach dieser Einführung wurde Schwimmen meine Lieblingssportart. Später, als Erwachsener, hielt ich stets nach Möglichkeiten Ausschau, mich vom Wasser tragen zu lassen, gleich ob in einem See oder im Meer.

Diese im »Körpergedächtnis« gespeicherten Erinnerungen daran, beschützt und umsorgt zu werden, ermöglichten mir, mich einigen zutiefst belastenden Situationen zu stellen, ohne mich völlig überwältigt und hilflos zu fühlen. In späteren Jahren unterstützten sie meine Heilreise bei der Bewältigung des folgenden Traumas.

Ein Moment des grenzenlosen Entsetzens und der Gewalt

In meiner Kindheit und Jugend litt meine Familie lange Zeit unter den lebensbedrohlichen Einschüchterungsversuchen der Cosa Nostra, der New Yorker Mafia sizilianischen Ursprungs. Mein Vater war als Zeuge geladen, um gegen Johnny »Dio« Dioguardi auszusagen, ein skrupelloses Mitglied der Lucchese-Familie, die in der Bronx, ihrem Stammgebiet, weitgehend die organisierte Kriminalität beherrschte.[2] Um meine Mutter, meine jüngeren Brüder und mich vor einem nahezu sicheren Tod zu bewahren, weigerte sich mein Vater, Johnny Dio ans Messer zu liefern, selbst als der junge und ehrgeizige Robert F. Kennedy, damals Chefberater des New Yorker Senatsausschusses, der die illegalen Machenschaften in den Gewerkschaften untersuchte, es unter Strafandrohung von ihm verlangte. Abbildung 1 im Bildteil in der Mitte des Buches zeigt ein Foto von Johnny Dio, das mehr sagt als tausend Worte.

Um dafür zu sorgen, dass mein Vater auch weiterhin Stillschweigen bewahrte, wurde ich als Zwölfjähriger von einer Straßengang in der Bronx, vermutlich den Fordham Daggers, brutal vergewaltigt. Der Überfall fand im dichten Gebüsch eines benachbarten Parks statt, an einem Ort, den ich bisher als Spielplatz und hochgeschätztes Refugium betrachtet hatte. Die Gruppenvergewaltigung war ein grauenvolles Geheimnis, das ich vor allen verbarg, insbesondere vor mir selbst. Ich vergrub es im hintersten Winkel meines Gedächtnisses, doch mein Körper erinnerte sich daran. Jeden Tag, wenn ich mich zu Fuß auf den Schulweg begab, war ich von Kopf bis Fuß angespannt und meine Kehle wie zugeschnürt, als wäre mein ganzes Sein darauf gerichtet, hyperwachsam und auf einen weiteren Angriff vorbereitet zu sein. Doch noch zerstörerischer war die fortwährende, quälende Angst, dass sich unsere Familie auflösen und damit jedes noch verbleibende Gefühl der Sicherheit zusammenbrechen könnte.

Ich war nie in der Lage, mit meinen Eltern offen über den Angriff zu sprechen. Mich ihnen anzuvertrauen, hätte die Gewalt nur bestätigt, der ich ausgesetzt war. Und so speicherte ich ihn tief in meiner Psyche ab, in einem Selbstbild, das von einem alles durchdringenden Gefühl der Scham, Schuld und der eigenen Minderwertigkeit geprägt war. Um diese schrecklichen Gefühle zu vermeiden, achtete ich gewissenhaft darauf, nicht auf Risse im Asphalt zu treten, wenn ich den Weg zwischen Schule und Elternhaus, der annähernd eineinhalb Kilometer betrug, zurücklegte. Ich sah in diesem klassischen Ritual eine Art Abwehrzauber, um die Bedrohung irgendwie abzuwenden.

Abgesehen davon betete ich fortwährend in der Hoffnung, dass mich eine höhere Macht vor einem weiteren Übergriff bewahren würde. Dabei pflegte ich meine Hände über dem Kopf zu falten, da es bei den orthodoxen Juden während des Gebets erforderlich war, den Kopf zu bedecken. Ich übernahm dieses Verhalten, obwohl meine Eltern in keinerlei Hinsicht praktizierende Juden waren. Als mein Vater mich dabei erwischte, ahmte er mich nach und verspottete mich. Diese Form der Erniedrigung war grauenvoll für mich. Wenn ich heute darüber nachdenke, gehe ich davon aus, dass mich dieser Demoralisierungsversuch davor bewahren sollte (zumindest nach seiner Vorstellung), ein solches Verhalten in der Öffentlichkeit an den Tag zu legen, wo ich vermutlich Empörung ausgelöst hätte. Leider hatte er damit nicht den gewünschten Erfolg. Es machte alles nur noch schlimmer. Ich fühlte mich von ihm nicht nur verspottet und erniedrigt, sondern auch allein gelassen mit meinen lähmenden Angst- und Panikattacken.

Ich brauchte vierzig Jahre, bis es mir gelang, Zugang zu meiner Körpererinnerung an die brutale Vergewaltigung zu finden und sie aufzulösen. Erst dann war ich in der Lage, Selbstempathie zu entwickeln, also mitfühlend mit mir selbst zu sein, und mein »Selbstwertgefühl« zu stärken. Diese schmerzliche Erinnerung auszugraben und zu verarbeiten, war ein langwieriger Prozess.

Ein verwundeter Heiler

Zeitraffer: Einige Jahrzehnte später. Während ich Somatic Experiencing (SE), meine Trauma-Lösungsmethode entwickelte, begannen sich auf unerklärliche Weise beunruhigende, anhaltende Körperempfindungen und flüchtig auftauchende Vorstellungsbilder einzuschleichen. Es fühlte sich an, als wären meine Kehle und mein Magen wie zugeschnürt und von einem weißen, zähflüssigen Schleim verstopft. Als diese alarmierenden Symptome nicht nachließen, wurde mir klar, dass es höchste Zeit war, mir eine Dosis meiner eigenen Medizin zu verabreichen. Wie ein altes Sprichwort besagt, versuchen wir, anderen immer das beizubringen, was wir selbst am dringendsten lernen müssten. Chiron, der Archetyp des verwundeten Heilers, forderte mich mit Nachdruck dazu auf.[3]

Da ich mit einem stressreichen Unterfangen rechnete, bat ich eine Therapeutin, die ein SE-Training bei mir absolviert hatte, mir beim Aufspüren der möglichen Ursachen der beunruhigenden Symptome zu helfen. Im Verlauf meiner inneren Erkundungsreise tauchten zahlreiche Erinnerungsbruchstücke auf. Ich fokussierte mich auf die körperlichen Empfindungen, bevor ich den Blick auf die verstörenden Bilder richtete, die ihre Spuren hinterlassen hatten. So gerieten einige tief vergrabene Gefühle und die damit einhergehende unterdrückte und angestaute Energie innerlich in Bewegung.

Eine Reise in die Dunkelheit

»Ein Trauma ist nicht das, was uns widerfährt,
sondern woran wir, wenn es keine mitfühlenden Zeugen gibt,
innerlich festhalten.«

Peter A. Levine[4]

Die Schilderung einiger der nachfolgenden Einzelheiten der Vergewaltigung könnten verstörend sein. Ich habe sie eingefügt (auch wenn sie Ihnen beim Lesen vermutlich einiges abverlangen), um zu zeigen, dass es selbst nach einem solchen Martyrium mit den richtigen Lösungsansätzen und kompetenter, empathischer Unterstützung möglich ist, Traumata zu überwinden und in der Vergangenheit zu verorten, ihnen also den Platz zuzuweisen, an den sie gehören.

Meine Kollegin und Wegbegleiterin bei dieser Reise in die Finsternis bemerkte, dass meine Füße zuckten, und lenkte meine Aufmerksamkeit behutsam auf die subtile, beinahe unmerkliche Mikrobewegung. Plötzlich tauchte ein Bild vor mir auf: Ich sah, wie ich in ungebremstem Tempo die ovale Laufstrecke in der Nähe der Wohnung meiner Eltern entlangrannte. Meine Wegbegleiterin ermutigte mich, mich während dieses imaginären Laufs auf die Stärke und Kraft meiner Beine zu fokussieren. In den

Somatic-Experiencing-Sitzungen wird diese innere Stärke oft heraufbeschworen. Sie ermöglicht uns, dem Gefühl der Selbstwirksamkeit und den damit verbundenen positiven Körpererfahrungen nachzuspüren, bevor wir uns behutsam, in kleinen Schritten, an das traumatische Ereignis herantasten und es aufdecken.

Ich spürte, wie sich mein Atem vertiefte und ein Gefühl der Freude meinen ganzen Körper durchströmte. Nach und nach gelang es mir, die heiß geliebte Landschaft meines Kindheitsrefugiums in den Blick zu nehmen. Ich begann, mich an ihre magische Wirkung zu erinnern und zu beschreiben, wie glücklich ich war, dass sie mich jedes Mal willkommen hieß, wenn ich nach dem Unterricht in der Middle School heimging. Wenn ich gegen fünfzehn Uhr zu Hause ankam, verdrückte ich schnell ein paar Schoko-Mint-Cookies von Pepperidge Farm, bevor ich zu einem meiner gewohnten Streifzüge durch den Reservoir Oval Park aufbrach, der sich direkt gegenüber von unserem sechsstöckigen Apartmentgebäude an der Wayne Avenue 3400 in der Bronx befand.

Statt die zwei Blocks bis zum Eingang des Parks zurückzulegen, pflegte ich die Straße zu überqueren und über den schmiedeeisernen Zaun zu klettern, um dann auf direktem Weg durch das dichte Gebüsch auf die darunter befindliche Laufbahn zu gelangen. Dort nahm ich die zunehmende Kraft in meinen Beinen wahr, während ich meine Runden drehte. Diese Entladung der aufgestauten Energie schien das ideale Gegenmittel für meine Beine zu sein, die sich infolge der Dauerbelastung durch die Rechtsstreitigkeiten meiner Familie und die Angst vor der Mafia, die vor nichts zurückschreckte, oft schwach und instabil anfühlten. Ich merkte, wie sie auf der Aschenbahn leichter, raumgreifender und mit jedem Schritt stärker wurden. Auf diesem

Zustand, in dem ich meine verkörperten inneren Ressourcen bewusst wahrnahm, konnte ich aufbauen und die dringend benötigte innere Stärke und Stabilität im Rhythmus des Laufs finden. Ich genoss diese weitläufige Erinnerung. Doch plötzlich tauchte ein Schatten auf, der meine Wahrnehmung trübte. Anfangs war es ein undefinierbares Gefühl des Unbehagens, das in körperlichen Symptomen, zum Beispiel einer flachen unregelmäßigen Atmung und einem kreidebleichen Gesicht, zum Ausdruck kam. Zum Glück verlieh mir das Auf- und Nachspüren meiner inneren Kraftquellen mehr Selbstvertrauen, sodass ich tiefer in die Stresssituation einzutauchen vermochte.

An jenem Tag im Herbst hatte ich das vage Gefühl, dass etwas nicht in Ordnung war, als ich den Park betrat. Ich erinnerte mich, dass mir ein paar Jugendliche auffielen, offensichtlich hartgesottene Mitglieder einer Straßengang, die unweit des dichten Gebüschs herumlungerten und rauchten. Ich erinnerte mich vor allem an ihre Motorradkappen mit Lederschirm im Retrostil. Während ich mich auf diese Bilder fokussierte, nahm ich das unheilvolle Gefühl einer drohenden Gefahr wahr und spürte, wie sich mein Magen verkrampfte. Nach und nach begann das sogenannte prozedurale Gedächtnis, das die »Körpererinnerungen« einspeichert, weitere Einzelheiten preiszugeben. Als Erstes sah und spürte ich, dass ich Anlauf nahm, mit einem Satz über den Zaun sprang, auf der anderen Seite landete, den steilen, rutschigen Abhang hinunterstolperte und das dichte Gebüsch ansteuerte, um auf die Aschenbahn zu gelangen.

Plötzlich überkam mich trotz der Geschwindigkeit, die ich an den Tag legte, das unmittelbare Gefühl einer ernst zu nehmenden Gefahr. Irgendetwas stimmte ganz und gar nicht. Mein Instinkt sagte mir, dass es sich um eine tiefgreifende, überwältigende Bedrohung handelte. Ich spürte die Anspannung, die mich erfasste, mich umklammerte, meinen Nacken und meine Schultern versteifte. Ich spürte, wie mir die Angst den Atem abschnürte, wie sich mein Magen umdrehte und verkrampfte. Abrupt und völlig unerwartet, kippte ich nach vorn. Eine weitere Körpererinnerung kristallisierte sich heraus: Jemand sprang mich von hinten an und stieß mich zu Boden. Ich spürte, wie mein Gesicht in den Schmutz gedrückt wurde und meine Stirn dabei einen großen Felsbrocken streifte. Ich kämpfte mit aller Kraft, um mich zu befreien. Aber es gelang mir nicht, meine Arme wurden auf den Boden gepresst, und ein schweres Gewicht lastete schmerzhaft auf meinem Rücken. Ich war unfähig, mich zu bewegen, gefangen wie ein hilfloses Beutetier. Hinter mir begann jemand, an meiner Kleidung zu zerren, riss mir die Hose herunter. In dem Augenblick wurde mein Kopf völlig leer. Allem Anschein nach verlor ich das Bewusstsein. Kein Laut war mehr zu hören, alles wurde still, totenstill.

Behutsam legte meine Wegbegleiterin ihre Hand auf meine Schulter und holte mich aus dem tiefen Schockzustand der Dissoziation, in dem ich mich in dem Moment befunden hatte, in die Realität zurück. Ich spürte, wie der brutale sexuelle Übergriff verblasste und meine mit allen Sinnen erfahrbare Präsenz im Hier und Jetzt Gestalt annahm. Gegen Ende der Sitzung entdeckte ich, dass mein Körper imstande war, das zu tun, was er zum Zeitpunkt der Vergewaltigung nicht vermochte. Eines der Kernprinzipien der Somatic-Experiencing-Methode ist die Entdeckung neuer, positiver Körpererfahrungen und die Wahrnehmung der Selbstwirksamkeit, die dem Gefühl der überwältigenden Hilflosigkeit, ein typisches Kennzeichen von Traumata, entgegenwirken. Dank der Anwesenheit und Anleitung meiner erfahrenen Therapeutin spürte ich, wie meine Lebenskraft zurückkehrte. Ich verspürte rasende Wut in meinem Bauch, die unbändige Energie meiner Gegenwehr und am Ende ein überbordendes Gefühl des Triumphes über meine Angreifer. Ich konnte mich wieder mit der Stärke und Vitalität meiner Arme und Beine verbinden, die besiegt worden waren und mir nicht mehr gehorcht hatten. Nach und nach wurde mir auch das einzigartige Hochgefühl bewusst, das mir der Sprung über den Zaun und die Bewegungsfreiheit auf der Laufstrecke vermittelt hatten. Und dann stellte sich eine weitere, nicht willentlich steuerbare Abwehrreaktion ein, ein Würgereflex, gefolgt vom Ausstoß einer schleimigen Flüssigkeit mit einem Geruch und einer Textur ähnlich der von Sperma.

Der Ablauf und die Aufarbeitung dieser physisch präsenten und nachhaltig spürbaren Körpererinnerungen löste viele der Symptome auf, die mich bewogen hatten, um eine Sitzung zu bitten. Voller Mitgefühl weinte ich um den missbrauchten und hilflos zurückgelassenen Jungen, der ich einmal war, wiegte ihn in meinen Armen und versicherte ihm aus tiefstem Herzen: »Ja, Peter, das war real, es geschah tatsächlich. Aber jetzt ist es vorbei.«

Nach nur wenigen Nachbereitungssitzungen war ich in der Lage, mich dem Dämon der Scham zu stellen und meine allgegenwärtigen Gefühle der eigenen Schuld und Wertlosigkeit zu überwinden. Mit aufrichtiger Selbstempathie und liebevoller Akzeptanz konnte ich diese qualvolle Erinnerung in der fernen Vergangenheit verorten, wo sie in Wirklichkeit hingehörte. Der Bann, den sie ausgeübt hatte, war gebrochen. Ich war frei. Ich hatte es überlebt. Ich konnte mich wieder in meiner Ganzheit wahrnehmen.

Weitere Erinnerungsbruchstücke

»Die Wahrheit verändert ihre Farbe abhängig vom Licht, und das Morgen kann klarer sein als das Gestern. Die Erinnerung ist eine Auswahl innerer Bilder, manche flüchtig … andere unauslöschlich im Gehirn eingeprägt.«

Aus dem Film *Eve's Bayou – Im Bann der Lügen*[5]

Rückblickend und mithilfe meiner Brüder begann ich, die Bruchstücke der Erzählung zusammenzufügen. Ich erfuhr von ihnen, dass die Mafia meinem Vater gedroht hatte: »Wenn du aussagst, findest du deine Familie mit dem Gesicht nach unten im East River wieder.« Da es ihm nicht gelang, Zeugenschutz für uns zu erhalten, kämpfte mein Vater gegen Widrigkeiten aller Art, Jahr für Jahr, um einer Haftstrafe wegen Aussageverweigerung zu entgehen. In einem Rechtsstreit, der schließlich vor dem U.S. Supreme Court endete, wurde er wegen »Missachtung des Gerichts« zu einer Freiheitsstrafe verurteilt. Chief Justice Earl Warren, der das Amt des Präsidenten bekleidete und eine abweichende Position vertrat, schrieb später, das sei eine der schlechtesten juristischen Entscheidungen des Obersten Gerichts der Vereinigten Staaten von Amerika gewesen. Mein Vater musste eine Freiheitsstrafe von einem Jahr plus einem Tag verbüßen. Dieser zusätzliche Tag – alles, was über ein Strafmaß von einem Jahr hinausgeht, zählt im US-amerikanischen Strafrecht zur Kategorie der schweren Delikte – machte es ihm buchstäblich unmöglich, jemals als Lehrkraft an eine staatliche Schule zurückzukehren, was meinem Vater zusätzlich das Herz brach.

Wie Sie sich sicher vorstellen können, forderte diese fortwährende Angst und Unsicherheit von uns allen einen hohen Tribut. Mein Gefühl der Sicherheit und mein Glaube an eine vernunftgeleitete und vorhersehbare Welt waren erschüttert. Doch irgendwie gelang es mir, mein Leben fortzusetzen, obwohl ein Teil von mir im Zustand der Dissoziation, der inneren Abspaltung, zurückblieb, gefangen in der Gewalterfahrung, die mir im Gebüsch widerfahren war, und im Scheitern meines Vaters bei seinem Kampf um Gerechtigkeit. Ich hatte meine Arglosigkeit verloren, fühlte mich am Boden zerstört und erniedrigt, aber schließlich gelangte ich auf den Weg der Genesung.

Auch nach dieser Sitzung stattete ich meinen »episodischen« Erinnerungsbruchstücken hin und wieder einen Besuch ab. Doch sie waren nicht mehr so emotional aufgeladen wie in der zuvor beschriebenen wirkmächtigen Sitzung. Ich konnte gleichwohl noch weitere Einzelheiten aufdecken, die dazu beitrugen, die damalige Situation zu veranschaulichen. Vor allem erinnerte ich mich an die düstere, bedrohliche Atmosphäre, die herrschte, wenn wieder einmal ein Mafia-Anwalt in unserem Haus auftauchte, zu einer Besprechung mit meinen Eltern. Vordergründig sollten diese »Beratungsgespräche« meinem Vater helfen, sich auf den fünften Zusatzartikel zur Verfassung der Vereinigten Staaten von Amerika, das Zeugnisverweigerungsrecht, zu berufen. Damit wäre ihm eine Aussage vor der Bezirksstaatsanwaltschaft und einer Grand Jury »erspart« geblieben, die vorab entscheiden, ob die Anschuldigungen eine Anklage und im Anschluss einen Prozess rechtfertigen. Doch dahinter verbarg sich in Wirklichkeit der Versuch, meinen Vater davon abzuhalten, Johnny Dio in den Rücken zu fallen.

Ich erinnere mich, wie ich auf allen vieren aus meinem Kinderzimmer kroch, mich unter einem niedrigen Telefontisch versteckte und die Ohren spitzte, um die Unterhaltung im Wohnzimmer zu belauschen. Meine Eltern sprachen nie mit uns Kindern über das Geschehen, aber meine jüngeren Brüder und ich konnten anhand ihrer Körpersprache erkennen, dass es ein schwerwiegendes Problem gab, das ihnen große Sorgen bereitete. Diese Stressfaktoren und die geheimen Gespräche höhlten mein Selbstvertrauen und meine Lebensenergie aus. Sie waren schlussendlich genauso schädlich für mein seelisches Wohlbefinden wie einige der weniger offensichtlichen, aber gleichermaßen zerstörerischen Traumata, die auf Stresserfahrungen während meiner Kindheit zurückzuführen waren.

Nachdem mein Vater jahrelang von seinem Aussageverweigerungsrecht Gebrauch gemacht hatte, um seine Familie zu schützen, gab er den Kampf gegen die Obrigkeit schließlich auf und trat seine Haftstrafe an: ein Jahr und einen Tag. Ich war zu diesem Zeitpunkt siebzehn Jahre alt und frischgebackener Studienanfänger an der University of Michigan, als ich die Nachricht in einem schonungslosen, unsentimentalen Brief meiner Mutter erhielt. Ich erinnere mich, dass ich am Boden zerstört war und in Tränen ausbrach, überwältigt von Schuldgefühlen, Kummer und Schmerz.

In Abwesenheit meines Vaters musste das Bekleidungsgeschäft, das er eröffnet hatte, um seine Familie über die Runden zu bringen, Insolvenz anmelden. Angesichts dieser schwerwiegenden Belastungen und der drohenden Gefahr, in finanzielle Not zu geraten, entwickelte sich bei meiner Mutter ein Magengeschwür, und sie erlitt eine Art Nervenzusammenbruch. Doch da das Überleben der Familie nun auf ihren schmalen Schultern ruhte, riss sie sich zusammen, vervollständigte ihre pädagogische Ausbildung und erbrachte einen Lehrnachweis, der ihr ermöglichte, an einer öffentlichen Schule zu unterrichten und unseren Lebensunterhalt zu verdienen, während mein Vater seine Haftstrafe verbüßte.

Als ich während des Springbreaks, der zweiwöchigen Studienpause vor Beginn des Frühjahrsquartals, nach New York City zurückkehrte, besuchte ich meinen Vater im Gefängnis. Mit der dicken Glasscheibe und den Gitterstäben zwischen uns war ich innerlich wie erstarrt. Da ich nicht wusste, was ich sagen sollte, schluckte ich die unausgesprochenen Worte »Ich liebe dich« hinunter, glaubte daran zu ersticken. Als meine Mutter und ich den Besucherraum verließen, folgte uns einer der Gefängnisaufseher und legte mir die Hand auf die Schulter. »Ich möchte, dass Sie eines wissen, junger Mann: Ihr Vater ist kein Krimineller«, sagte er leise. Er erzählte mir auch, dass mein Vater den Aufbau einer Gefängnisbücherei auf den Weg gebracht und seinen Mithäftlingen Kenntnisse vermittelt hatte, die sie nach ihrer Entlassung brauchen würden. Es war wohl eine Ironie des Schicksals, dass mein Vater hier zu seiner ersten großen Liebe zurückgefunden hatte – der Lehrtätigkeit. Meine Mutter übernahm diese Tradition, und später traten meine Brüder und ich ebenfalls in diese familiären Fußstapfen, ein jeder auf seine eigene Weise. Ich glaube, dass mir dieses innere Bedürfnis, Wissen weiterzugeben, vererbt und zu einer Leidenschaft wurde, die vielleicht sogar an eine Obsession grenzte.

Einmal traf ich zufällig den Rektor der Schule, an der meine Mutter unterrichtete. Er nahm mich beiseite und vertraute mir an, dass sie die einzige Lehrkraft war, die einen Zugang selbst zu den am stärksten beeinträchtigten Kindern fand. Als Beispiel erzählte er mir die Geschichte eines autistischen Jungen, der sich in einem Schrank verkroch, wenn die anderen Kinder nach Schulschluss heimgingen. Meine Mutter wartete geduldig, über eine Stunde, bis der Junge endlich aus dem Schrank herauskam und zuließ, dass sie ihn in den Arm nahm und wiegte. Obwohl ich mich nicht daran erinnerte, dass sie mir jemals auf diese Weise nahe gewesen wäre, konnte ich mir zumindest vorstellen, was der Rektor beschrieb.

Dieses Stress- und Trauma-Profil aus meiner Kindheit war für meine Brüder Jon und Bob mit Sicherheit keine unerwartete Vorgeschichte, genauso wenig wie mein instinktives Bedürfnis, Wissen zu vermitteln, oder meine Neigung zu unkonventionellen Heilmethoden. Obwohl es, soweit ich weiß, weder Ärztinnen noch Ärzte in meinem Stammbaum gab, ahnte ich intuitiv, dass wir aus einer langen Reihe von Rabbinern hervorgegangen sind, allesamt (spirituelle) Heiler, ein jeder auf seine Weise. Bei mir setzte sich diese Abstammungslinie in einem Leben fort, das der Erforschung von Stress und Traumata und dem angeborenen Streben nach Heilung und ganzheitlichem Erleben gewidmet war. Es überrascht daher wohl nicht wirklich, dass im Mittelpunkt meiner Doktorarbeit in Medizinischer Biophysik meine Forschungen zum Thema »Akkumulierter Stress« standen.

Zusätzlich zu den Ursachen der destruktiven Stresserfahrungen, die ich beschrieben habe und die zeitweilig durch blanke Todesangst unterstrichen wurden, war ich während meiner Kindheit und Jugend auch weiter verbreiteten traumatischen Ereignissen ausgesetzt. Auch sie wurden im Verlauf meiner Heilreise aufgedeckt. Einer meiner Freunde erklärte einmal, Forschung sei nach seiner Beobachtung auch eine »Selbsterforschung«. Vielleicht habe ich mich deshalb auf eine lebenslange Suche begeben, um unnötiges Leid zu lindern und Traumata zu überwinden, nicht nur für mich selbst, sondern für eine Welt, in der zahllose Menschen seelische Verletzungen erleiden.

Die schöpferische Kraft

»Ein kreativer Erwachsener ist ein Mensch, in dem das Kind überlebt hat.«

Julian F. Fleron

Trotz all der Schwierigkeiten glaube ich irgendwie, dass meine Eltern meine angeborene Neigung zu Neugier und Exploration immer wertgeschätzt, respektiert und gefördert haben. Im Verlauf meiner Arbeit mit zahlreichen Erwachsenen und Kindern, die sich über mehr als fünfundvierzig Jahre erstreckt, habe ich festgestellt, dass *alle* Kinder und die meisten Erwachsenen mit einem jüngeren Selbst, das in seinem innersten Kern unversehrt geblieben ist, den gleichen Wissens- und Forscherdrang haben. Dieser kraftvolle Impuls sollte genutzt werden, denn er kann den Heilungsprozess unterstützen.

Wir verfügen alle über die Ressourcen, die wir brauchen, um unsere Selbstheilungskräfte zu aktivieren. Ich bin der festen Überzeugung, dass wir Menschen eine grundlegende, elementare Antriebskraft besitzen, die uns Gesundheit und ganzheitlichem Wohlbefinden näher bringt. Das schließt den Zugang zu einem Teil unseres Selbst ein, der seit jeher in unserem tiefsten Innern vorhanden war, der jedes Trauma zu überleben vermag und auf immer ganz und unverletzt bleiben wird. Es ist der Teil, den man als unser Wahres oder Reales Selbst bezeichnen könnte. James Hollis, Anhänger der Analytischen Psychologie von C. G. Jung, definierte das Selbst als Zielgerichtetheit des menschlichen Organismus, als eine teleologische, sprich zweckorientierte Absicht, das eigene Potenzial so weit wie möglich auszuschöpfen, um das Selbst ganzheitlich zu erfahren.[6] Ich möchte nur hinzufügen, dass diese innere Antriebskraft außerhalb unserer Rollen und Personas mit ihren typischen Erwartungsmustern, Wünschen und Bestrebungen dazu beiträgt, zu unserem Wahren Selbst heranzureifen und zu dem Menschen zu werden, der wir wirklich sind. Nach meiner Erfahrung hat diese Antriebskraft große Ähnlichkeit mit dem angeborenen Impuls zu Neugier und Exploration.

Leider wird diese elementare und instinktgesteuerte Energie allzu oft durch eine Übersozialisierung unterdrückt und in den Untergrund verbannt oder durch toxischen Stress und traumatische Erfahrungen überwältigt. Dennoch ist diese machtvolle Ressource tief in unserem Innern lebendig, in Wartestellung verharrend und bereit, im richtigen Moment aktiviert zu werden. Ungeachtet des Traumas, das tiefe Spuren hinterlässt, bin ich der Überzeugung, dass diese schöpferische Neugier, das innere Gefühl der Lebendigkeit und Freude, in meinem Leben stets vorhanden war und mir geholfen hat, meinen Weg zu finden.

2

HEILUNG MIT WISSENSCHAFT UND SCHAMANISMUS

Hier und Jetzt (Ausblicke)

Mein ganzheitlicher Ansatz zur Traumabewältigung wurde manchmal als mystisch oder schamanisch beschrieben. Obwohl ich durch die Erforschung kulturübergreifender schamanischer Heilungspraktiken und Rituale mit Sicherheit beeinflusst wurde und die Gelegenheit hatte, Schamaninnen und indigene Heiler auf der ganzen Welt persönlich kennenzulernen, habe ich es als meine Aufgabe im Leben betrachtet, nachzuweisen, dass solche Zuschreibungen nur schwer fassbar und hoffnungslos unzureichend sind. Mit anderen Worten: Mein Ziel war es, aufzuzeigen, dass die von mir entwickelte Trauma-Lösungsmethode auch in den säkularen Gesellschaften des Westens gelehrt und erfolgreich angewendet werden kann. Meine Forschungsarbeit orientiert sich an traditionellen biologischen Prozessen, die ihren Ursprung in den hochgradig »objektiven« Naturwissenschaften haben. Den Zugang zur verkörperten Spiritualität fand ich erst später, eine organische Entwicklung, die auf der felsenfesten Grundlage der Biophysik, Neurobiologie und Ethologie[7] in Kombination mit der Komplexitäts- und Systemtheorie beruhte.

Etwa um 1972 begann ich, meinen Trauma-Lösungsansatz einem Dutzend aufgeschlossener Therapeuten in Berkeley zu vermitteln, wenn wir uns alle zwei Wochen in meinem Baumhaus an der McBride Ave 6182 im Wildcat Canyon trafen. Heute, fünfzig Jahre später, habe ich es möglicherweise geschafft, meine Aufgabe zu beenden und den Nachweis zu erbringen, dass diese Therapieform nicht an meine individuellen Fähigkeiten und Talente gebunden ist. Sie hat sich schrittweise entwickelt und wird heute Somatic Experiencing (SE) genannt, weil hier die Körperorientierung, das Auf- und Nachspüren von Körperempfindungen, im Mittelpunkt steht. Sie ist wissenschaftlich fundiert, kann nach einer entsprechenden Ausbildung von qualifizierten Coaches und Therapeutinnen sowie Therapeuten angewendet werden und lässt sich auf traumatische Stress- und Belastungssituationen verschiedener Art übertragen. Eine der Herausforderungen beim SE und der Erforschung seiner Wirksamkeit besteht darin, dass es nicht auf einer bestimmten Formel oder einem verschlüsselten Protokoll beruht, sondern sich im Rahmen eines organischen Prozesses entwickelt, der aus grundlegenden Prinzipien und Bausteinen besteht. Trotz dieser Hürde ist jedoch durch wissenschaftliche Studien belegt, dass diese Arbeitsweise nachhaltige, hieb- und stichfeste klinische Auswirkungen hat.

Auf jeden Fall hat sich mein Trauma-Lösungsansatz wie in dem Film *Das dreckige Dutzend* seit der Gründung dieser »Eliteeinheit« in meinem bescheidenen Baumhaus weltweit verbreitet. 2022 hatte er dank der unermüdlichen Arbeit von mehr als siebzig internationalen Trainerinnen und Trainern bereits in vierundvierzig Ländern Fuß gefasst. Inzwischen ist die Anzahl der zertifizierten Anwenderinnen und Anwender auf mehr als 60 000 gestiegen. Wenn ich über dieses explosive Wachstum und den Verlauf meines Lebens nachdenke, bin ich völlig perplex. Ich komme mir vor wie ein Mensch, der dazu berufen wurde, wie ein »Prophet« eine säkulare Heilslehre zu verkünden, nichts ahnend und ohne Erfolgsgarantie.

Auf die Frage, ob ich in meinem Leben genug getan habe, um dieser Berufung gerecht zu werden, kann ich mit einem verhaltenen Ja antworten. Ich habe die Fackel weitergegeben: Die Aufgabe, die Botschaft in eine krisengeschüttelte Welt hineinzutragen, ruht nun auf den Schultern eines engagierten, internationalen SE-Kollegiums.

Und was ist mit der schwerer fassbaren Frage: Habe ich mein Potenzial voll ausgeschöpft? Aus dieser Zwickmühle kann ich mich nur im Alleingang befreien, denn die Arbeit an mir selbst ist noch nicht abgeschlossen. Dieses Buch zu schreiben hat mir die Möglichkeit geboten, meine Gedanken, Erinnerungen, Träume und Überlegungen zu sammeln. Die Frage, ob ich mein Potenzial voll ausgeschöpft habe, ist untrennbar mit meinem Kampf verbunden, mich zu öffnen, um zu lieben und das Gefühl zu akzeptieren, geliebt zu werden. Ich habe oft nach der Liebe eines anderen Menschen Ausschau gehalten, der die magischen Kräfte besitzt, mich von meinen seelischen Verletzungen zu heilen. Auf meinem Lebensweg hatte ich das große Glück, wunderbaren Frauen zu begegnen, die mir ihre Liebe geschenkt haben, und das Privileg, enge beständige Freundschaften mit Angehörigen beiderlei Geschlechts zu schließen.

Doch zurück ins Jahr 1972. In unserem kleinen sicheren Hafen in Berkeley, in dem sich Seelenverwandte zusammenfanden, bestanden meine Arbeit und unsere gemeinsame Aufgabe darin, zu erklären, was, wie und warum die von mir entwickelte Form der Unterstützung und therapeutischen Begleitung von Menschen, die Hilfe bei der Verarbeitung ihrer überwältigenden Stress- und Traumaerfahrungen suchten, methodisch und ganzheitlich weitervermittelt werden konnte. Zu diesem Zeitpunkt arbeitete ich an meiner interdisziplinären Promotion in den Fachbereichen Medizinische Physik und Biophysik an der UC Berkeley. Infolgedessen war ich tief in die faszinierende Welt der exakten Wissenschaften eingetaucht, Quantenphysik, Mathematik und Biologie eingeschlossen. Mein besonderes Interesse galt dem Nervensystem und der Hirnfunktion. Die damit verbundenen Forschungen trugen bei mir dazu bei, das autonome oder vegetative, sprich nicht willentlich steuerbare Nervensystem, den oberen Teil des Hirnstamms, das Cerebellum oder Kleinhirn und das Limbische System genauer zu verstehen. Diese anatomischen Merkmale teilen wir mit anderen Säugetieren, und sie ermöglichen, untermauern und beeinflussen sämtliche Körperempfindungen, Emotionen und Wahrnehmungen. Darüber hinaus prägen diese elementaren Systeme auch viele unserer grundlegenden Überzeugungen.

Das Bottom-up-Prinzip

Bei der Entwicklung meines Body-Mind-Ansatzes legte ich im Gegensatz zu akademischen Vorträgen nach traditionellem Muster und kognitiven Verhaltenstherapien eine Bottom-up-Denkweise zugrunde, die Körper und Geist aufgrund ihres wechselseitigen Einflusses und Zusammenspiels als Team betrachtet. Dieser Prozess beinhaltete, dass die therapeutische Arbeit mit der »unteren Ebene« beginnt und sowohl die Körperempfindungen als auch die inneren motorischen Impulse und Antriebskräfte einbezieht. Wie im *Kybalion* beschrieben, einem Buch, das eine esoterische Philosophie des alten Ägypten und Griechenland aufgreift, hielt ich mich an das hermetische Prinzip: Wie oben, so unten, wie innen, so außen; wie der Geist, so der Körper.[8] Ich hoffte, mit meinem Ansatz die zwei Wege – von unten nach oben und von oben nach unten, von Körper zu Geist und von Geist zu Körper – zu einer Einheit zusammenzufügen, eingebettet in einen holistischen Prozess, der die Ganzheit und angeborene Weisheit des lebendigen menschlichen Organismus berücksichtigte. Anders ausgedrückt: Meine Methode sollte denjenigen, die Heilung suchten, dabei helfen, ihre Aufmerksamkeit auf die eigenen somatischen Körpererfahrungen, Gefühle und Bedeutungen zu richten, die wir unseren interozeptiven, körpereigenen Landschaften zuordnen, die wir nicht über die Außenwelt, sondern aus und über die Innenwelt wahrnehmen.

Menschen sind definitionsgemäß Tiere

Meine Faszination und Wertschätzung der Ethologie, die sich mit der biologischen Erforschung des Verhaltens von Wildtieren in ihrer natürlichen Umgebung befasst, war für mich das Tüpfelchen auf dem i, das Sahnehäubchen wissenschaftlicher Recherchen. Diesem Respekt, den Ethologen der Natur entgegenbringen, verdanke ich einen unverhofften und interessanten Hinweis, wie Menschen traumatisiert werden und, wichtiger noch, wie sich Traumata auflösen lassen. Ich begann, die ethologische Methode der Beobachtung des natürlichen Verhaltens bei meinen Klientinnen und Klienten anzuwenden. Ich achtete auf subtile Gesten und unwillkürliche Körperhaltungen, fokussierte mich auf Gesichtsausdruck, Herzfrequenz, Atemrhythmus und Veränderungen der Gesichtsfarbe. Das alles sind Indikatoren, die auf autonome Aktivitäten des Nervensystems hindeuten, und Vorläufer von Gefühlen und emotionalen Ausbrüchen. Schließlich sind alle Menschen per Definition Säugetiere, wenngleich mit besonderen Merkmalen ausgestattet, aber nichtsdestotrotz der gleichen Gattung zugehörig! Und wie der Baseballspieler Yogi Berra, Idol meiner Kindheit und in den 1950er-Jahren ein berühmter Fänger der New York Yankees, sagte, kann man eine Menge beobachten, wenn man einfach nur hinschaut. Und genau das tat ich – Monat für Monat, Jahr für Jahr, Jahrzehnt für Jahrzehnt. Ich eiferte weiterhin den großartigen Ethologen nach, die ich zutiefst bewunderte. Vor allem faszinierte mich die Arbeit des Niederländers Nikolaas Tinbergen, der 1973 gemeinsam mit zwei weiteren namhaften Ethologen mit dem Nobelpreis für Medizin und Physiologie ausgezeichnet wurde.[9] Von 1974 bis 1977 führte ich per »Schneckenpost« einen regen Briefwechsel mit Tinbergen, der seinerzeit Professor an der Oxford University war, oder telefonierte mit ihm über die damals brandneuen transkontinentalen Unterwasserkabel. Diese Kommunikation, die lange vor der Einführung der zweckdienlichen Mobiltelefone und des Internets verfügbar und mir lieb, aber teuer war, kostete mich einen Großteil meiner monatlichen Einkünfte, die ich im Rahmen meines Doktorandenstipendiums erhielt. Ich kämpfte oft mit Selbstzweifeln, fürchtete, ich könnte mir meine Beobachtungen und ihre Bedeutung für Stress, Gesundheit und Wohlbefinden nur eingebildet haben. Tinbergens Anerkennung und Unterstützung waren mein Anker, der mich motivierte, meine Forschungsarbeit fortzusetzen. Zusätzliche Ermutigung erhielt ich in dieser Zeit von Raymond Dart, einem australischen Paläoanthropologen, der als Erster einen Hominiden der Gattung Australopithecus in der afrikanischen Savanne entdeckte: den »Affenmann«, der als einer der Vormenschen gilt.

Gleichzeitig musste ich im Hinblick auf meine akademische Laufbahn einen gewaltigen Rückschlag verkraften. Der Vorsitzende des Promotionsausschusses, der federführende Zellbiologe Professor Richard Strohmann, erklärte, er werde in meinem Fall entschieden Widerstand gegen die Verleihung des Doktortitels leisten, nach dem Motto: »Nur über meine Leiche!« Er teilte mir unumwunden mit, dass meine Arbeit zu viele Disziplinen umfasste, um valide und wissenschaftlich fundiert zu sein. Und das ausgerechnet in der Zeit, als ich an einem interdisziplinären Programm der UC Berkeley teilnahm, das damals als Medizinische und Biologische Physik bezeichnet wurde. Es handelte sich um ein Aufbaustudium, ein Arrangement, das einigen wenigen Graduierten ermöglichte, auch andere, potenziell verwandte Forschungsfelder in ihre Studien einzubeziehen. Ich hatte mich auf eine Kombination aus Biologie, Physiologie, Ethologie, Hirnforschung, einen mathematischen Zweig namens Katastrophentheorie und Systemtheorie fokussiert. Nachdem Strohmann meine Dissertation kategorisch abgelehnt hatte, war ich am Boden zerstört und wusste nicht, wie es jetzt weitergehen sollte.

Danke für den unverhofften Beistand, der bereits nahte

Zum Glück gehörte mein Freund Ed Jackson, der damals beigeordnetes Fakultätsmitglied der Public School of Health an der UC Berkeley war, ebenfalls dem Promotionsausschuss an. Ed kam mir zu Hilfe und schlug vor, meine Doktorarbeit den führenden Forschenden in sämtlichen von mir einbezogenen Wissenschaftsfeldern vorzulegen. Nachdem einige Monate vergangen waren, ohne dass ich eine Antwort erhielt, gab ich auf und bewarb mich für ein neues Promotionsprogramm im Fachbereich Psychologie. Doch dann, an einem sonnigen Tag im November, erzählte mir eine Freundin, dass sie in Professor Strohmanns Haus gewesen sei und an einer seiner berüchtigten Partys teilgenommen habe. Die Rede ist wohlgemerkt von den freizügigen 1960er-Jahren: Der Professor hatte eine Schwäche für hochgewachsene Blondinen, erlesene Weine und Oldtimer, vor allem Porsche Cabrios. Wie auch immer, meine Freundin hörte zufällig ein Gespräch zwischen Professor Strohmann und einer jungen Doktorandin mit an, die sich für Stressforschung interessierte. Sie erkundigte sich, ob es Seminare in diesem spezifischen Fachbereich gebe. Strohmann erwiderte daraufhin, sie solle sich mit seinem Protegé Peter Levine in Verbindung setzen. Ganz im Ernst, das sagte er tatsächlich! Diese interessante Information aus dem Nähkästchen bedeutete, dass ich aus dem Schneider war und wieder durchatmen konnte. Endlich konnte ich meine akademische und wissenschaftliche Laufbahn fortsetzen.

Bei meinem nächsten Zusammentreffen mit Strohmann gratulierte er mir ziemlich kleinlaut, da er von mehreren Autoritäten in ihrem Metier Lobeshymnen auf seinen Doktoranden erhalten hatte. Eine der Wissenschaftskoryphäen, die sich positiv geäußert hatten, war Hans Selye, der die Grundlagen des physiologischen Stresskonzepts entwickelt und einen wichtigen Beitrag zum Verständnis der kurz- und langfristigen Reaktionen des Körpers auf Stress und Belastung geleistet hatte. Als junger Medizinstudent wurde er ebenfalls kaltgestellt, als er feststellte, dass es mehr Ähnlichkeiten als Unterschiede in verschiedenen Krankheitsgruppen gab, die bei den Patienten seiner klinischen Professorinnen und Professoren diagnostiziert worden waren. In einem Moment der Erkenntnis, nach dem Motto »Der Kaiser trägt keine Kleider«, beobachtete er, dass sie alle etwas gemein hatten, nämlich krank *aussahen*. Grundlegend müsse das eine Folge der »Verschleißerscheinungen« sein, die mit dem Stress einhergingen, überlegte er. Mit anderen Worten behauptete er, die Auswirkung von Stress sei ähnlich wie bei einem Bankkonto: Wir können nur eine bestimmte Summe abheben, bevor wir in die roten Zahlen geraten.

Er stellte die Hypothese auf, dass der Körper einem Sparkonto mit einem bestimmten Guthaben gleicht. Sind die Reserven verbraucht, ist der Körper insolvent. Infolgedessen werden wir krank, wie die vielen Patientinnen und Patienten, die er während seines Medizinstudiums beobachtet hatte.

In meiner Doktorarbeit von 1976 widersprach ich jedoch dieser passiven Spar- oder Bankkonto-Sichtweise auf Stress. Ich begann stattdessen, das Konzept einer grundlegenden Resilienz des Körpers zu entwickeln, die dem akkumulierten, sprich sich anhäufenden Stress dynamisch entgegenwirkt. In meiner Dissertation führte ich starke Argumente gegen Selyes Konzept des menschlichen Körpers als Bank- oder Sparkonto mit begrenzten Ressourcen ins Feld. Ich wies darauf hin, dass unser autonomes Nervensystem aktiviert oder »aufgeladen« wird, sobald wir mit einer akuten Bedrohung oder Gefahr konfrontiert werden. Angesichts der richtigen Umstände sorgt das autonome Nervensystem jedoch für eine »Entladung«, um sich von dieser kräftezehrenden Aktivierung der Energie zu erholen. Diese Dynamik stellt das Gleichgewicht, die körpereigenen Regulationsmechanismen und die innere Balance wieder her, wodurch die Resilienz – die Fähigkeit, Krisen und Katastrophen physisch und psychisch zu bewältigen – gefördert wird.

Ich hatte außerdem einen einzigartigen Ausblick auf die Stressresilienz, als ich einen lebenslangen Traum verwirklichen und für die NASA arbeiten durfte. Um 1978 herum bot sich mir die einmalige Chance, im Rahmen eines Gemeinschaftsprojekts mit der UC Berkeley als Stressberater der NASA während der ersten Entwicklungsphase des Space-Shuttle-Programms tätig zu sein. Meine Aufgabe bestand darin, die physiologischen Veränderungen, einschließlich Herz- und Atemfrequenz, zu überwachen. Die Daten wurden an die Erde zurückgefunkt, sobald die Raumfähre abhob und in die Erdumlaufbahn mit ihren Mikrogravitätsbedingungen eintrat. An diesem Punkt litten einige Astronautinnen und Astronauten unter Brechreiz, und es bestand die Gefahr, dass sie sich übergeben mussten. Diese sogenannte Zero-G-Übelkeit war mehr als frustrierend: Kam es zum Erbrechen, konnte die Elektronik beschädigt werden, was unter Umständen eine katastrophale Fehlfunktion ausgelöst hätte. Ich musste diese physiologischen Warnsignale im Auge behalten, um vorherzusehen, ob und wann ein Erbrechen eintreten könnte, und natürlich Strategien entwickeln, um diese Reaktion schnellstmöglich in den Griff zu bekommen. Ich hatte bei vielen meiner Klientinnen und Klienten festgestellt, dass sie von Stress überwältigt wurden, doch bei den meisten Astronauten beobachtete ich die gegenteilige Reaktion. Die Frage, die mich faszinierte, war: Ist es möglich, die autonome Reaktion meiner Klienten so zu »trainieren«, dass sie eine Art Kernresilienz entwickeln und wie die Astronauten Stresssituationen aus eigenem Antrieb überwinden?

Als Selye meine Doktorarbeit las, hatte er die menschliche Größe und Toleranz, sich schriftlich mit mir in Verbindung zu setzen. Und das, obwohl ich einen beträchtlichen Teil seiner grundlegenden Theorie angezweifelt hatte, zumindest im Hinblick auf die Widerstandskraft als Gegenthese zum Verschleiß durch Stress. In einem Brief an Professor Strohmann schrieb er großmütig, dass mein Konzept vom gelösten versus akkumulierten Stress ein wichtiger Beitrag zu einem umfassenden Verständnis von Belastungen sei. Ich hoffe, dass auch ich so viel Toleranz aufbringe, wenn irgendjemand, vielleicht einer meiner Studierenden oder Kolleginnen und Kollegen, meine eigenen Theorien oder Praktiken infrage stellt.

Ich bin froh und weiß es sehr zu schätzen, dass Selye und Tinbergen mir die Möglichkeit boten, ein theoretisches Fundament zu errichten, auf dem ich meine klinischen Beobachtungen aufbauen konnte. Das verlieh mir das Selbstvertrauen, mich über viele Jahrzehnte meinen Forschungsaktivitäten zu widmen. Mit ihrer großmütigen Unterstützung und Ermutigung setzte ich daher meine Recherchen, Visionen und theoretischen Schlussfolgerungen fort, trotz meiner zahlreichen Befürchtungen und Unsicherheiten. Aus diesem Grund bin ich Professor Tinbergen und Dr. Selye zutiefst dankbar, die mir beide einen unermesslichen Dienst erwiesen haben.

Albert und ich: Gespräche im Beggar's Banquet

Auf meiner Reise durch das Leben lernte ich, traumatisierten Menschen zu helfen, ihre Resilienz zu stärken. Dabei erhielt ich Unterstützung aus einer völlig unerwarteten Quelle: vom imaginären Albert Einstein.

Während der 1970er-Jahre dachte ich oft an ihn und stellte mir bildlich vor, wie er mir, völlig unverhofft und unaufgefordert, einen Besuch abstattete. Ich arbeitete zu der Zeit unermüdlich an meiner Doktorarbeit in Medizinischer Biophysik über akkumulierten Stress und war gleichzeitig damit befasst, meinen Body-Mind-Ansatz zur Prävention, Lösung und Heilung von chronischem Stress und Traumasymptomen weiterzuentwickeln. Nach langen, anstrengenden Arbeitstagen ging ich häufig zum Essen in mein Lieblingsrestaurant, das Beggar's Banquet in der San Pablo Avenue in Berkeley. Hier wurde ich als Stammgast von der warmherzigen, freundlichen Bedienung immer persönlich begrüßt. Mein Abendessen begann gewöhnlich mit der hausgemachten Tagessuppe, dazu gab es ein paar Scheiben frisch gebackenes Baguette, warm und knusprig.

Eines Abends saß ich wie üblich an meinem Zweiertisch. Während ich meine Gemüsesuppe aß, nahm ich aus den Augenwinkeln einen vorüberhuschenden Schatten wahr. Neugierig blickte ich hoch. An einer Seite des Raumes stand ein nachlässig gekleideter älterer Mann mit lockigen weißen Haaren, die völlig zerzaust aussahen. In meinem Tagtraum trug er ein zerknittertes, viel zu großes Sportjackett, in dem seine schmale Gestalt zerbrechlich wirkte. Zuerst erschrak ich. Doch als ich mich entspannte und offen für die Präsenz dieser plötzlich auftauchenden Geistererscheinung wurde, erkannte ich, dass es Albert Einstein war, mein Idol (siehe Abbildung 2)! Deshalb lud ich ihn ein, an meinem Tisch Platz zu nehmen, mir gegenüber. Von da an trafen wir uns alle zwei Wochen, ein ganzes Jahr lang.

Auf der einen Seite sagte mir mein rationaler Verstand, dass die Begegnung mit dieser imaginären Person auf einen unbewussten, archetypischen Prozess zurückzuführen war und ein Beispiel für das war, was C. G. Jung als Aktive Imagination bezeichnete.[10] Auf der anderen Seite schienen diese Gespräche so real zu sein, als wäre es tatsächlich Albert Einstein selbst, der mir diese höchst willkommenen Besuche abstattete. Wie dem auch sei, diese Treffen unterstützten meine akademische Arbeit und meine Erkenntnisse hinsichtlich der Auswirkungen von Stress. Ich lernte die inneren Dialoge zu schätzen, die mir Zugang zu Informationen aus dem kollektiven Unbewussten boten.

Der rege Austausch beim Abendessen setzte sich ungefähr ein Jahr lang fort, da ich beschloss, das unbekannte Terrain der Aktiven Imagination näher zu erkunden. Die imaginären Treffen kamen mir so real vor, dass ich bisweilen zweimal Suppe bestellte, für den Professor und für mich, nicht ohne innerlich zu schmunzeln angesichts meiner eidetischen, also lebhaften, anschaulichen schöpferischen Fantasie. Manchmal erkundigte sich die Bedienung, ob sie mir die zweite Suppe später bringen sollte, damit sie noch heiß war, wenn sie auf den Tisch kam. Ein wenig verlegen winkte ich ab und hoffte, dass sie mich nicht fragen würde, warum. Bei meinen Gesprächen mit Einstein hatte ich die Gelegenheit, meinen tiefsten, innersten Gedanken und den ungelösten Fragen auf den Grund zu gehen, die an mir nagten, vor allem bezüglich meiner Forschungsarbeit auf dem Gebiet der Katastrophentheorie, einem Teilbereich der Mathematik, der sich mit sprunghaften Veränderungen kontinuierlicher dynamischer Systeme befasst. Auf diese Weise gelang es mir, die Reaktion des Nervensystems auf Bedrohungen und Belastungen zu modellieren. Ich stellte mir bildlich vor, wie Einstein mir aufmerksam zuhörte, oft mit seitwärts geneigtem Kopf. Dann pflegte er mir Fragen zu meinen Fragen zu stellen. Diese sokratischen Dialoge, die zur Reflexion und Überprüfung meiner eigenen Position anregten, eröffneten mir häufig neue Perspektiven und den Weg zu einem tieferen Verständnis. Ursula K. Le Guin, eine US-amerikanische Autorin, für ihre lyrischen und mitreißenden Fantasy-Romane bekannt, wies auf die Tatsache hin, wie wichtig es ist, die richtigen Fragen zu stellen: Auf die falschen Fragen gibt es nämlich keine richtigen Antworten.

Auch heute, mehr als vierzig Jahre später, denke ich mit Dankbarkeit an die lebhaften und aufschlussreichen inneren Gespräche mit dem verschmitzten Professor zurück. Ich fühle mich bestens unterstützt in dem Wissen, dass ich in der Lage bin, meine Fragen zu hinterfragen und mich nach und nach den Antworten zu öffnen. Der Lyriker Rainer Maria Rilke ermutigte mich, meine Fragen zu begrüßen, als er einem jungen aufstrebenden Dichter schrieb: »Ich möchte Sie, so gut ich es kann … bitten, Geduld zu haben gegen alles Ungelöste in Ihrem Herzen und zu versuchen, die Fragen selbst liebzuhaben … Forschen Sie jetzt nicht nach den Antworten, die Ihnen nicht gegeben werden können, weil Sie sie nicht leben könnten. Und es handelt sich darum, alles zu leben. Leben Sie jetzt die Fragen. Vielleicht leben Sie dann allmählich, ohne es zu merken, eines fernen Tages in die Antwort hinein.«[11] Und an diesen Rat hielt ich mich in den nächsten vierzig plus Jahren.

Vor ungefähr fünfunddreißig Jahren fiel mein Blick bei einem Besuch bei meinen Eltern in der Bronx auf das Bücherregal, wo ich auf Anhieb ein Buch entdeckte: Einsteins Essays über die spezielle und die allgemeine Relativitätstheorie. Das bewog mich, ihnen von den früheren Besuchen des Physikers zu erzählen. Meine Mutter richtete sich kerzengerade auf und murmelte: »Peter, ich weiß, was es damit auf sich hat. Als ich im achten Monat schwanger mit dir war, fuhren dein Vater und ich Kanu, als eine Sturmbö über den See fegte und das Boot zum Kentern brachte.« Sie erinnerte sich, dass sich die beiden vergeblich bemüht hatten, das Kanu wieder aufzurichten, um ans Ufer zu gelangen, und sicher waren, zu ertrinken. Doch in dem Moment näherte sich ein kleines Segelboot mit einer jungen Frau und einem alten Mann, die sie an Bord hievten. Nachdem sie meine Eltern, die am ganzen Körper zitterten, mit Handtüchern versorgt hatten, um sich abzutrocknen, stellte sich heraus, dass sie von Albert Einstein und seiner Stieftochter gerettet worden waren! Meine Mutter behauptete – und sie hatte manchmal eine erstaunliche Intuition –, dass ich in diesem lebensbedrohlichen Moment und während der anschließenden Rettungsaktion irgendwie eine besondere Verbindung zu Einstein aufgebaut hatte. Heute ist mir klar, wie und warum der Professor mein innerer Reiseführer und Wegbegleiter wurde. Er hatte sich die ganze Zeit im Hintergrund gehalten und darauf gewartet, gerufen zu werden, wenn ich mit unvollständigen Ideen oder nagenden Zweifeln zu kämpfen hatte.

Ich bin überzeugt, ohne jeden Zweifel oder Mehrdeutigkeit, dass diese Episode, von der mir meine Mutter erzählte, auf Fakten beruht. Beide Elternteile versicherten, dass sie bei der Kanufahrt dem Tod von der Schippe gesprungen und tatsächlich von Einstein und seiner Stieftochter gerettet worden waren. Mir ist klar, dass diese Unterhaltung mit meiner Mutter kein Hirngespinst, sondern als eine ganz normale Erinnerung in meinem Gedächtnis abgespeichert ist, im Gegensatz zu den lebendigen imaginären Treffen mit Einstein. Diese stimulierenden Dinner-Gespräche schienen mir aus einer universellen, kollektiven Quelle zuzufließen. Vielleicht habe ich einige der intuitiven Fähigkeiten meiner Mutter geerbt, die den Erscheinungen eine lebensechte Note verliehen. Wie auch immer, Einstein war und blieb ein innerer Wegbegleiter und Mentor, mit dem mich ein fruchtbarer Austausch verband.

Ich muss gleichwohl zugeben, dass mich das Rätsel dieser »Channeling-Erfahrung« noch mehr faszinierte. Ich fragte mich, wie man den Kontakt zu einer so nachhaltigen Quelle der Inspiration herstellen kann, ohne in eine lebensbedrohliche Situation zu geraten. Wie ich später erkannte, erhalten wir alle Informationen aus Energiefeldern, die wiederum in größere Energiefelder eingebettet und mit den Energiefeldern unserer Vorfahren, wichtiger Persönlichkeiten und dem Makrokosmos verbunden sind. Darüber hinaus sind in diesen Energiefeldern das gesamte Wissen und die größten Weisheiten seit Anbeginn der Zeit eingespeichert. Dieses allumfassende Weltgedächtnis wurde in der *Akasha*-Chronik aufgezeichnet und in dem 1883 erschienenen Werk *Die esoterische Lehre oder Geheimbuddhismus* von Alfred Percy Sinnett erwähnt. Noch heute bin ich grenzenlos neugierig auf die zahlreichen Zugangsmöglichkeiten zu diesem Weltgedächtnis. Ich staune nach wie vor, wie oft die angeborene Weisheit des Körpers als einer dieser »Kanäle« dient.

Ohne Einstein und seine Stieftochter würde ich heute nicht in meinem physischen Körper existieren. Meine Eltern wären ertrunken, und ich wäre bereits im Mutterleib gestorben. Aber ich schulde Einstein mehr als mein Leben. Ich verdanke seinem umfassenden genialen Geist und seiner Bereitschaft, mich im übertragenen Sinn unter seine Fittiche zu nehmen, unendlich viel. Ich bin ihm von ganzem Herzen dankbar und zu Tränen gerührt, während ich diese Worte schreibe.

Ich kann nicht umhin, emotional zu werden, wenn ich mir diese Beziehung ins Gedächtnis zurückrufe – obwohl Erwachsene mit einer derart lebhaften Vorstellungskraft oft als kindisch betrachtet werden, wie ich hinzufügen möchte. Mag sein, dass unser Bedürfnis, das eigene kreative Potenzial auszuschöpfen, endet, wenn wir erwachsen und »vernünftig« geworden sind, aber ich behaupte, dass Kreativität und Fantasie für Erwachsene und Kinder gleichermaßen wichtig, wenn nicht sogar unerlässlich sind, vor allem im Hinblick auf unsere mentale und emotionale Gesundheit.

Neugier … ist der Katze Tod?

Wissenschaft und Natur haben mich schon immer mit brennender Neugier erfüllt. Vor allem wollte ich wissen, wie und warum etwas auf eine bestimmte Weise funktioniert. Ich war ein hartnäckiges und manchmal lästiges Kind, das ständig nach dem Warum fragte. Während meiner Kindheit, in der ich vielfältigen Belastungen und traumatischen Ereignissen ausgesetzt war, unterstützten meine Eltern begeistert mein Interesse an der Natur, der Wissenschaft und an den Dingen, die im Leben wichtig sind. Ich bin Helen und Morris ungeheuer dankbar für ihre unerschütterliche

Ermutigung und das kostbare Geschenk des Lebens. Sie nahmen eine Schlüsselrolle bei der Entwicklung meiner Liebe sowohl zur Wissenschaft als auch zur Kunst ein. Darüber hinaus trugen sie dazu bei, dass meine unerbittliche Suche nach dem Wie und Warum schlussendlich zu den bahnbrechenden Entdeckungen führen konnte, die ich machte.

2010 erhielt ich die erste von vier Auszeichnungen für mein Lebenswerk. Diese Auszeichnungen veranlassten mich, darüber nachzudenken, woher mein Wissen und die Chancen stammten, die mir wie ein Geschenk des Himmels erschienen. Wie kam es, dass ausgerechnet ich dazu berufen war, einige längst vergessene, universelle Wahrheiten weiterzugeben, das verkörperte Wissen um Traumata und Trauma-Heilmethoden? Wie war ich überhaupt in meiner Rolle als ahnungsloser Prophet gelandet, der eine Botschaft zu verkünden hatte und sich völlig unbeabsichtigt auf einem Kreuzzug befand?

Zu meiner Überraschung erschien mein Bruder Jon im Auditorium, als ich meine Dankesrede hielt. Ich hatte immer das Gefühl gehabt, dass er meine Arbeit als nicht wirklich wissenschaftlich und daher als weniger fundiert betrachtete. Ich war tief bewegt, als ich ihn unter den Zuhörenden erspähte. Ich möchte an dieser Stelle ein paar Worte über Jon einfügen, einen anerkannten Wissenschaftler, der in Medizin und Neurobiologie promoviert hat.

1978, als ich damit beschäftigt war, meine eigene Forschungsarbeit weiterzuentwickeln, machte Jon eine wichtige medizinische und biologische Entdeckung. In aller Kürze: Es war seit Langem bekannt, dass eine Zuckerpille, die man bei Schmerzen verabreichte, bisweilen eine verblüffende lindernde Wirkung hatte, wenn man den Betreffenden sagte, dass es sich um ein starkes Schmerzmittel handelte. Die Schmerzreduktion nach Einnahme eines Placebos – von der lateinischen Wurzel »Ich werde gefallen« abgeleitet – kann genauso wirkmächtig sein wie Morphium, ein Opiat, das nur bei den stärksten Schmerzen verabreicht wird und als Goldstandard der Schmerzlinderung gilt. Irgendwie aber war der wissenschaftlichen Erforschung und Erklärung dieser Selbstheilungseffekt nach Einnahme eines Placebos entgangen.

Mit seiner Arbeit zu Placebo-Wirkmechanismen widerlegte Jon die Fehlauffassung, der Placeboeffekt beruhe lediglich auf dem psychologischen Bedürfnis, es der »allmächtigen« Ärzteschaft recht zu machen. In Wirklichkeit war hier ein Selbstheilungsmechanismus von damals noch unermesslicher Bedeutung am Werk. Mit dieser Erkenntnis gelang es Jon, das sich gerade erst abzeichnende Forschungsfeld der Selbstheilung zu erschließen, das man heute als Psychoneuroimmunologie bezeichnet und das sich im Wesentlichen mit der komplexen Wechselwirkung zwischen Psyche, Nerven- und Immunsystem oder, kurz gesagt, zwischen Körper und Geist befasst.

Jon wusste aus früheren Forschungsprojekten, dass es spezifische Opioidrezeptoren im Gehirn gibt, Endorphine genannt. Sie werden innerhalb des Gehirns ausgeschüttet und docken an besagte Rezeptoren an. Jon stellte fest, dass es sich um dieselben Stellen handelte, an die sich auch das äußerlich verabreichte Morphin bindet. Jon verwendete Naloxon[12], um diese spezifischen Rezeptorstellen zu blockieren, und zeigte, dass die Placeboreaktion dadurch weitgehend verringert oder sogar vollständig ausgehebelt wurde. Wow! Was für eine fantastische Entdeckung, die seine Hypothese untermauerte. Sie bestätigte die tatsächliche *physiologische* Wirkung statt des angenommenen *psychologischen* Placeboeffekts.Hier zeigte sich, dass der Körper Einfluss auf das Gehirn und das Gehirn wiederum Einfluss auf den Körper hat. Der niederländische Philosoph Baruch Spinoza, der Mitte des 17. Jahrhunderts lebte, befürwortete ein ähnliches Konzept und wies in seinen Schriften auf die Einheit zwischen Körper und Geist und die starke Wechselwirkung zwischen beiden hin.

Die breit aufgestellte Forschungsdisziplin, die Jons Arbeit anregte, befasst sich mit den Rezeptoren und Molekülen im Gehirn, die von bestimmten exogenen oder äußeren Faktoren nachgeahmt werden können. Diese Substanzen reichen von Opioiden bis hin zu Beruhigungsmitteln und Antidepressiva; dazu gehören vermutlich auch Psychedelika wie LSD, Psilocybin, Ayahuasca (DMT) und Ecstasy (MDMA). Diese bewusstseinserweiternden psychoaktiven Substanzen stimulieren einen Bereich des Gehirns auf ähnliche Weise wie Endorphine und sind Teil eines übergeordneten Systems, das mit dem machtvollen Bedürfnis nach einem ganzheitlichen Erleben, einer schrittweisen Entwicklung des Bewusstseins und einem tief verwurzelten Heilungsprozess verknüpft ist.

Für mich stellte sich die Frage, wie ich Zugang zu diesem inneren Heilungssystem gewinnen und es nutzen könnte, nicht nur durch den Einsatz von Medikamenten, sondern durch eine Einbindung der gewaltigen inneren Kraft und der Weisheit von Körper und Geist. Mit anderen Worten: Es konnte vielfältige Möglichkeiten geben, auf diese wirkmächtigen endogenen Neurotransmitter zuzugreifen und sie therapeutisch anzuwenden, um einen systematischen Selbstheilungsprozess in Gang zu setzen. Während meiner Suche stellte ich erstaunt fest, dass es etliche Gemeinsamkeiten zwischen der Transformation und Heilung von Traumata und verschiedenen außergewöhnlichen Peak- oder Schlüsselerfahrungen und Praktiken gab, die man weltweit in spirituellen, meditativen, schamanischen und mystischen Traditionen findet. Diese weitläufigen und anhaltenden Traumatransformationen hautnah mitzuerleben, war für mich ein unfassbar großes Privileg. Sie wurden zur treibenden Kraft meines beruflichen und persönlichen Wachstums.

Durch die Fokussierung auf die angeborenen, dem Organismus eigenen Heilungsmechanismen waren Jon und ich in Wirklichkeit mehr als blutsverwandt – wir waren Seelenverwandte auf der wissenschaftlichen und klinischen Ebene, erforschten beide die inneren Mechanismen des menschlichen Körpers, die eine spontane organische Intelligenz und Heilung unterstützen. Ich möchte außerdem erwähnen, dass mein jüngster Bruder Bob aus dem gleichen Holz geschnitzt ist: Er gehört zu den Last-Resort-Heilern, gilt als einer der führenden Experten für Traditionelle Chinesische und Tibetische Medizin, Akupunktur und Homöopathie, die letzte Hoffnung für viele leidende Patientinnen und Patienten, wenn alle anderen therapeutischen Mittel und Möglichkeiten ausgeschöpft sind. Unsere Mutter wäre stolz auf uns drei!

Peter und der Kohlkopf

»Die Fähigkeit, Physik zu verstehen, ist ein Kinderspiel, verglichen mit der Fähigkeit, das Spiel eines Kindes zu verstehen.«
Albert Einstein

Bei der ersten Auszeichnung für mein Lebenswerk hatte ich in meiner Dankesrede kurz meine unerschöpfliche Neugier erwähnt. Als ich nach der Veranstaltung mit Jon zu Mittag aß, teilte er eine Erinnerung an unsere Kindheit mit mir, die offenbar einen bleibenden Eindruck bei ihm hinterlassen hatte.

Als ich sechs oder sieben Jahre alt war, kaufte mein Großvater eine Farm in Upstate New York. Dort machte sich zum ersten

Mal mein Forscherdrang und ein Gefühl der Freiheit und Zugehörigkeit bemerkbar. Die Farm war für mich ein Refugium, ein sicherer Hafen, in dem wir die extremen Gefahren der Großstadt eine Zeit lang vergessen konnten. Ich erinnere mich an das frische Gemüse und Obst, das wir jeden Tag ernteten, und vor allem an die Apfelkuchen, die meine Großmutter backte. Auf meinem Kuchenstück befand sich zusätzlich ein Streifen Cheddar-Käse, ein Produkt von einem Milchbauern vor Ort, und als Krönung eine Kugel Vanilleeis.

Besonders lebhaft ist mir der morgendliche Gang zum Hühnerstall in Erinnerung geblieben, wo ich die Eier für das Frühstück einsammelte. Danach brach ich, wie jeden Tag, zu meinen abenteuerlichen Entdeckungsreisen auf, mit den belegten Broten als Proviant, die meine Großmutter am Vorabend vorbereitet hatte. Für mich war das ein Übergangsritus, bei dem ich mich schon sehr erwachsen fühlte, wenn ich Hügel erklomm, ganz allein durch die Wälder streifte und erst bei Einsetzen der Dämmerung nach Hause zurückkehrte, wo eine warme hausgemachte Mahlzeit auf mich wartete. In dieser behüteten Welt lernte ich die Zyklen der Natur kennen.

Einige Jahre später, als ich etwa zehn, Jon sieben und Bob viereinhalb Jahre alt war, pflegten wir drei, ein Unternehmertrio im Miniaturformat, unseren roten Bollerwagen randvoll mit Obst und Gemüse von der Farm zu beladen. Dann marschierten wir die unbefestigte, staubige Pine-Tree-Landstraße entlang zu einer Bungalowsiedlung, ungefähr eineinhalb Kilometer von der Farm entfernt, um unsere landwirtschaftlichen Erzeugnisse an die Bewohner oder Sommergäste zu verkaufen, die dort ihren Urlaub verbrachten.

Stellen Sie sich einmal drei nette kleine Jungen vor, die täglich ihre Runden drehen, um frisches Obst und Gemüse in der nahe gelegenen Ferienhaussiedlung zu verkaufen. An einem dieser warmen und schwülen Tage kehrten wir abends mit einem Bollerwagen zur Farm zurück, der leer war, bis auf ein einziges Produkt, das übrig geblieben war: ein Kohlkopf. Die Zeit nahte, in der es immer Abendessen gab, und deshalb traten wir nach einer kurzen Rast den Heimweg an. Dabei fiel mir auf, dass der Kohlkopf, der vorn auf der Ladefläche lag, rückwärtszurollen schien, während wir vorwärtsgingen.

Nach Jons Darstellung zwang ich ihn, ständig anzuhalten und sich wieder in Bewegung zu setzen, wobei ich neben dem Bollerwagen herging und das faszinierende Verhalten des Kohlkopfs beobachtete. Gebannt von dem Geschehen, wurde mir irgendwann schlagartig bewusst, dass sich der Kohlkopf nicht zum hinteren Teil der Ladefläche bewegte, sondern weitestgehend an Ort und Stelle liegen blieb, wenn der Bollerwagen mit einem Ruck anfuhr. Am Abend erzählte ich meiner Mutter, was ich beobachtet hatte, und fragte sie, was es damit auf sich hatte. Mit einem Anflug von Belustigung erwiderte sie: »Peter, du hast gerade das erste Newtonsche Gesetz entdeckt.«

Neugier ist also nicht immer der Katze Tod, wie ein Sprichwort besagt, sondern kann auch dazu führen, wie es mein Mentor und Freund Dick Olney einmal ausdrückte, dass die Katze »ihr höchstes und größtes Potenzial erkennt«. Viele Jahre später, während meiner Highschool-Zeit, erinnerte ich mich in der Physikstunde von Mr Sheeran (der nicht nur mich, sondern auch meine beiden Brüder unterrichtete) wieder an Newtons erstes Gesetz, das man auch als Trägheitsgesetz bezeichnet: dass ein Körper im Zustand der Ruhe verharrt, wenn er nicht durch einwirkende Kräfte zu einer Änderung seines Zustands gezwungen wird, und dass ein Körper im Zustand der gleichförmigen Bewegung verbleibt, wenn er nicht durch einwirkende Kräfte zu einer Veränderung seines

Zustands gezwungen wird. Seltsamerweise ist dieses Prinzip auch auf einer persönlichen Ebene relevant für mich, da ich schon immer ein »Objekt in Bewegung« war: ein rast- und endlos rollender Stein, unbeirrt von äußeren Kräften. Wie der Pionier John Appleseed, der Äpfel liebte und überall im Mittleren Westen der USA Apfelbäume pflanzte, bereiste ich jahrzehntelang die Welt, ein Vagabund und unerbittlicher »Missionar«, der sich vorgenommen hatte, die Saat seines Wissens überall dort zu verbreiten, wo sie auf fruchtbaren Boden fallen könnte, auch dann, wenn die Mühe vergebens schien.

Auf einem Fahrrad, (um-)gebaut für zwei bis fünf Personen

Als ich ungefähr fünf Jahre alt war, gab mein Vater seine Stellung als Highschool-Lehrer und Rektor auf, eine Tätigkeit, die ihn sowohl auf der Herz- als auch auf der Verstandesebene erfüllt hatte. Er verzichtete notgedrungen auf seine große Leidenschaft, um seine wachsende Familie zu ernähren, und verdiente seinen Lebensunterhalt mit einem Bekleidungsgeschäft im New Yorker Garment District, in dem von der Mafia kontrollierten Zentrum der Textilindustrie in Manhattan, in dem ein raues Klima herrschte. Diese Entscheidung sollte er später bereuen, weil sie unsere gesamte Familie in ernst zu nehmende und anhaltende Gefahr brachte. Doch zu der Zeit wussten wir Kinder nur, dass er jetzt nicht mehr am späten Nachmittag, sondern erst zwischen neun und elf Uhr abends nach Hause kam. Als ich ungefähr sechs war, versuchte ich, so lange wie möglich wach zu bleiben, zur Tür zu laufen, wenn es klingelte, und mich in seine ausgebreiteten Arme zu stürzen. Dieser Augenblick der überwältigenden Freude erfüllte mich mit dem herzerwärmenden Gefühl, dass es jemanden gab, der mich beschützte und wertschätzte. Ich erinnere mich, wie sein struppiger Oberlippenbart meine zarte Gesichtshaut streifte. Obwohl er bis spätabends arbeitete, um Geld zu verdienen, hielt er sich einen Tag in der Woche frei, den er ausschließlich mit der Familie verbrachte. Und dieser besondere Tag war der Sonntag.

Als mein Vater Anfang zwanzig war (1936), reiste er gemeinsam mit einem Freund an Bord des riesigen Ozeandampfers *Île de France* von New York nach Paris. Dort kauften sie ein Tandem-Fahrrad, mit dem sie durch Frankreich und von dort nach Budapest weiterfuhren. Nach dieser langen und abenteuerlichen Odyssee kehrte mein Vater mit dem Fahrrad nach Hause in die Bronx zurück, zur großen Freude der gesamten Familie.

Der Sonntagmorgen begann bei uns gewöhnlich mit einem herzhaften Frühstück aus Bagels, Frischkäse, Räucherlachs, Essiggurken und geräuchertem Weißfisch aus dem jüdischen Feinkostladen in unserem Viertel. Dann liefen wir mit vollem Bauch in den Keller hinunter, wo das altehrwürdige bordeauxrote Tandem-Fahrrad abgestellt war. Mein Vater hatte einige Veränderungen an dem kampferprobten Gefährt vorgenommen und zusätzliche Sitzmöglichkeiten angebracht: einen Sattel direkt hinter dem ersten Vordersitz mit einem selbst gebauten Lenker und einen weiteren improvisierten Sitz auf dem hinteren Gepäckträger. Stellen Sie sich das Ganze einmal bildlich vor: Dad und Mom traten in die Pedale, um mit uns drei Brüdern eine Fahrradtour zu unternehmen – ich saß hinter dem vordersten Sattel, zwischen den Eltern, Jon auf dem Gepäckträgersitz, und Baby Jon lag in eine Decke eingewickelt im Fahrradkorb an der vordersten Lenkstange. Die Leute eilten aus der ganzen Nachbarschaft herbei, um sich den Anblick unserer fünfköpfigen Familie nicht entgehen zu lassen, die einen Ausflug zum Reservoir Ovale Park unternahm.

Es muss ein Bild für die Götter gewesen sein. Aber wie so oft in meinen frühen Lebensjahren hatte auch die ursprüngliche Geschichte des Fahrrads eine dunkle, traumatische Seite.

Die langen Schatten des Holocausts

Bei seiner Ankunft in Budapest fand mein Vater Morris den Weg zum Haus einiger seiner Familienangehörigen. Dort wurde er Zeuge, wie ein alter jüdischer Ladenbesitzer aus seiner Bäckerei am Ende der Straße gezerrt und von einer Schlägertruppe der ungarischen Pfeilkreuzler halb totgeprügelt wurde. Diese faschistische ungarische Partei gehörte zum extrem nationalistischen rechten Flügel und eiferte dem Vorbild der NSDAP nach, der Nationalsozialistischen Deutschen Arbeiterpartei, aber verglichen mit den SS-Sturmtruppen, waren diese Schlägertypen noch brutaler und judenfeindlicher. Mein Vater machte Anstalten, dem armen Mann zu Hilfe zu eilen. Doch zum Glück packten seine Verwandten ihn am Arm und hinderten ihn daran, sich einzumischen. In gebrochenem Englisch zischten sie ihm zu: »Halt! Nicht! Du musst verrückt sein. Sie würden euch beide umbringen!«

Mein Vater kehrte von seiner Reise also nicht nur mit einem Fahrrad für die Familie, sondern auch mit einem grauenvollen Ausblick auf den Auftakt zum Zweiten Weltkrieg zurück. Das Schreckgespenst des Krieges lauerte am Horizont. Sein bedrohlicher Schatten wurde vom Holocaust des Naziregimes begleitet, in dem sechs Millionen Juden, aber auch Menschen aus dem Widerstand oder katholischen Glaubens, Sinti und Roma, Homosexuelle, Behinderte, Intellektuelle und andere sozial Unerwünschte umgebracht wurden. Die Geißel des Krieges und Völkermords sollte die Welt bis in ihre Grundfesten erschüttern – auch die Welt meiner Familie. Als Kind verstand ich nicht, warum; aber mit Ausnahme von Dora »Baba Dosi« und Großvater Max, den Eltern meines Vaters, hatte ich keine weiteren lebenden Verwandten väterlicherseits. Das erschien mir besonders beunruhigend, weil ich mütterlicherseits nicht nur Großeltern, sondern auch Tanten, Onkel, Cousins, Cousinen und andere Verwandte hatte. Abgesehen von einem Cousin, war die gesamte Familie meines Vaters in Europa von den Nazis ausgelöscht worden.

Nach dem Krieg, um 1952 herum, richtete das Rote Kreuz einen Suchdienst ein, der die Zusammenführung von Flüchtlingen mit potenziellen Familienmitgliedern in den USA unterstützte. Irgendwie war es ihnen gelungen, einen jungen Mann ausfindig zu machen, dem die Flucht aus Auschwitz gelungen war. Er hatte zwei Jahre in den Wäldern überlebt und sich wie ein Tier von Beeren, Wurzeln und Blättern ernährt – einer der vergessenen Juden aus den Wäldern oder »Waldjuden«, wie sie auch genannt wurden.[13] Gemeinsam mit meinen Eltern und Großeltern trafen wir uns mit Zelig, diesem entfernten Cousin und meinem einzigen Verwandten väterlicherseits in Europa, der den Holocaust überlebt hatte. Ich erinnere mich, dass ich die blauen Nummern, die in seinen Unterarm tätowiert waren, und seinen rätselhaften, kaum verständlichen ausländischen Akzent unheimlich fand.

Ich wusste damals noch nicht, dass kurze Zeit nach Zeligs unerwartetem Auftauchen meine Großmutter väterlicherseits, Baba Dosi, ihren auf vierzig Kilo abgemagerten, zerbrechlichen und vom Krebs gezeichneten Körper auf ein Fensterbrett in ihrer Wohnung hievte und sechs Stockwerke tief in den Tod sprang. Wie mir später klar wurde, war ihr Suizid eine verspätete Reaktion auf die Schuldgefühle der Überlebenden, möglicherweise durch Zeligs Besuch ausgelöst, den einzigen entfernten Verwandten weltweit, der ihr geblieben war. Wie ich später ebenfalls feststellen sollte, können solche albtraumhaften Traumata über mehrere Generationen hinweg weitergegeben werden. Diese verborgenen Engramme oder Erfahrungen, die sich als unauslöschliche physiologische Spuren ins Gedächtnis einprägen, hatten eine tiefgreifende Auswirkung auf mein Leben, insbesondere auf einige meiner Verhaltensweisen und auf die allgegenwärtigen Scham- und Schuldgefühle, von denen ich heimgesucht wurde.

Ungefähr zu der Zeit, als meine imaginären Gespräche mit Einstein stattfanden und ich mit den unausgesprochenen – körperlichen und emotionalen – sensorischen Gedächtnisinhalten meiner Klientinnen und Klienten arbeitete, berichteten einige von ihnen zu meiner Überraschung, dass sie sich an den beißenden Geruch von verbranntem Fleisch erinnerten. Damit hatte ich überhaupt nicht gerechnet, zumal sie sich seit Langem vegetarisch ernährten. Als ich sie bat, sich bei ihren Eltern nach ihrer Familiengeschichte zu erkundigen, berichteten mehrere, dass ihre Eltern oder Großeltern Holocaust-Opfer oder -Überlebende waren. Ich fragte mich, ob es möglich sein konnte, dass dieses tiefgreifende bestimmte Personengruppen betreffende und, wie sich später herausstellte, generationenübergreifende Trauma der Eltern und Großeltern in den Vernichtungslagern tatsächlich prägenden Einfluss auf meine Klientinnen und Klienten gehabt hatte. Doch in Anbetracht dessen, was damals über das individuelle Gedächtnis bekannt war, fand ich diese Erklärung ziemlich unwahrscheinlich.

Es war und blieb mir ein Rätsel, wie genau der Geruch in den Konzentrationslagern von einer Generation zur nächsten übertragen werden könnte. Doch unlängst stieß ich auf ein verblüffendes Tierexperiment, das Brian Dias von der Emory University School of Medicine in Atlanta durchführte. Sein Forschungsteam setzte eine Gruppe Mäuse dem Duft von Kirschblüten aus. Ich habe keine Ahnung, ob diese Erfahrung für die Tiere genauso angenehm war wie für Menschen, aber mit Sicherheit rief sie keinen Widerwillen hervor. Doch dann wurde der Geruch mit einem Stromschlag kombiniert. Nach einer Woche oder zwei begannen die Mäuse schon bei der Wahrnehmung des Kirschblütendufts unkontrolliert zu zittern und in ihrer Panik den Darm zu entleeren. Dieses Ergebnis war nicht wirklich verwunderlich, weil es sich um einen ganz gewöhnlichen pawlowschen Reflex handelte, den Nachweis einer klassischen Konditionierung, den der russische Physiologe und Nobelpreisträger erbracht hatte. Ich war jedoch neugierig, was die Motive dieser Wissenschaftlerinnen und Wissenschaftler betraf – die Mäuse stammten aus ihrer eigenen Zucht und gehörten bereits der fünften Generation an. Die Experimente zeigten, dass noch die Ururenkel der ursprünglichen Mäusepaare schon beim Geruch von Kirschblüten unkontrolliert zitterten und in ihrer Panik den Darm entleerten. Die Reaktionen waren genauso stark oder noch stärker als diejenigen der Ururgroßeltern, die dem Kirschblütenduft in Kombination mit einem unkonditionierten Reiz, den Stromschlägen, ausgesetzt waren. Die Mäuse reagierten nur auf den Kirschblütenduft mit Angst, nicht aber auf eine Reihe anderer Duftnoten!

Ein weiteres, ebenfalls interessantes Ergebnis dieser Studie war, dass die Angstkonditionierung noch intensiver durch die männlichen Nachkommen des ursprünglichen Mäusepaares übertragen wurde, das auf den bedingten Angstreflex konditioniert worden war. Diese Entdeckung überraschte mich nicht besonders, da ich immer das Gefühl gehabt hatte, dass die Holocaust-Erinnerungen, mit denen ich selbst konfrontiert worden war, vor allem auf meinen Vater zurückgingen – doch mehr darüber an späterer Stelle.

Die klinisch relevante Frage in Bezug auf diese Übertragung war, wie ich meinen Klientinnen und Klienten helfen konnte, einen Weg aus dieser tief verwurzelten Traumatisierung zu finden, die von einer Generation zur nächsten weitergegeben wurde. Wie konnte ich die Betroffenen und mich selbst von den verstörenden Spuren traumatischer Erfahrungen befreien, die wir nicht persönlich gemacht, die sich aber dennoch im Gedächtnis der Nachkommen eingebrannt hatten? Die Suche nach einer Antwort war nicht nur für uns, sondern auch für People of Color und Angehörige der amerikanischen First Nations von Belang.

Als ich diese transgenerationalen Traumata das erste Mal in meinem 1996 veröffentlichten Buch *Waking the Tiger: Healing Trauma* (deutschsprachige Ausgabe: *Trauma-Heilung. Das Erwachen des Tigers*) beschrieb, geriet ich wegen meiner »absurden« Vorschläge oft in das Kreuzfeuer der Kritik. Inzwischen hat eine zunehmende Anzahl wissenschaftlich fundierter Studien bestätigt, dass solche Übertragungen möglich sind, und nicht nur das: In Tierexperimenten wurde sogar die molekulare Grundlage für bestimmte epigenetische Markierungen entschlüsselt, also vererbbare genetische Veränderungen der DNA.

Vor Kurzem stieß ich auf die Texte eines »alten Freundes« der eine ähnliche Sichtweise auf vererbte Prägungen vertrat, lange bevor ich Spekulationen über eine generationenübergreifende Übertragung anstellte oder es Forschungen zum epigenetischen Gedächtnis gab. C. G. Jung erklärte in seiner Schrift *Psychologische Typen*, dass alle für den Menschen elementaren Erfahrungen, die seit Anbeginn der Zeiten auf unserem Planeten gemacht wurden, im kollektiven Unbewussten repräsentiert sind. Je häufiger und je intensiver sie waren, desto klarer werden sie in den Archetypen gebündelt.[14] Das könnte einer der Gründe dafür sein, dass Kriege nie wirklich vorbei sind und dass es keinen Krieg gibt, der alle Kriege beendet, wie der englische Schriftsteller H. G. Wells einmal sagte.

Bei einem meiner imaginären Abendessen mit Einstein brachte ich das Thema vererbtes Trauma zur Sprache, vor allem mit Blick auf meine klinischen Beobachtungen bei den Kindern und Enkelkindern von Holocaust-Überlebenden und auf Eindrücke, die ich im Umgang mit meinen schwarzen Klientinnen und Klienten gewonnen hatte. Sie schienen das alles durchdringende Vermächtnis der Sklaverei, der rassistischen Ungerechtigkeit und Ausbeutung noch heute auf ihren Schultern und in ihren Herzen mit sich herumzutragen. Als ich das Privileg hatte, mit einigen Angehörigen der First Nations zu arbeiten, wurde mir klar, dass sie auch die schwere Last des kulturellen Genozids auf dem amerikanischen Doppelkontinent schultern mussten.[15]

Als ich dem imaginären Einstein diese Überlegungen anvertraute, schnappte er nach Luft und wurde blass. Er war sichtlich erschüttert von meiner Diskussion über den Holocaust und den Tränen nahe, wie mir schien. Wir saßen beide stumm und benommen da. Dann führte er mich, wie in einem Traum, zu einem Tümpel auf einer Waldlichtung, dessen Oberfläche so glatt wie ein Spiegel war. Wir nahmen am Ufer Platz, und er legte eine Reihe kleiner Steine auf eine Messlatte, die er über das Wasser hielt. Dann kippte er die Messlatte, und alle Steine fielen gleichzeitig ins Wasser. Dabei entstanden einander überschneidende konzentrische Wellen, die von innen nach außen verliefen und sich in Raum und Zeit ausbreiteten. Wenn die Wellen an den Stellen, an denen sie sich überschnitten, irgendwie ins Stocken gerieten, wurde das Muster der gesamten Wellenbewegung gestört. In meinem Tagtraum bezeichnete Einstein diese Fixierungen als Ego-Punkte.[16] Das war ein seltsamer Ausdruck, aber was er damit sagen wollte, war mir klar. Er erklärte dann, dass die Wellenfronten von diesen Fixierungspunkten an ein für alle Mal verzerrt, wenn nicht sogar vollständig verändert wurden. Aber wie ließen sich die Fixierungspunkte neutralisieren, damit die Betroffenen aus dem Zustand der Blockierung befreit, die Energie in Fluss kommen und die grenzenlosen Möglichkeiten des Selbstausdrucks und der Selbstentwicklung ungehindert zugänglich werden konnten? Diese Transformation erforderte, wie ich feststellen sollte, die Arbeit mit verkörperten Energiemustern, die den unbewussten generationenübergreifenden Übertragungen zugrunde liegen. Diese Entdeckung war auch ein wichtiger Schritt in meinem eigenen Heilungsprozess.

Als ich aus meinem Tagtraum zurückkehrte, hob ich den Blick und stellte mir vor, dass Einstein und ich uns eine Weile schweigend ansahen. »Professor«, unterbrach ich die Stille. »In diesem Fall würde der Trick darin bestehen, eine ausreichende Menge dieser Fixierungspunkte zu lösen, sodass die fragmentierte Wellenfront wieder ein zusammenhängendes Muster bilden, die Kreise sich ungestört nach außen fortsetzen und sich in Raum und Zeit ausdehnen können. Genau! Aber wie lässt sich das bewerkstelligen?«

»Peter, das herauszufinden, muss ich dir überlassen«, erwiderte mein imaginärer Gesprächspartner mit Nachdruck.

»Na gut, Dr. Einstein. Ich denke, das werde ich schaffen.«

»Dann brauchst du mich nicht mehr. Die Lösung zu finden, liegt jetzt in deinen eigenen Händen«, antwortete er. Ich weiß nicht mehr, ob das unsere letzte Begegnung war, aber sie fand gegen Ende unserer gemeinsamen Abendessen im Beggar's Banquet statt. Ein Festmahl mit bittersüßen Tränen.

Zeugungstrauma

Bei einem meiner gelegentlichen Abstecher nach New York City brachte ich den Mut auf, meine Mutter zu fragen, ob sie in der Zeit, als ich vergewaltigt worden war, irgendwelche Veränderungen in meinem Verhalten bemerkt hatte. Als ich kurz beschrieb, was sich an jenem verhängnisvollen Tag im Park zugetragen hatte, versteifte sich meine Mutter und nahm eine Abwehrhaltung an. »Peter, ich glaube nicht, dass diese Vergewaltigung wirklich stattgefunden hat«, fuhr sie mich an. »Fakt ist, dass dein Vater mich vergewaltigt hat – dabei wurdest du gezeugt.« Mir klappte die Kinnlade herunter, ich konnte es einfach nicht fassen. Wovon redete sie? Wollte sie sagen, ich hätte mir das alles nur eingebildet? Sie erklärte mir, dass mein Vater sie vergewaltigt und es darauf angelegt hatte, dass sie schwanger wurde, weil er hoffte, damit seiner Einberufung aus dem Weg zu gehen und im Zweiten Weltkrieg an die Front geschickt zu werden. Ich habe keine Ahnung, warum sie meine Vergewaltigung in Abrede stellte und auf die sexuelle Gewalt in ihrem eigenen Leben als primäres Instrument der Zerstörung hinwies. Doch erstaunlicherweise war sie überzeugt, dass sich ihre Vergewaltigungserfahrung im Augenblick meiner Zeugung auf mich übertragen hatte. In dem Moment, als das Sperma meines Vaters in die Eizelle eindrang, nistete sich auch der Keim der seelischen Verletzung in meinem Leben ein. In einem Leben, in dem ich mich grundlegend als »wertlos« wahrnahm, weil ich die Entwicklungschancen, die meiner Mutter als Wissenschaftlerin, Musikerin und Malerin offengestanden hätten, mit meiner Ankunft zunichtegemacht hatte – eine Bürde, die ich jahrzehntelang unbewusst mit mir herumgeschleppt hatte.[17]

Bei meiner Arbeit mit zahlreichen Klientinnen und Klienten konnte ich immer wieder beobachten, dass solche Prägungen nicht nur um den Zeitpunkt der Geburt herum möglich sind, sondern generationenübergreifende Trauma-Übertragungen schon viel früher, sowohl im Augenblick der Zeugung als auch während der frühen perinatalen Periode – zwischen der achtundzwanzigsten Schwangerschaftswoche und dem siebten Lebenstag –, entstehen können. Noch erstaunlicher fand ich, wie meine Mutter wissen konnte, dass das Trauma im Augenblick der Zeugung, die sie als Vergewaltigung durch meinen Vater empfunden hatte, unbewusst auf mich übertragen wurde. Nachdem ich ihre Sicht auf das Geschehen gehört hatte, war mir aber dennoch klar, dass wir beide eine traumatische Erfahrung gemacht hatten – ich war im Park wirklich vergewaltigt worden.

Durch die fortlaufenden Sitzungen mit meiner Kollegin wurden implizite oder »körpereigene« Erinnerungen an diesen Übergriff geweckt. Ich litt danach, wie mir wieder einfiel, unter extremen Angstzuständen und Verhaltensweisen, die einer Zwangsstörung (Obsessive-Compulsive-Disorder, OCD) glichen: Ich achtete abergläubisch darauf, nicht auf Risse im Gehsteig zur treten, betete fortwährend und riss mir wie besessen Haare aus, sodass ich bald kahle Stellen auf dem Kopf hatte. Ich denke, meinen Eltern entgingen diese Verhaltensmuster. Sie waren überzeugt, dass trotz der akuten Bedrohung für unsere Familie alles in bester Ordnung war. Meine Mutter blendete deshalb die Geschichte des sexuellen Übergriffs auf mich aus.

Die gegen meinen Vater erhobene Anschuldigung wurde von einem meiner Brüder erhärtet, der mir anvertraute, dass mein Vater auch seine sexuellen Grenzen verletzt hatte. Als mein Bruder ihn schließlich auf dem Totenbett damit konfrontierte, behauptete mein Vater, er habe dadurch die Bindung zu seinem Sohn stärken wollen. Was die Vergewaltigung meiner Mutter betraf, erklärte er mit Nachdruck: »Ich war eben sehr leidenschaftlich und habe möglicherweise die Kontrolle verloren.« Das war seine Version der Geschichte. Aber wie immer die Wahrheit letztendlich auch aussehen mochte, es erstaunt mich immer wieder, welche vielschichtigen Verflechtungen wir entdecken, wenn wir die Bruchstücke unseres Lebens genauer unter die Lupe nehmen, und wie viel Geduld und innere Stärke es braucht, um dieses emotionale Knäuel nach und nach zu entwirren.

Beim Nachdenken über die ernüchternde Intuition meiner Mutter in Bezug auf mein Zeugungstrauma stellte ich fest, dass ihre Enthüllung stressreich, aber zugleich auch erhellend und befreiend war. Sie trug dazu bei, besser zu verstehen, warum es mir schwerfiel, mich in meiner Haut, meiner Inkarnation, wohlzufühlen und meine Existenz in dieser Lebenszeit problemlos zu verkörpern.

Meine eigenen seelischen Verletzungen halfen mir außerdem, die Kämpfe vieler Menschen nachzuvollziehen, die das Gefühl haben, nicht in diese Welt zu gehören oder kein Existenzrecht zu haben. Diese vagen Empfindungen scheinen nicht zwangsläufig an bestimmte traumatische Ereignisse gebunden zu sein. Die Ursprünge solcher Traumata, die vorgeburtlich oder im Augenblick der Zeugung entstehen, sind schwer fassbar. Aber ihr prägender Einfluss auf unsere Verhaltensweisen und Emotionen lässt sich nicht leugnen.

Noch ein paar Gedanken, die meine Mutter betreffen: Mir ist bewusst, dass sie mir auch einen Teil ihrer angeborenen, intuitiven Weisheit vererbt hat. Ich bin dankbar für diese Gabe, doch das spricht sie nicht frei von der emotionalen Kälte, Ablehnung und Vernachlässigung, die sie während meiner Kindheit gezeigt hat. Die Erinnerung, dass ich weder wertgeschätzt noch richtig wahrgenommen wurde, löste zeitweilig Wellen der glühenden Wut in mir aus, die von meinem Zwerchfell ausstrahlte. Doch diese Wut kann, wenn sie als intensives Körpergefühl empfunden wird, wie in meinem Fall, ein Gefühl der Lebensenergie, der vitalen Kraft und Stärke vermitteln. Sie verkörpert das, was ich als gesunde Aggression bezeichne, ein wichtiges Vehikel, um den eigenen Weg im Leben zu finden – und die Blockaden und erlittenen Wunden zu überwinden.

Wäre meine Mutter zum heutigen Zeitpunkt der Geschichte geboren, hätte man sie wahrscheinlich als einen Menschen betrachtet, der über eine ausgeprägte »Intuition« oder außergewöhnliche psychische Fähigkeiten verfügt. Deshalb möchte ich ihr noch einmal dafür danken, dass sie diese kostbaren Gaben, die meine persönliche Entwicklung und meine Kompetenz als Therapeut und Lehrer unterstützt haben, mit mir geteilt hat.

3

TRÄUME WEISEN UNS DEN WEG

Ein Schatz, den es zu hüten gilt

Ein Traum, etwa 1980: Ich befinde mich in einem kleinen Raum, in dem ich einem Mann mit einer leuchtenden Präsenz begegne. Er trägt einen schwarzen Talar mit purpurfarbenen Schärpen über den Schultern, die an der Vorderseite des Umhangs herabhängen. Er wirkt distanziert und tief in Gedanken versunken. Der Mann nähert sich mir langsam, aber zielstrebig. In seinen Händen hält er eine verwitterte Holzschatulle mit einem kuppelförmigen Deckel und zwei Messingbändern, die sie zusammenhalten. Die Schatulle ist mit einem verzierten Messingriegel versiegelt.

Wir blicken einander schweigend an. Dann streckt er mir behutsam die Schatulle entgegen, bietet sie mir an. Ich nehme sie und halte sie schützend in meinen Armen. Er übermittelt mir wortlos die Botschaft, dass es meine Aufgabe ist, sie durch eine Tür zu tragen, die in einen anderen Raum führt. Am rückwärtigen Ende jenes Raumes befindet sich ein eingebauter gusseiserner Tresor mit einem Kombinationsschloss. Ich begreife, dass mir die Verantwortung übertragen wurde, ihn zu öffnen und die Schatulle hineinzulegen – um sie sicher aufzubewahren.

Als ich aus meinem Traum erwachte, war ich zutiefst verwirrt. Wie gewohnt richtete ich meine Aufmerksamkeit auf verschiedene Bilder des Traums und nahm dabei bewusst meine Körperempfindungen und Gefühle wahr. Ich wechselte hin und her zwischen den Traumbildern und meinen Emotionen, achtete auf das, was spontan auftauchte. Als ich mich auf das Bild der Schatulle konzentrierte, stellte ich erfreut fest, dass sie der Schatzkiste aus einem meiner heiß geliebten Kinderbücher glich, *Schatzinsel* von Robert Louis Stevenson. Aber was wollte mir der Traum sagen? Was fehlte mir? Gab es einen Code, den ich irgendwie entschlüsseln musste, wie die Zahlenkombination des Tresors anzudeuten schien? Noch verwirrender war die rätselhafte Frage, was sich in der Schatzkiste verbarg und warum ich den Auftrag hatte, sie im Tresor aufzubewahren. Doch so angestrengt ich auch über diese Fragen nachdachte, es gelang mir nicht, sie zu beantworten.

Ein paar Tage später lernte ich auf einer Party in Boulder, Colorado, eine junge Frau namens Elaine kennen. Nach dem Austausch von Höflichkeitsfloskeln stellten wir fest, dass wir einige Gemeinsamkeiten hatten. Unsere lockere Unterhaltung entwickelte sich zu einem ernsthaften Gespräch über Bücher, Musik, Spiritualität, das Leben generell und die Arbeit, mit der ich befasst war.

Ich fühlte mich in Elaines Gegenwart so wohl, dass ich es wagte, ihr von meinem jüngsten Traum zu erzählen. Sie schien sich insbesondere für die Beschreibung des Mannes zu interessieren, der mir die Schatulle überbracht hatte. Danach bedeutete sie mir, ihr in einen ruhigen Raum an der Rückseite des Hauses zu folgen. Dort notierte sie auf einer Karteikarte in bemerkenswerter Schönschrift den Namen und die Telefonnummer eines tibetischen Lamas, der in Berkeley, Kalifornien, lebte. Er war einer ihrer spirituellen Lehrer gewesen. Ich faltete die Karte zusammen und verstaute sie in meiner Brieftasche. Und dort blieb sie.

Ungefähr ein Jahr später unterrichtete ich in Berkeley und wohnte bei meiner Freundin und Kollegin Anngwyn in ihrem

Haus im Strawberry Canyon. Ich suchte etwas in meiner Brieftasche, als die Karte mit dem Namen des Lamas zu Boden fiel – allem Anschein nach ein glücklicher Zufall. Ich hob sie auf, schmunzelte und beschloss, die Gelegenheit zu nutzen und die Nummer anzurufen. Ein Schüler des Lamas war am Apparat, und ich bat ihn, mich mit dem Lama zu verbinden. Zaghaft erkundigte ich mich bei ihm, ob ich ihn aufsuchen dürfe. Er stimmte netterweise zu, deshalb bestellte ich mir umgehend ein Taxi. Zwanzig Minuten später traf ich bei ihm ein, und er hieß mich mit einer Tasse Tee willkommen.

Ich erzählte ihm, dass Elaine, seine ehemalige Schülerin, der Meinung sei, dass die von mir entwickelte Arbeit Gemeinsamkeiten mit den Traditionen des Tibetischen Buddhismus aufweise. Während ich ihm meine Theorien und Praktiken darlegte, hörte der Lama aufmerksam zu, schenkte uns beiden eine weitere Tasse Tee ein und nickte kaum merklich. Schließlich sagte er: »Was Sie beschreiben, hat große Ähnlichkeit mit der Kum-Nye-Tradition im tibetischen Buddhismus.«[18] Er fuhr fort, dass die von mir geschilderten Grundlagen jedoch universeller sind als eine einzelne Tradition und sich aus vielen Heilmethoden speisen, die sich seit Urzeiten überall auf der Welt entwickelt hatten. Und als letzten Gedanken fügte er hinzu, dass dieses Wissen, das die Zeiten überdauert hatte, mit großer Wahrscheinlichkeit seinen Ursprung in den Glaubenslehren der keltischen Steinzeit hatte.

Noch am selben Tag eilte ich in die Universitätsbibliothek und begann, Informationen über die keltischen Glaubenslehren während der Steinzeit zu sammeln. Dort entdeckte ich ein Bild von Newgrange aus der Jungsteinzeit, einer Megalithanlage mit einer hohen Grabkammer, die 3200 v. Chr., vor mehr als fünftausend Jahren, errichtet wurde. Es handelt sich um ein sogenanntes Passage Tomb: Um in das Innere des Heiligtums zu gelangen, musste man einen Felsblock, den »Wächterstein«, am Eingang passieren, in den paarweise angeordnete Kreissymbole eingraviert waren. Auf diesem Bild sieht es so aus, als gäbe es noch ein drittes Kreissymbol, vielleicht um auf die beiden anderen Kreissymbole und die Verbindung zwischen Vergangenheit, Gegenwart und Zukunft hinzuweisen (siehe Abbildung 3 im Bildteil in der Mitte des Buches).

Das Bild enthüllte mir auf Anhieb die Bedeutung meines Traumes. Jetzt begriff ich mit absoluter Sicherheit, dass meine Aufgabe in diesem Leben darin bestand, altüberlieferte, elementare Weisheiten lebendig zu erhalten – sie an einem sicheren Ort zu verwahren. Wie wichtig das Traumbild war, in dem ich die Schatzkiste im Tresor auf der Rückseite des Raumes untergebracht hatte, wurde mir nun klar. Mein Lebenswerk würde die Entschlüsselung des Codes sein: Es galt, eine Möglichkeit zu finden, Heilung und Transformation auf der biologischen und neurophysiologischen Ebene entsprechend dem aktuellen Stand des Wissens verständlich zu machen. Diese »Neuverpackung« einer schamanischen Heilkunst aus uralter, vorschriftlicher Zeit und das Wiederaufgreifen der damit einhergehenden universellen Weisheiten würden dazu beitragen, dass diese Kenntnisse auch in der heutigen, von wissenschaftlichem Denken beherrschten Zeit relevant blieben. Wie es schien, war ich mit der Aufgabe betraut worden, diesen immerwährenden Schatz für gegenwärtige und künftige Generationen zu hüten.

Wenn ich über dieses lebenslange Unterfangen nachdenke, sehe ich, dass es ein Privileg und ein Geschenk des Himmels war, eine Mission und ein unvergleichlicher Schatz. Dennoch glich diese Aufgabe bisweilen einer langen Wanderung auf einsamen, entlegenen Pfaden, einer schweren Bürde in meinem Leben und einer Pflicht, die mich einengte. Sie hatte oft Vorrang vor meinen persönlichen Beziehungen, sogar vor Bindungen wie Ehe und Familie. Zum Glück habe ich einen wunderbaren Ersatz, meine Patenkinder Alana Rose, Ossian, Jacob und Jada.

Ein früherer Traum (ca. 1964)

Von C. G. Jung gibt es den Satz, dass unser Weg zur ganzheitlichen Persönlichkeitsentwicklung, so richtig er auch ist, viele schicksalhafte Umwege und falsche Abzweigungen einschließe. So erinnere ich mich an einen anderen Traum, mehr als fünfzehn Jahre früher. Ein Mann fährt in einem Hudson-Cabriolet Baujahr 1948 wie mit einem Boot auf dem Hudson River entlang. Als er die George Washington Bridge passiert, blickt er zum Himmel empor, schüttelt drohend die Faust und befiehlt mit lauter Stimme: »Gott, wenn es dich gibt, dann schick mir endlich ein Zeichen!« Aber er übersieht dabei das nach links weisende grüne Blinklicht am unteren Ende der Lenksäule, das die Richtung anzeigt.

Für diejenigen, die es nicht wissen: Der Hudson ist ein Modell, das in den 1940er-Jahren gebaut wurde. Die Autos hatten damals noch keine Fahrtrichtungsanzeiger. Um andere Verkehrsteilnehmende auf ihre Absichten hinzuweisen, mussten Handsignale benutzt werden, wenn jemand nach links oder rechts abbiegen oder bremsen wollte. Ungefähr um diese Zeit wurde es dann möglich, einen improvisierten Drehschalter im unteren Bereich der Lenksäule anzubringen. Dieser Schalter war mit Leuchten an der Rückseite des Fahrzeugs verbunden. Das Blinklicht (das einen geplanten Abbiegevorgang signalisierte) war an der Lenksäule befestigt und nur dann sichtbar, wenn man bewusst darauf achtete. Ich gehe davon aus, dass diese Art der Achtsamkeit bewirkt, dass wir in den Zustand der Synchronizität umschalten.

Aufgrund dieses Traumes begriff ich, dass eine höhere Macht zu unterschiedlichen Zeiten meines Lebens zu mir gesprochen und ich ihre Weisungen nicht immer befolgt hatte. Die Entscheidung, diese verborgenen Botschaften ernster zu nehmen und bewusster darauf zu achten, führte mich zu einem Phänomen, das C. G. Jung als Synchronizität bezeichnet hatte. Diese bedeutungsvollen Koinzidenzen – der zeitliche und/oder räumliche, aber nicht kausale Zusammenhang zwischen Ereignissen in der Innenwelt und in der Außenwelt, die jedoch aufeinander bezogen gedeutet werden – waren für mich auf der persönlichen, beruflichen und spirituellen Ebene wegweisend. Ich vermute, dass meine imaginären Gespräche mit Albert Einstein ein Beispiel für den Kontakt mit diesen schöpferischen göttlichen Kräften waren und mich in eine Richtung lenkten, die mein Bewusstsein zum damaligen Zeitpunkt nicht voll zu erfassen vermochte.

Die Frage, ob diese Begegnungen mit Einstein real waren oder nicht, geht am Kernpunkt vorbei. Diese Treffen und Gespräche waren absolut real, im »kollektiven Unbewussten«, wie Jung es nannte, seit Urzeiten abgespeichert. Vielleicht waren sie auf der gleichen Linie wie die *Akasha*-Chronik verortet, die ich im zweiten Kapitel erwähnte. Sie stellen ein Nachschlagewerk dar, in dem alle elementaren menschlichen Ereignisse, Gedanken, Worte, Gefühle und Absichten aus der Vergangenheit, Gegenwart und Zukunft in zeitlicher Reihenfolge enthalten sind. Die Anhängerinnen und Anhänger der Theosophie – eines naturphilosophischen Denkansatzes – glauben, dass diese Inhalte in kodierter Form auf einer nichtphysischen, der sogenannten mentalen Ebene der menschlichen Existenz, aufgezeichnet werden. Ich denke, dass diese Aufzeichnungen auch in den Raum-Zeit-/Energie-/Wissens-/Weisheitsfeldern verkörpert sind, in denen Albert Einstein und ich zu unseren imaginären Gesprächen im Beggar's Banquet zusammentrafen. Die wichtigste Frage lautet also eher, wie wir durch Träume und die Synchronizität von Ereignissen Zugang zu diesem Bereich der inneren Weisheit erhalten. Wie in meinen Träumen ist es unerlässlich, achtsam zu sein, wenn das Signallicht blinkt und Aufmerksamkeit einfordert!

Um auf den Traum von meiner Aufgabe als Hüter eines Schatzes zurückzukommen: Ich stellte fest, dass es noch andere Situationen gegeben hatte, in denen ich einer höheren Macht zugehört und Weisungen in Form von inneren Bildern, Träumen und intuitiven Gefühlen erhalten hatte. Diese Augenblicke des intuitiven Erwachens ermöglichten es mir, bei meiner Lebensaufgabe aktive Geburtshilfe zu leisten, sie in die Welt hinauszutragen, sie zu hegen und zu pflegen, ein Geschenk für mich selbst und andere Menschen.

Um das Wissen wie in meinem Traum sicher zu bewahren, konzentrierte ich mich auf die wissenschaftlichen und klinischen Komponenten der SE, statt die darin eingebettete spirituelle Dimension offen anzusprechen. Doch zusätzlich zu der unabdingbaren Rolle, die Körperempfindungen bei der Trauma-Heilung spielen, wurde mir zunehmend klar, dass sie Zugang zu einem Universum geheimnisvoller und transzendenter Zustände gewähren, was C. G. Jung vielleicht als *Mysterium tremendum* – als das große Geheimnis des Lebens selbst bezeichnen würde, das ehrfürchtiges Erschauern auslöst. Es scheint, als würde dieser Zustand in der Praxis der zuvor erwähnten Kum-Nye-Tradition des tibetischen Buddhismus angestrebt, in der es um feinstoffliche Energien geht. In einem späteren Kapitel werde ich das seit Langem Versäumte nachholen und den Fehler korrigieren, diese wichtigen numinosen, sprich meistens nur verschwommen wahrgenommenen Erfahrungen, in meine wissenschaftliche Arbeit einzubetten.

Heute ist mir völlig klar, dass viele der augenscheinlichen »Koinzidenzen«, denen ich mich im Verlauf meines Lebens gegenübersah, in Wirklichkeit Synchronizitäten waren. Es waren wegweisende Botschaften einer höheren Macht, die mich auf meiner Reise begleiteten, obwohl ich ihre Anwesenheit oft nicht bemerkte. Während meiner Arbeit an diesem Buch hatte ich wieder einmal einen dieser weitläufigen Träume, bei denen ich es versäumte, sie unmittelbar nach dem Aufwachsen in meinem Traumtagebuch festzuhalten. Verflixt und zugenäht! Trotzdem mache ich mir keine Vorwürfe wegen solcher Nachlässigkeiten. Wenn ich mich so akzeptiere, wie ich bin, kann ich auch ohne akribische Aufzeichnungen in die allumfassende Präsenz einer höheren Macht eintauchen und mich auf die nächtlichen Begegnungen mit der Traumebene freuen.

Das erinnert mich an eine wunderbare Pilgerreise, die ich gemeinsam mit Freunden zur Gnadenkapelle der Schwarzen Madonna im Kloster Einsiedeln in der Schweiz unternahm. Damals kam ich in unmittelbaren Kontakt mit der machtvollen weiblichen Präsenz: eine Erinnerung daran, dass sie für uns da ist und wir immer auf ihren Beistand zählen können. Wie es in dem Beatles-Song heißt, den Paul McCartney schrieb: »When I find myself in times of trouble / Mother Mary comes to me / Speaking words of wisdom / Let it be.«[19] Ich weiß heute: Wenn ich mich einsam, verloren und verlassen fühle, wird die Muttergottes oder die Göttin bei mir sein, um mich zu halten und zu trösten; ich muss nur lernen, ihrer Umarmung zu vertrauen.

4

VERBORGENE TRÄNEN: EIN PSYCHEDELISCHER AUFTAKT

»Kummer ist Liebe, die keinen anderen Ausweg sieht.«

Aus *Three Pines*[20]

Ich hatte einen weiteren Traum, der dazu diente, mir Zugang zu einem verborgenen, sensiblen Aspekt meiner Persönlichkeit zu verschaffen und ihn zu erforschen. Ich hoffe, dass Sie diese Gedanken als Einladung betrachten, mich auch auf diesen Teil meiner Heilungsreise zu begleiten.

Als ich 1964 mit meinen Therapiesitzungen begann, hatte ich einen aufschlussreichen Traum: Ich schleppte einen schweren Baumstamm einen steilen Hang hinauf. Ich hatte das vordere Ende ergriffen, meine Mutter hielt ihn am hinteren Ende. Wir hatten beide ein tragbares Sprechfunkgerät in der Hand. Über uns befand sich ein eisiger, schneebedeckter Berggipfel. Und am höchsten Punkt des Gipfels war die weiß glühende Flamme einer Explosion zu sehen, entstanden durch oxidiertes Mangan. Unten am Berg herrschte also bittere Kälte und oben auf dem Gipfel Gluthitze.

Als ich später über diesen aufwühlenden Traum nachdachte, wurde mir zu meinem Leidwesen klar, dass der mächtige Baumstamm eine schwere Bürde war, die ich mein ganzes Leben lang mit mir herumgeschleppt hatte. Meine Mutter hatte mir nicht wirklich geholfen, sie zu schultern, sondern mir stattdessen über ihr Walkie-Talkie-Anweisungen erteilt. Der eisige Berg und die glühende Flamme repräsentierten die stark ausgeprägten extremen Seiten meiner Mutter, ihre tief verwurzelte Kälte und ihre eruptiven Ausbrüche. Sie konnte sowohl erstarren als auch vor Zorn entbrennen. Das war der Schmelztiegel, in dem unsere schwierige Beziehung immer wieder aufs Neue herausgefordert wurde.

Sosehr ich auch unter dem Schmerz der unvorhersehbaren Extreme gelitten habe, ich bin gleichermaßen traurig, wenn ich an den Kummer denke, den ich einigen meiner Partnerinnen bereitet habe, vor allem in Zeiten, in denen ich sie einem Wechselbad unberechenbarer Gefühle aussetzte. Ich bin mir schmerzlich der Neigung bewusst, zwischen kaltem, distanziertem und hitzigem, leidenschaftlichem Verhalten hin und her zu pendeln. Ich sehne mich danach, diesen Teufelskreis zu durchbrechen, ihn in einen Kreislauf aus Feingefühl, Vergebung und Verbundenheit zu verwandeln. In späteren Jahren waren meine Neigungen und Stimmungen zum Glück ausgewogener. Eine Reise, die schrittweise erfolgte, wie ich noch beschreiben werde.

Als die jüngere Schwester meines Vaters starb, daran erinnere ich mich mit aller Deutlichkeit, hatte er Tränen in den Augen – das erste und einzige Mal, dass er Traurigkeit oder überhaupt irgendwelche Gefühle offenbarte, abgesehen von den seltenen Wutausbrüchen oder Glücksmomenten. Meine Mutter wies ihn streng zurecht, als er plötzlich Kummer und Bedauern erkennen ließ: »Morris, Tränen machen sie auch nicht wieder lebendig!« Vielleicht versuchte sie, ihm zu helfen, aber ihre harschen Worte waren vermutlich eher der lebenslangen Unterdrückung ihrer eigenen Gefühle geschuldet. Wie dem auch sei, dieser Augenblick, in dem sie der Verletzlichkeit meines Vaters einen Riegel vorschob, hatte nachhaltige Auswirkungen auf mich. Als meine Eltern mir sagten, dass meine heiß geliebte Tante Sunshe, ein Spitzname für Sonia, tot war, rannte ich ins Badezimmer und schloss mich ein, sodass meine Mutter nicht zu mir hereinkommen konnte. Dort versuchte ich, meine Trauer allein zu bewältigen. Um zu vermeiden, dass ich unter ihrem unerbittlichen, medusenhaften Blick erstarrte, lernte ich, meine Tränen zu unterdrücken, bevor sie mir in die Augen stiegen.

Einige Jahre später starb mein geliebter Großvater Max, für mich eine wichtige Bezugsperson, ganz plötzlich an einem Herzinfarkt. Ich erinnere mich noch heute daran, wie ich auf seinem Schoß saß und mit seiner Taschenuhr spielte, ein Geschenk, dass er in Anerkennung seiner Arbeit als Installateur erhalten hatte; er hatte in der Marinewerft von Groton, Connecticut, am Bau von U-Booten für den Zweiten Weltkrieg mitgewirkt. Ich durfte bei seiner Beisetzung einer der Sargträger sein. Als wir uns mit kummervoller Miene im Gleichtakt dem Leichenwagen näherten, unterdrückte ich ein Schluchzen, indem ich so fest auf meine Lippe biss, dass sie blutete.

Wiedergewonnene Tränen

Als Erwachsener hatte ich Probleme mit einem nervösen Tick, einer Marotte, die ich mir angewöhnt hatte: Wenn ich mich verunsichert fühlte oder gestresst war, pflegte ich an meiner Unterlippe zu kauen, immer auf der rechten Seite. Während einer meiner Therapiesitzungen hielt ich mitten in der Bewegung inne, als ich mich dabei erwischte. Ich richtete meine Aufmerksamkeit auf den inneren Impuls, der dieses Kauen in Gang setzte, und war imstande, die emotionale Verbindung zur Trauer über den Verlust meiner Tante Sunshe und Großvater Max herzustellen. Auf diese

Weise gelang es mir, mich von der repetitiven motorischen Gewohnheit zu befreien. Danach stellte ich fest, dass ich schneller in Tränen ausbrach.[21] Das fiel mir erstmals auf, als ich erneut einige meiner alten Kinderbücher las, insbesondere Abenteuergeschichten, die ich in dem Alter verschlungen hatte, als ich Sargträger bei der Beisetzung meines Großvaters Max gewesen war, Klassiker wie *Tom Sawyer* und *Die Abenteuer des Huckleberry Finn* von Mark Twain. Ich sah mir auch aufwühlende Filme an. Sie halfen mir dabei, mich ganz allmählich für den Kummer meines verlassenen inneren Kindes zu öffnen. Danach fiel es mir leichter, Zugang zu dem verletzten Kind zu finden und ihm liebevoll und mitfühlend zu begegnen, was Tränen der Erleichterung hervorrief.

Blut und Tränen

Um zu lernen, meine Verletzlichkeit zuzulassen und eine tiefere, engere Verbindung zu meinem inneren Kind herzustellen, hielt ich nach Möglichkeiten Ausschau, meinen Tränen auf die Spur zu kommen und ihnen mehr Raum zu geben. Ich erinnere mich in diesem Zusammenhang an eine große Chance, offener für diese emotionale Erfahrung zu werden. Sie bot sich 1967, als ich mit meiner Freundin Ellie aus Berkeley zusammen war. Sie war Sängerin – ein »heißer Feger« – und Frontfrau einer coolen Band, die sich »Dan Hicks and the Hot Licks« nannte und auf Folk, Jazz, Country, Swing, Bluegrass und Gypsy Music abonniert war. Sie traten bei vielen Festivals als Vorgruppe auf, unter anderem bei Rockkonzerten im Fillmore West in San Francisco, wo Stars der Musikszene wie Janis Joplin, Jefferson Airplane, Grateful Dead oder Canned Heat für Schlagzeilen sorgten. Wie Sie sich vorstellen können, waren natürlich auch Alkohol und Drogen im Spiel.

Eines Tages besuchten Ellie und ich ihren Vater auf seiner Ranch in Mendocino. Wir beschlossen, LSD einzuwerfen, die Hippie-Droge der 1960er-Jahre. Wir machten einen Spaziergang im Wald, und plötzlich überkam mich ein Gefühl lähmender Angst und Verzweiflung. Irgendwie wurde mir bewusst, dass ich Ellie bitten sollte, mich in die Arme zu nehmen und zu halten. Ich halluzinierte, sah das Bild einer Träne vor mir, die mit hellrotem Blut gefüllt war. In der blutgefüllten Träne tauchte ein pulsierendes, schlagendes Herz auf. Mir kamen die Tränen, und ich weinte eine Stunde lang still vor mich hin, während Ellie mich in den Armen hielt. Es war, als hätte sich die Schockstarre gelöst, in die mich der eisige, erdrückende Blick meiner Mutter versetzt hatte. Als wir unseren Spaziergang fortsetzten, schien der ganze Wald, insbesondere die Farne, mit einem Mal lebendig zu werden. Genau wie ich.

Später dachte ich gemeinsam mit einem guten Freund über diese Halluzination nach. Die Deutung lag auf der Hand: Bei der mit Blut gefüllten Träne und dem schlagenden Herzen ging es darum, meinen im tiefsten Innern verschlossenen Kummer freizusetzen. Und mehr als das: Das Blut und das schlagende Herz waren ein Symbol für meine zurückgewonnene Lebensenergie, meine Lebenskraft. Wäre es mir nicht gelungen, loszulassen und mich auf Ellies liebevolle Umarmung einzulassen, hätte der LSD-Rausch zu einem endlosen Horrortrip ausarten können.

Der letzte Schamane

Ich wurde immer wieder gefragt, was ich vom Einsatz psychedelischer und halluzinogener Substanzen im therapeutischen Kontext halte. Als ich im Verlauf der 1960er-Jahren in Berkeley erwachsen wurde, habe ich mit an Sicherheit grenzender Wahrscheinlichkeit Pot, sprich Marihuana, LSD und andere psychoaktive Drogen ausprobiert. In den 1970er-Jahren lernte ich MDMA kennen, ursprünglich ADAM genannt, ein synthetisches Amphetaminderivat, das später – in den 1980er-Jahren – als Partydroge Ecstasy bekannt wurde. Ich habe auch mit MDA experimentiert, einer stärkeren Variante des Wirkstoffs MDMA. Beide Drogen waren in den 1970er-Jahren legal und wurden von Alexander »Sasha« Shulgin, einem vogelwilden Chemiker aus der hippen San Francisco Bay Area, im Rahmen seiner privaten Forschungen entwickelt. Ungefähr zur gleichen Zeit begann Leo Zeff, ein Psychiater aus Berkeley, Therapiesitzungen für Paare anzubieten, bei denen er MDMA verwendete, um ihre jeweiligen Abwehrmechanismen aufzulösen, sie in Kontakt mit ihren inneren Wahrheiten zu bringen, ihre Herzen zu öffnen und sie aufrichtig miteinander kommunizieren zu lassen. Und schließlich setzte eine kleine Gruppe von Fachleuten MDMA zur Unterstützung der Psychotherapie ein, um Patientinnen und Patienten zu helfen, einfühlsam mit sich selbst umzugehen, Abstand zu ihren seelischen Wunden und Traumata zu gewinnen und die Wahrnehmung, Verarbeitung und Heilung ihrer Verletzungen zu fördern.

Diese Erfahrungen führten letztlich dazu, dass ich Somatic Experiencing entwickelte, einen körperorientierten Ansatz, mit dem ich meinen Klientinnen und Klienten half, auch ohne Einsatz psychedelischer Substanzen viele der damit verbundenen Vorteile zu erzielen. Ich habe jedoch beobachtet, dass noch größere positive Effekte durch eine synergistische Kombination der beiden Herangehensweisen erreicht werden können, insbesondere, wenn die psychedelische Reise mit Reinigungsritualen und verbindlich festgelegten Zielen vorbereitet wird und eine Nachbereitungsphase erfolgt, die einen Rückblick und die Integration der Körperempfindungen beinhaltet.

Die Bedeutung der Vorbereitungsphase wurde eindrücklich in dem Film *Der letzte Schamane* geschildert, der mich zutiefst berührt hat. In dieser Dokumentation geht es um einen jungen Mann, der unter chronischen Depressionen leidet. Er probiert alle nur erdenklichen Medikamente aus und setzt sich sogar einer Elektrokonvulsions- oder Elektrokrampftherapie (EKT) aus, die man früher als Elektroschockbehandlung bezeichnete. Seine Eltern, beide berufstätig, hatten zwar für finanzielle Sicherheit und eine gute Ausbildung gesorgt, sich aber als unfähig erwiesen, grundlegende menschliche Bedürfnisse während seiner Kindheit und Jugend zu erfüllen. Es gelang ihnen nicht, eine sichere Bindung aufzubauen, durch Körperkontakt ein Gefühl der Geborgenheit zu vermitteln, sein Verhalten zu spiegeln und ihm emotionale Wärme zu geben. In mancher Hinsicht konnte ich mich mit seinem misslichen Zustand identifizieren. In dem Film begibt sich der junge Mann in seiner Verzweiflung auf eine Reise durch das peruanische Hochland, um einen Schamanen zu finden, der bei seinen bewusstseinserweiternden Ritualen Ayahuasca verwendet, eine Pflanze mit einer starken psychedelischen Wirkung. Nachdem er einen Schamanen nach dem anderen aufgesucht hat, ist er ernüchtert und zutiefst enttäuscht von ihrer Geld- und Machtgier. Er wird Zeuge, wie einige von ihnen ihr Charisma missbrauchen, die Heilung suchenden Menschen manipulieren und Kontrolle über sie gewinnen, um ihr Ego und ihren Machthunger zu befriedigen. Doch schließlich begegnet der junge Mann in einem entlegenen Bergdorf Pepe, einem echten Schamanen. Der Heiler nimmt den jungen Mann unter seine Fittiche und führt ihn in bestimmte tägliche Rituale ein, die er einen Monat lang ausführen soll. Erst dann erhält er Zugang zur psychedelischen Reise mit dem Schamanen.

Während der junge Mann die Rituale gewissenhaft befolgt, kommt er in Kontakt mit den warmherzigen Familien im Dorf, vor allem mit den Kindern. Als er endlich den psychedelischen Ayahuasca-Trank erhält, sieht man, wie nachhaltig diese einfachen Menschen mit Trost und Mitgefühl seine Transformation beeinflusst haben. Die harmonische Atmosphäre war vermutlich genauso wichtig wie die täglichen Vorbereitungsrituale. Ich denke, es war diese Kombination aus Ayahuasca, Ritualen und der Wärme und Stabilität des unterstützenden Systems in dem Dorf, in dem er sich heimisch fühlte, die dazu beitrug, die Bürde seiner Depressionen zu erleichtern. Diese Depressionen waren eine Folge des tief verwurzelten Kummers, der sich aus der Leere, Kälte und emotionslosen Umgebung seiner Kindheit herleitete. Als er diese Last endlich ablegen konnte, war er in der Lage, einen Weg zu finden, der ihn in seinem Leben voranbrachte.

Der Einsatz psychedelischer Substanzen im Heilungsprozess ist vielversprechend, aber auch mit potenziellen Gefahren verbunden, die man vollumfänglich und offen in den Blick nehmen sollte. Solche kritischen Überprüfungen können sich als schwierig erweisen, da diese Substanzen oft mit messianischem Eifer und naiver Begeisterung als eine Art Allheilmittel betrachtet werden. Verglichen mit meiner unbekümmerten Einstellung und Laissez-faire-Haltung in den 1960er- und 1970er-Jahren hinsichtlich der therapeutischen Verwendung solcher Substanzen, habe ich heute eine Sichtweise, die wohldurchdachter, maßvoller und vielleicht, peinlicherweise, eher konservativ ist. Ich habe die Wolken inzwischen ebenfalls von beiden Seiten betrachtet, wie es in dem faszinierenden Song *Both Sides Now* von Joni Mitchell, der zuerst von Judy Collins aufgenommen wurde, heißt. Ich rate heute jeder und jedem, psychedelische Substanzen niemals ohne gründliche Vorbereitung zu nehmen, und dann auch nur mit einer erfahrenen, kompetenten Wegbegleitung auf dieser Reise und entsprechender Nachbereitung.

Auf der Suche nach einer ausgewogeneren Perspektive lohnt es sich, die Erfahrung des jungen Mannes mit dem Schamanen und der Dorfbevölkerung genauer unter die Lupe zu nehmen, um zu sehen, ob und auf welche Weise sie als Rahmen für einen realen therapeutischen Einsatz hochwirksamer psychoaktiver Substanzen dienen könnte. Wir könnten zuerst einen Blick auf die Zielsetzung und Vorbereitung des jungen Mannes werfen, der sich auf die Suche nach Heilung und einem echten Schamanen begab, oder, mit anderen Worten, nach einem Menschen, der die Vorteile und Risiken einer bestimmten psychedelischen Substanz, den richtigen Zeitpunkt für die Anwendung, die richtige Dosierung und eine entsprechende Nachbereitung kannte. Wie bei Pepe, dem »letzten Schamanen«, ist es unabdingbar, dass die Integrität der (therapeutischen) Begleitpersonen durch vertrauenswürdige Referenzquellen bestätigt und durch eine aufrichtige und klare Kommunikation zwischen Klient und Therapeut untermauert wurde. Erst dann sollten Katalysatoren zum Einsatz kommen mit einer kompetenten Anleitung, in einer geschützten Umgebung und, am allerwichtigsten, einer gründlichen Nachbereitung. Um diese Erfahrung zu integrieren und die damit verbundenen Empfindungen im Körpergedächtnis zu verankern, ist Achtsamkeit unerlässlich.

Abgesehen von der Erleichterung der Arbeit mit spezifischen Traumata, können psychedelische Substanzen auch nützlich sein, wenn Menschen, wie der junge Mann aus dem Film, unter einer endogenen Depression als Folge mangelnder emotionaler Wärme, Unterstützung und Reflexion leiden. Das liegt zum Teil daran, dass sie zur Öffnung für die »transzendente Funktion« beitragen – ein Begriff, der von C. G. Jung geprägt wurde, um die spirituelle Individuation zu beschreiben, in deren Verlauf die im kollektiven Unbewussten angelegten Archetypen, die dynamischen Grundstrukturen menschlicher Vorstellungs- und Handlungsmuster, in das einzigartige, individuelle Selbst integriert werden. Zwar können wir nichts an der Tatsache ändern, dass wir von unseren Eltern und Bezugspersonen keine Wärme und Zuneigung erhalten haben, aber wir können dennoch offen für transzendente Erfahrungen sein. Für mich war diese fürsorgliche Präsenz im archetypischen Bild der Schwarzen Madonna verkörpert. Ein ähnlicher transformativer Zustand lässt sich auch durch eine Reihe von Substanzen herbeiführen, die Einfluss auf die menschliche Psyche haben, insbesondere eine chemische Verbindung namens 5-MeO-DMT. Ein Vorteil dieses psychedelischen Halluzinogens ist die relativ kurze Wirkdauer, die in der intensivsten Periode ungefähr dreißig bis fünfundvierzig Minuten beträgt. Danach brauchen die Patientinnen und Patienten zusätzlich zwei oder drei Stunden, um in den normalen mentalen Zustand zurückzukehren und sich das, was in der Integrationsphase aufgetaucht ist, bewusst zu machen. Da solche Substanzen hochgradig wirksam sind und die Person in eine völlig andere Dimension oder Realität versetzen, erfordern sie umfangreiche Vor- und Nachbereitungen durch Therapeutinnen und Therapeuten, die nicht nur mit der Anwendung einer bestimmten psychotropen Substanz vertraut sind, sondern auch wissen, wie die Erfahrung auf der Körperebene integriert wird. Ein Sprichwort aus Papua-Neuguinea besagt: Wissen ist nutzlos, wenn es nicht im Körper lebt. Das gilt auch für Erkenntnisse, die durch »Erfahrungswissen« gewonnen werden (in der Neuropsychologie *Gnosis* genannt), zum Beispiel durch Psychedelika und ihre Verankerung im Körper, im Hier und Jetzt.

Um noch einmal zusammenzufassen: Erstens gilt es, nach kompetenten Wegbegleitern Ausschau zu halten. Zweitens ist es ratsam, sich auf eine solche Reise gewissenhaft vorzubereiten. In dem Dokumentarfilm musste der junge Mann über einen festgelegten Zeitraum bestimmte Vorbereitungsrituale absolvieren. Eine dritte Vorbedingung ist ein unterstützendes Umfeld wie in dem Dorf mit den warmherzigen Familien. Und das vierte unerlässliche Element besteht darin, im Anschluss eine Ruhezeit einzuplanen, um das Geschehen noch einmal Revue passieren zu lassen, zu verarbeiten und die Erfahrung zu integrieren, bevor die Rückkehr in den Alltag erfolgt.

Wichtig ist außerdem, sich fortlaufende Unterstützung während der Anpassung an die Gegebenheiten und Erkenntnisse zu sichern, die nach dem Gebrauch der psychedelischen Substanz entstanden sind. Das kann den kontinuierlichen Kontakt zu dem Therapeuten, der Therapeutin oder einem spirituellen Guide einbeziehen, aber auch Meditation oder andere, körperbasierte Wege zu mehr Achtsamkeit, damit wir im Lauf der Zeit Zugriff auf die Elemente der stimulierenden Erfahrung erhalten. Wichtig ist, verschiedene Körperempfindungen, Gefühle, Vorstellungsbilder und Erinnerungen wachzurufen, sich darauf einzulassen und diese unterschiedlichen veränderten Bewusstseinszustände (Altered States of Consciousness, ASC) zu integrieren. Ich denke, dass es generell für jede psychedelische Sitzung mindestens zehn bis fünfzehn nachfassende Therapiesitzungen ohne psychedelische Substanzen geben sollte, einschließlich Sitzungen, die der Vorbereitung auf den Substanzeinsatz und der Nachbereitung oder Integration der Erfahrung dienen.

Als Vorbereitung würde ich eine zwei- oder dreistündige Sitzung ohne Substanzgebrauch vorschlagen, mit Augenmaske, Kopfhörern und entspannender Musik. Die Aufgabe der Therapeutin oder des Therapeuten besteht darin, die Erinnerungen, Gefühle oder Körperempfindungen, die auftauchen, genau zu beobachten und damit zu arbeiten. Das ist im Wesentlichen eine »sensorische Vorkonditionierung«, eine Art Vorgeschmack auf die spätere substanzbasierte Sitzung über mehrere Stunden. Dadurch wird die Person mit dem potenziellen Ablauf der Sitzung vertraut gemacht, kann sich vorstellen, was dabei auftauchen könnte, und ist besser in der Lage, zu beurteilen, ob sie sich wohl und sicher genug fühlt, die nachfolgende Sitzung mit dem Katalysator zu bewältigen. Ungefähr eine Woche nach der substanzbasierten Sitzung sollte eine mehrstündige Nachbereitungssitzung erfolgen, auch hier wieder mit Augenmaske und Kopfhörern, von Therapeut oder Therapeutin so lange wie nötig begleitet.

Eine der möglicherweise signifikanten Nachteile dieser hochwirksamen Substanzen ist die Gefahr einer Einnahme ohne kompetente Anleitung. Ich hatte eindeutig Glück, dass mein LSD-Trip so gut verlief, der zu einer Heilung aus tiefstem Herzen führte statt zu einer schweren Retraumatisierung. Das war jedoch reiner Zufall, was für das Argument spricht, kein Risiko einzugehen und solche Reisen niemals außerhalb eines kontrollierten therapeutischen Raumes zu unternehmen. Manchmal kann die Versuchung, psychoaktive Substanzen einzunehmen, sehr groß sein, vor allem dann, wenn Depressionen, Ängste oder traumatische Erinnerungen und Empfindungen immer wieder auftauchen. Da einige dieser Substanzen »auf der Straße« oder sogar im Internet erhältlich sind, sollte man Klientinnen und Klienten nahelegen, Beratung und Unterstützung in Anspruch zu nehmen, wenn sie mit ernsthaften Problemen zu kämpfen haben, und ihnen die Möglichkeit zum therapeutischen Gespräch darüber bieten, damit die unüberlegte Suche nach Erleichterung nicht in einer Katastrophe endet – was bei mir ohne die starke Unterstützung von Ellie möglicherweise geschehen wäre.[22]

An dieser Stelle möchte ich noch einmal die Verdienste der vielen Pionierinnen und Pioniere im Bereich der psychedelischen Therapie hervorheben. Seit Hunderten von Jahren haben schamanische Kulturen in aller Welt verschiedene Pflanzen und andere natürliche Substanzen eingesetzt, um beispielsweise das zu behandeln, was man in Südamerika als *Susto* bezeichnet, als Schreck- oder Schockstarre, ein plötzlich auftretendes Gefühl der lähmenden Angst oder des Grauens – mit anderen Worten: ein Trauma!

Der Großvater der synthetisch hergestellten psychedelischen Wirkstoffe war der Schweizer Chemiker Albert Hofmann, der während seiner Arbeit im Labor des Pharmakonzerns Sandoz in Basel »zufällig« LSD-25 entdeckte. Er sprach danach mit Humphry Osmond, der in den 1950er-Jahren im Weyburn Mental Hospital im Hinterland der kanadischen Provinz Saskatschewan arbeitete, über die Wirkung dieser Substanz. Osmond erkannte, dass Menschen, die seit Jahren in psychiatrischen Kliniken dahindämmerten, ihr Leben dank LSD zurückgewinnen konnten. Nebenbei bemerkt war es Osmond, der den Begriff »Psychedelika« prägte.

Mitte der 1950er-Jahre begann der Psychiater Stanislav Grof, der aus der Tschechoslowakei stammte und im Spring Grove Hospital in Cantonsville, Maryland, tätig war, mit seinem bahnbrechenden LSD-Forschungsprojekt. Grof führte umfassende Studien zur psychedelischen Therapie durch. Er verfolgte den Behandlungsverlauf anhand der bemerkenswerten Zeichnungen und Bilder, die seine Patientinnen und Patienten auf sein Geheiß schufen. Ich lernte ihn persönlich kennen, als wir beide zur gleichen Zeit Workshops am Esalen Institute in Big Sur, Kalifornien, abhielten, und sprach mit ihm über sein Leben als Forscher. Er erzählte mir, dass er im kommunistischen Regime der Tschechoslowakei zwar intellektuellen und beruflichen Freiraum, aber wenig persönliche Freiheit gehabt hatte. Nach seiner Emigration in die USA hatte er mehr persönliche Freiheit, aber bedauerlicherweise weniger beruflichen Freiraum; viele seiner Forschungsprojekte wurden gestrichen und lagen viele Jahrzehnte auf Eis.

Es ist bemerkenswert, dass heute zahlreiche positive Veränderungen in diesem Forschungsbereich stattgefunden haben und psychedelische Substanzen verantwortungsbewusst und wirksam eingesetzt werden.

5

DIE WUNDEN DES VERRATS

»Ich verstehe den Schmerz. Der Schmerz hat mich mein ganzes Leben lang begleitet. Aber Schmerz ist nichts im Vergleich zum Verrat. Und Verrat ist nichts im Vergleich zu dem Wissen, dass der Speer, der in deinen Rücken gerammt wurde, von der einzigen Person in deinem Leben stammt, der du wirklich vertraut hast.«

Brad Meltzer, *The Book of Lies*[23]

Als ich ungefähr acht Jahre alt war, nahm mich mein Onkel Jack (der jüngere Bruder meiner Mutter und eine wichtige Bezugsperson in meinem Leben) in einen Elektrofachmarkt mit, der einem Cousin gehörte. Als wir durch die engen Gänge des Depots gingen, fiel mein Blick auf einen Behälter mit elektrischen Türklingeln und Drucktastenschaltern. Ich erfand eine Ausrede, um allein in den Gang zurückzukehren; dort holte ich tief Luft, schnappte mir eine Klingel und einen Schalter aus dem Regal und stopfte sie in meine Hosentaschen, die sich dabei ordentlich ausbeulten. Mir schlug das Herz bis zum Hals. Vor lauter Angst, erwischt zu werden, war ich innerlich wie erstarrt, bis wir die Wohnung meiner Familie in der Bronx erreichten. Dort angekommen, lief ich in den Keller, wo ich einen großen Pappkarton in Besitz genommen hatte, in dem sich vorher ein brandneues Fernsehgerät aus den 1940er-Jahren befunden hatte.

Ich lief mit dem leeren Karton auf dem Arm in unsere Wohnung zurück. Mit einer Schere, die ich mir in der Küche besorgte, schnitt ich eine Tür und ein kleines Fenster in den Karton. Dann befestigte ich den Schalter und die Klingel an der Tür meines geheimen Clubhauses. Nachdem ich die Klingel an die Steckdose angeschlossen hatte, freute ich mich unbändig über den lauten kratzenden Ton. Noch größer war meine Freude angesichts der Vorstellung, dass alle, die zu mir wollten, klingeln und um Einlass bitten mussten, um mein Geheimversteck, meinen sicheren Hafen, mein Refugium betreten zu dürfen. Damit hatte ich die Möglichkeit geschaffen, eine zuverlässige und schützende »akustische Grenze« zu setzen. Ich hatte, nebenbei bemerkt, großes Glück, einem tödlichen Stromschlag zu entgehen, denn die Klingel war, wie ich später feststellte, auf einen 24-Volt-Transformator und nicht auf eine Steckdose mit 120 Volt ausgelegt.

Meine Eltern waren auf den lauten Klingelton aufmerksam geworden und hatten sich ausgerechnet, woher er kam. Und wahrscheinlich errieten sie ebenso schnell, dass ich die Bauteile aus der Lagerhalle herausgeschmuggelt hatte. Gemeinsam drangen sie in mein Zimmer ein, packten mich an den Armen und zerrten mich aus meinem vermeintlich sicheren Hafen. Nachdem sie mich durch den Flur ins Wohnzimmer geschleift hatten, überzogen sie mich mit einem Sperrfeuer von Fragen und Anschuldigungen, auf die ich mit beharrlichem Leugnen reagierte. Dann verpassten sie mir eine Ohrfeige nach der anderen, sie wechselten sich dabei ab. Sie setzten ihre Verhörmethoden nach Stasi-Manier fort, vermutlich nur mehrere Minuten, aber sie kamen mir wie eine Ewigkeit vor. Schließlich brach ich schluchzend zusammen und gestand. Meine Willenskraft war gebrochen. Am Boden zerstört schlich ich in mein Bett, wo ich leise vor mich hin weinte und schließlich in einen unruhigen Schlaf fiel. Als ich aufwachte, war die Welt eine andere geworden.

Ich kenne viele Leute, sowohl im privaten als auch im beruflichen Bereich, die eine von Gewalt, Misshandlung oder Missbrauch und Vernachlässigung geprägte Kindheit durchstehen mussten. Im Vergleich dazu empfinde ich die Bürde der eigenen Gewalterfahrungen, die ich mit mir herumtrug, als unerheblich. Nachdem ich fast ein halbes Jahrhundert lang mit traumatisierten Menschen gearbeitet habe, bin ich jedoch zu der Überzeugung gelangt, dass man Traumata nicht miteinander vergleichen sollte. Wenn ich daraus etwas gelernt habe, dann das: Ein Trauma ist ein Trauma, ungeachtet des Auslösers! Fortwährende Gewalt und Misshandlung oder Missbrauch während der Kindheit können zu emotionaler Einengung, Dissoziation und physischen Schmerzen führen, aber wenn primäre Bezugspersonen daran beteiligt sind, auf deren Fürsorge, Liebe und Schutz wir vertraut haben, hinterlässt dieser Verrat zusätzliche seelische Verletzungen. Nach einem solchen Verrat gerät die Welt aus den Fugen, und nichts scheint mehr einen Sinn zu ergeben.

Vor dem Verrat, als ich ungefähr sieben Jahre alt war, hatte ich mir allein einen Detektorempfänger gebastelt, mit dem man Hörfunksendungen empfangen konnte. Das heißt, nicht ganz in eigener Regie – ich hatte tatkräftige Unterstützung von meiner Mutter. Wir hatten eine Versandrolle mit Draht umwickelt, irgendwo ein Stück Germaniumkristall gefunden und mit einer zurechtgebogenen Sicherheitsnadel Katzenschnurrhaare an der Konstruktion befestigt. Ein Freund meines Großvaters hatte mir Kopfhörer aus der Zeit des Zweiten Weltkriegs geschenkt, die ich für mein Rundfunkgerät Marke Eigenbau gut gebrauchen konnte. Und zum Schluss hatten wir einen Draht gespannt, der durch eines der Fenster unserer Wohnung ins Freie führte und als Antenne diente. Als der Antennendraht aus dem Fenster hing, richteten wir mit angehaltenem Atem die Spule aus, und, siehe da, wir konnten tatsächlich, kaum hörbar und nur am späten Abend, den Rundfunksender CBS empfangen. Von dem Augenblick an war ich ein für alle Mal besessen von Elektrizität und elektrischen Geräten. Es war der Auftakt zum Aufkeimen meiner Berufung zu Wissenschaft und Elektronik.

Trotz der Assoziation von Elektronik und emotionalem Schmerz war diese Berufung eine Gabe, die meine Mutter mir großmütig zugestand. Einige Jahre später, als ich dreizehn war, hatte diese Begeisterung zur Folge, dass ich HAM-Amateurfunker wurde. Ich fand es spannend, auf Kurzwelle Morsecodes zu senden und zu empfangen. Auf diese Weise konnte ich, in Form von Punkten und Strichen, mit HAM-Funkern aus allen Ländern der Erde kommunizieren. Diese Kontakte boten mir Zugang zu einer fantastischen neuen Welt. Einmal, nach zahlreichen Übungsstunden, war ich imstande, mehr als fünfzig Wörter pro Minute im Morsecode zu senden und zu empfangen. Damit erfüllte ich eine der Voraussetzungen, um die Elektronik- und Kurzwellenprüfung abzulegen, und ich begann, die rechtlichen Vorschriften für den Funkverkehr zu büffeln. Als ich vierzehn wurde, hatte ich das zulässige Alter erreicht, meldete mich zur Prüfung an und erhielt meine Amateurfunklizenz. Von nun an durfte ich sowohl per Stimme als auch per Morsecode kommunizieren. Das mag heute wie aus der Zeit gefallen erscheinen, aber vergessen Sie nicht: Mobiltelefone und Internet sollten erst ein halbes Jahrhundert später erfunden werden!

Mit dem Bügeleisen als Lötkolben und einer Spitzzange in der Hand baute ich einen Kurzwellenempfänger und Transmitter aus Elektronikbausätzen der Heath Company zusammen, ein Unternehmen, das damals in Benton Harbor, Michigan, ansässig und für junge HAM-Fans mit begrenztem Budget die erste Adresse war. Diese Bausätze forderten meine ungeteilte Aufmerksamkeit, stellten meine technischen Kompetenzen auf eine harte Probe und brachten mich an meine Grenzen. Wenn ich heute auf die Vorfreude und Leidenschaft zurückblicke, die ich in diese Projekte einbrachte, wird mir etwas deutlich: Meine Bemühungen, als Siebenjähriger mithilfe meiner Mutter ein Detektorradio zu bauen, hatten mich sicherlich motiviert, als Vierzehnjähriger eine derart komplexe Aufgabe in Angriff zu nehmen. Sie stellte darüber hinaus eine Möglichkeit dar, mich von der Vergewaltigung und der fortlaufenden Bedrohung durch die Mafia, der potenziellen Inhaftierung meines Vaters und dem Verrat meiner Eltern abzulenken.

Mein HAM-Amateurfunkrufzeichen war K2VTL. Wenn ich mich über Funk meldete, identifizierte ich mich mit diesem Rufzeichen: »King 2 Victor Thomas Love«. Später wurde ich einfallsreicher und benutzte phonetische Abwandlungen: »Hier ist K2 Very Tough Luck« oder »Hier ist K2VTL, Kiss Two Very Tender Lips«. Rückblickend war das auch die Zeit meines schwierigen sexuellen Erwachens – doch darüber später mehr.

An vielen Abenden blieb ich lange auf und hockte vor meinem HAM-Funkgerät. Ich setzte die Kopfhörer auf, schaltete das Mikrofon ein, das jedoch nicht fachgerecht geerdet war, sodass ich hin und wieder einen kleinen Stromschlag erhielt. Wie auch immer, es konnte losgehen, ich war bereit! Bei diesen Abenteuern am späten Abend konnte ich von dem sogenannten ionosphärischen Bounce profitieren, bei dem Kurzwellen reflektiert und vor allem in der Nacht Verbindungen über weite Strecken ermöglicht werden. Auf diese Weise lernte ich, ausländische Akzente zu unterscheiden, und erfuhr ein wenig mehr über das Leben meiner unbekannten Gesprächspartner und Gesprächspartnerinnen. Heute freue ich mich bei meinen Somatic-Experiencing-Trainings, die weltweit in vielen Ländern stattfinden, über die vielfältigen Akzente meiner Teilnehmenden und begrüße die damit verbundenen kulturellen Unterschiede. Ich habe ein paar Wörter und gelegentlich sogar ein paar Sätze in mehreren Fremdsprachen gelernt.

Und meine Lehrtätigkeit stellt für mich eine weitere Möglichkeit dar, mit der ganzen Welt zu kommunizieren.

Um auf das gewalttätige Verhör und den Verrat meiner Eltern zurückzukommen – diese Erfahrung führte dazu, dass ich innerlich versteinerte. Ich war überzeugt, dass ich Strafe verdient hatte, dass ich tief in meinem Herzen böse und kriminell war. Später, noch als Erwachsener, lebte ich in der ständigen Angst, als arglistiger Betrüger und Hochstapler entlarvt zu werden. Es schien, als wäre ich dazu verdammt, diese Schande bis in alle Ewigkeit mit mir herumzutragen. Sie verfolgte mich einen Großteil meines Lebens, und es bedurfte jahrelanger innerer Arbeit, um die Bürde dieser Selbstwahrnehmung abzulegen. Bis dahin beeinträchtigte sie mich und untergrub meine Fähigkeit, erfolgreich zu sein und in meinem Leben das zu erreichen, wonach ich mich sehnte.

Nach eingehenden Überlegungen und der Entwicklung von mehr Selbstempathie begriff ich, dass es ausreichend gewesen wäre, wenn meine Eltern gesagt hätten: »Peter, es ist für ein Kind in deinem Alter erstaunlich, dass du es geschafft hast, die Klingel anzubringen, mit der Steckdose zu verbinden und sie zum Laufen zu bringen. Aber es ist nicht in Ordnung, sie einfach mitzunehmen, ohne zu fragen. Wir gehen gemeinsam zurück, dort kannst du dich entschuldigen und die Klingel bezahlen. Und wenn du uns gefragt hättest, Peter, hätten wir sie dir gern gekauft! Wenn du dir etwas wünschst, musst du darum bitten.« Das würde mein erwachsenes Selbst zu einem fehlgeleiteten Kind sagen. Und genau das waren die Worte, die während einer »Therapiesitzung« mit dem imaginären Albert Einstein auftauchten. Er sprach mit meinen Eltern, in einem entschiedenen, aber einfühlsamen Ton und richtete diese unterstützenden, heilenden Worte an mich – ein weiteres Zeichen dafür, das er mein spiritueller Wegbegleiter und Beschützer war.

Mit Anfang vierzig erkundigte ich mich während eines Besuchs bei meinen Eltern, ob sie sich an diese gewalttätige Begebenheit erinnerten. »Nein«, erwiderte mein Vater mit Nachdruck. »Das bildest du dir ein, das ist nie passiert.« Doch noch während er sprach, wurden die Augen meiner Mutter tieftraurig, und sie unterbrach ihn: »Doch, Morris, es ist sehr wohl passiert. Wir machten uns Sorgen. Wir hätten uns niemals so verhalten dürfen. Es war falsch, es war schmerzhaft – wir haben ihn verletzt. Wir waren im Unrecht.« Obwohl seit jenem Furcht einflößenden Tag etliche Jahrzehnte vergangen waren, war es irgendwie eine Erleichterung, zu hören, dass meine Mutter diesen Vorfall, wenn auch verspätet, zur Kenntnis nahm und die Misshandlung eingestand. Emotionale Heilung, wie ich sie heute verstehe, ist so unabdingbar!

So schmerzhaft diese Verletzung auch war, ich erfuhr später, dass es sich um den zweiten Verrat in meiner Kindheit handelte, der seine Spuren hinterließ. Die erste seelische Verletzung erwies sich als noch tiefer und folgenreicher. Sie fand statt, als ich knapp sechs Monate alt war. Sie wurde zu meiner Kernverletzung und zum primären Verrat. Es war eine Verlusterfahrung, die meine psychische Widerstandskraft, meine Resilienz, untergrub und ein brüchiges Fundament hinterließ, auf dem ich mein Leben aufbauen musste. Spätere Vertrauensbrüche und seelische Verletzungen trugen dazu bei, die unterschwellige Zerbrechlichkeit und das Angstbesetzte in der Bindung an meine Eltern noch zu verstärken.

Dieses traumatische Ereignis trug sich 1942 zu, als sich Amerika anschickte, in den Zweiten Weltkrieg einzutreten. Meine Eltern machten sich Sorgen, dass mein Vater eingezogen und nach Europa an die Front geschickt werden könnte. Angesichts der ungewissen und unheilvollen Aussichten trafen sie in aller Eile die Entscheidung, noch einmal drei Wochen gemeinsam Urlaub zu machen. Ohne Vorwarnung luden sie mich bei meinen Großeltern mütterlicherseits ab, die zwar nett, aber nahezu Fremde für mich waren. Es gibt keine Worte, um die zutiefst verstörende Auswirkung der Trennung in diesem frühen Kindesalter und das Gefühl der Verlassenheit zu beschreiben.

In einem psychologischen Experiment zur Erforschung der Entwicklung im Kindesalter wurde ein kleiner Junge, noch im Babyalter, von seiner Mutter in einen ihm fremden Raum gebracht und dort mit einer unbekannten Forscherin allein gelassen. Zunächst war er untröstlich und weinte, danach erlitt er einen Wutanfall und brüllte wie am Spieß. Er ließ sich nicht beruhigen, obwohl sich die Forscherin liebevoll um ihn kümmerte und ihn zu trösten versuchte. Kurze Zeit danach schien sich der Kleine innerlich abzuschotten, schien in eine Haltung der Hilflosigkeit und Resignation zu verfallen. In diesem Zustand verharrte er, stumm und wie erstarrt, war nicht mehr ansprechbar und spielte nur noch allein mit einigen Bauklötzen. Als die Mutter ein paar Minuten später den Raum betrat, nahm er keinerlei Notiz von ihr, als würde er sie nicht mehr kennen. Er starrte ausdruckslos ins Leere. Er reagierte kaum auf das Wiedersehen, nicht einmal dann, als sie ihn vom Boden aufhob und auf den Arm nahm.

Als ich mir das Video zum ersten Mal ansah, war ich entsetzt. Mir wurde bewusst, dass diese Verlusterfahrung verheerende Auswirkungen auf den kleinen Jungen gehabt hatte. Die Trennung von der Mutter dauerte nur wenige Minuten, aber sie müssen ihm wie eine Ewigkeit vorgekommen sein. Ich nehme an, dass meine Betroffenheit auch eine unbewusste Reaktion auf die drei Wochen war, in denen meine Eltern mich unverhofft allein gelassen hatten. Besonders besorgniserregend war für mich der nachhaltige Effekt, den die Trennung auf den kleinen Jungen – und auf mich – gehabt hatte! Wenige Jahre später wurde er, inzwischen im Kleinkindalter, noch einmal in denselben Raum gebracht. Obwohl er sich dieses Mal auf dem Arm seiner Mutter und in Sicherheit befand, ließ er Anzeichen von akutem Stress und Beunruhigung erkennen. Die Auswirkungen der Trennung, die kaum mehr als ein paar Minuten betragen hatte, waren ohne jeden Zweifel langwierig und möglicherweise erheblich.

Welche Folgewirkungen mochte dann eine dreiwöchige Trennung auf ein kleines Kind haben – ein Kind, das von Anfang an nicht sicher gebunden war? Die Antwort: starke Verlustängste, verbunden mit tiefster, absoluter Hilflosigkeit und dem Gefühl einer drohenden Vernichtung. Dieses Bild der Trennung, das sich in mir festsetzte, gleicht nicht einmal entfernt einer bewussten Erinnerung. Es war vielmehr das Gefühl der Verlassenheit in den Tiefen meiner Psyche, eine akute Krisensituation, die sich in meinem »Körpergedächtnis« abgespeichert hatte. Es sollte viel Arbeit und eine gelegentliche Synchronizität der Ereignisse erfordern, um es aufzuspüren und bewusst zu machen. Wie schwierig diese Aufgabe sein kann, veranschaulicht das folgende Beispiel.

Während eines Besuchs bei meinen Eltern vor ungefähr dreißig Jahren legte meine Mutter unangekündigt den Arm um meine Schultern. Ich versteifte mich instinktiv und forderte sie auf, den Arm wegzunehmen. Kurz danach bat ich eine meiner Praktikantinnen, mir dabei zu helfen, diese Angst in Zusammenhang mit meiner Mutter anzugehen, die sich vermutlich auch in einigen meiner zerbrochenen Beziehungen manifestiert hatte. Die Angst macht sich auf der Körperebene als Krampf in meinen Eingeweiden und als ein Gefühl bemerkbar, als läge mir ein schwerer Stein im Magen. Ich spürte, wie Panik und das nackte Grauen in mir aufstiegen, ich rang nach Luft, fürchtete zu ersticken. Dank der behutsamen Anleitung meiner Praktikantin gelang es mir, wieder ruhig und gleichmäßig zu atmen – und dann merkte ich, dass meine Arme plötzlich steif wurden. Bei genauerer Erkundung stellte ich fest, dass sie völlig verspannt waren, wenn ich sie ausstreckte, als versuchten sie, Unheil von mir abzuwehren. Ich hatte das Gefühl einer drohenden Vernichtung. Mir fehlen die Worte, um dieses Schreckensszenario, dieses Grauen, zu beschreiben.

Ich konnte diese abgrundtiefe Angst und das Versteifen meiner Arme damals nicht zuordnen. Ich befürchtete, innerlich zerrissen zu werden, wenn ich die Anspannung losließ. Der nächste Schritt war, noch einmal mit meiner Mutter zu sprechen, und es gelang mir, ihr mein Herz zu öffnen. Sie schien den Tränen nahe, als sie mir erzählte, dass ich nach besagter dreiwöchiger Trennung jedes Mal, wenn wir meine Großeltern mütterlicherseits besuchten, die Arme abwehrend ausstreckte und mich weigerte, ihre Wohnung zu betreten. Ich klammerte mich mit beiden Händen am Rahmen der Eingangstür fest, während ich in großer Panik schrie. Meine Mutter und ich wussten, was dieses Verhalten zu bedeuten hatte – und es muss ungeheuer schwierig für sie gewesen sein, mitzuerleben, wie katastrophal und nachhaltig die Wunden des Verlassenwerdens für mich waren. Vermutlich litt sie unter schwerwiegenden Schuldgefühlen, weil sie für diese Tortur und ihre Folgewirkungen verantwortlich war. (Später nutzte ich eine Reihe psychedelischer Substanzen, um mich von diesem »eingefrorenen« Entsetzen und den Panikgefühlen zu lösen, so tief und lebensbedrohlich war die Verletzung.)

Um einen Sinn hinter einem so tiefgreifenden Verrat zu entdecken, können wir natürlich versuchen, dem Elternteil, der ihn begangen hat, zwei einander entgegengesetzte Persönlichkeitsanteile zuzuweisen: Der eine Teil ist fürsorglich, unterstützend und schützend, der andere bedrohlich. Dann aber sehen wir uns der quälenden Frage gegenüber, wie sich die beiden Anteile der seismischen Zersplitterung zusammenfügen lassen, ohne dass unsere eigene Persönlichkeit dabei zerbricht. Dieser Balanceakt ist bestenfalls eine Aufgabe, die uns entmutigt. In Wirklichkeit verfügen aber die meisten Eltern über eine Mischung aus guten und schlechten Eigenschaften. Um an dieser Herausforderung zu wachsen, müssen wir lernen, die beiden gegensätzlichen Pole in eine zusammenhängende Erzählung einzubetten und auf diese Weise den Sinn in unserer Reise durch das Leben zu finden. In meinem Fall könnte diese innere Zersplitterung zu der Neigung geführt haben, meine Beziehungen mental mit dem Etikett »ausnahmslos gut« oder »ausnahmslos schlecht« zu versehen. Keine tragfähige oder realistische Lösung, gelinde gesagt!

Als ich darüber nachsann, wie diese erste Trennung in der frühen Kindheit meine Beziehungen als Erwachsener untergraben haben könnte, wurde mir klar, warum ich oft unerklärlicherweise Panikgefühle verspürte, wenn meine jeweilige Freundin auf Distanz zu gehen schien. Bisweilen sabotierte ich eine Beziehung, indem ich mich abrupt entzog, bevor sie auf die Idee kam, mich zu verlassen. Oder ich hielt im Gegensatz dazu viel zu lange an einer Beziehung fest – vielleicht aufgrund meiner Angst vor dem Alleinsein. Manchmal hatte ich mit Unsicherheit zu kämpfen, warum ich eine Beziehung beenden wollte. Wollte ich mich vorsorglich davor schützen, verlassen zu werden, oder war es tatsächlich der richtige Zeitpunkt, meine Zelte abzubrechen? Und wie konnte ich den Unterschied erkennen? Bei dieser Frage erinnere ich mich an das bekannte Gelassenheitsgebet des Theologen, Philosophen und Politikwissenschaftlers Reinhold Niebuhr, in dem es heißt: »Gott, gib mir die Gelassenheit, Dinge hinzunehmen, die ich nicht ändern kann, den Mut, Dinge zu ändern, die ich ändern kann, und die Weisheit, das eine vom anderen zu unterscheiden.« Es sind dieser Mut und die Weisheit, die ich in mein Leben bringen möchte. Was Beziehungen gleich welcher Art betrifft, so hoffe ich zutiefst, dass wir viel über Liebe, Respekt, gesunde Grenzen und uneingeschränkte Freundlichkeit lernen, unabhängig davon, ob wir zusammenbleiben oder nicht.

Mit großer Dankbarkeit gegenüber meinen früheren Partnerinnen und dem Wunsch nach einer dauerhaften, gesunden Beziehung lerne ich nun jeden Tag aufs Neue, auf mein inneres Wohlbefinden zu achten. Diese Transformation wurde von einem Gefühl der Freude und der Fähigkeit begleitet, auch einmal spontan über mich selbst zu lachen. Ich habe eine innere Verwandlung erlebt, als ich das leise Bedürfnis in mir wahrnahm, kostbare Momente mit anderen zu teilen. Mit diesem Ziel im Hinterkopf erinnere ich mich an einen Song der Eagles, in dem es um inneren Frieden, Wachstum und ein starkes Fundament geht, das wir uns selbst schaffen, erreichbare Ziele, wenn man mit beiden Füßen fest auf der Erde steht: »And I got a peaceful, easy feelin. And I know you won't let me down. 'Cause Im already standin' on the ground.«[24] Obwohl es ein langer, mühsamer Weg war, habe ich heute das Gefühl, mit beiden Füßen meistens fest auf der Erde zu stehen und sicheren Schrittes auf einer fantastischen Reise zu mir selbst und anderen unterwegs zu sein. Durch diese zweifache Aufgabe lerne ich, das Potenzial meines lebendigen, fühlenden, wissenden Körpers besser auszuschöpfen. Wie in dem Eagles-Song verspüre ich keinen Anflug von Panik mehr bei dem Gedanken, enttäuscht oder im Stich gelassen zu werden, sondern habe ein Gefühl des inneren Friedens und der Leichtigkeit, weil ich heute gut geerdet bin.

6 POUNCER, DER DINGO-MISCHLING

»J'ai suivi une femme,
et j'ai trouvé un chien.«
(Ich bin einer Frau gefolgt
und habe einen Hund gefunden.)

1978, als ich Anfang dreißig war, hatte ich eine Lehrtätigkeit am Esalen Institute, einem gemeinnützigen und humanistisch ausgerichteten, interdisziplinären Zentrum mit Sitz in der spektakulären Naturlandschaft von Big Sur, Kalifornien. Ich betrat einen Raum, in dem gerade die Präsentation einer manuellen Therapie stattfand, die auf Physiotherapie, Osteopathie und einem Energieverständnis fernöstlicher Prägung beruht. Während Arthur Pauls, ein anglokanadischer Osteopath, die Methode erklärte, Ortho-Bionomy genannt, führte eine junge Frau die Techniken bei einem Mann vor, der auf einem Massagetisch lag. Sie verfügte eindeutig über die angeborenen Eigenschaften einer Heilerin und strahlte Anmut und Würde aus. Ihre hoheitsvolle Präsenz nahm mich gefangen, und ich war, ich gebe es ehrlich zu, auf Anhieb von ihr fasziniert.

Obwohl ich von Haus aus eher schüchtern und zurückhaltend bin, brachte ich den Mut auf, sie anzusprechen. Nachdem ich mich kurz und ziemlich unbeholfen vorgestellt hatte, war ich erleichtert, als wir ins Gespräch kamen, und hellauf begeistert, als sie mir ihre

Telefonnummer gab und sich bereit erklärte, mich in Berkeley zu besuchen. Erika hielt Wort. Von da an trafen wir uns gelegentlich, und es entstand eine lockere Beziehung. Doch der Zauber, den sie auf mich ausübte, währte nicht lange. Ich landete unsanft auf dem Boden der Tatsachen, als ich mit der kalten Realität konfrontiert wurde: Sie hatte einen Job, mit dem sie ihren Lebensunterhalt verdiente, der sie aber nicht wirklich erfüllte, und verkehrte in zwielichtigen Kreisen. Wie sich herausstellte, arbeitete sie als Ersatzteile-Kurierfahrerin für einen Motorradladen. Und sie hatte einen Freund, einen engagierten Drag-Race-Champion,[25] der ihre aufkeimenden Fähigkeiten als Heilerin gezielt sabotierte. Als wir uns besser kennenlernten, erfuhr ich, dass ihr Vater die Familie verlassen hatte, als sie noch klein war, und die alleinerziehende Mutter kämpfen musste, um Erika und ihren behinderten Bruder über die Runden zu bringen. Seither hatten sie nie mehr etwas von ihm gehört. Doch irgendwie gelang es uns, auch vor der Einführung des Internets, etwas über den Verbleib des Vaters herauszufinden, der nun in Phoenix, Arizona, lebte.

Abgesehen davon, dass ich ihr Geliebter und Freund wurde, war ich auch Zeuge ihres unausgeschöpften Potenzials als Heilerin und ermutigte sie, eine Ausbildung zur Physiotherapeutin zu beginnen. Ein Beruf, für den sie zweifellos prädestiniert war. Um ihren Traum zu verwirklichen, beschloss sie schließlich, ihren Job aufzugeben und nach Flagstaff, Arizona, zu ziehen, um dort an einem Physiotherapieprogramm der Northern Arizona University teilzunehmen. Dort schloss sie ihre Ausbildung mit *cum laude* ab.

Nach mehreren Monaten, in denen ich sie in unregelmäßigen Abständen besucht hatte, beschloss ich, ihr an ihren neuen Wohnort zu folgen. Ich packte meine Siebensachen zusammen, schloss meine Therapiepraxis in Berkeley und fuhr in Richtung Süden. Für eine Großstadtpflanze wie mich war es ein echtes Abenteuer, in eine Kleinstadt umzuziehen, die in den Bergen lag und ihren Namen den ersten Siedlern auf der Durchreise nach Westen verdankte. Was ich nicht ahnte, war, dass Erika nach ihrer Ankunft in Flagstaff einen ihrer Nachbarn näher kennengelernt hatte, der ihren Motorradfreunden aus dem Ghetto in Richmond glich, die sie hinter sich gelassen hatte. Sie fühlte sich zu ihm hingezogen, genau wie zu der Motorradfahrerclique in der Bay Area. Rückblickend glaube ich, dass sie mit der zeitgleichen Realisierung ihrer beiden angestrebten Ziele überfordert war: der Zulassung zur Physiotherapieausbildung und zu meinem Umzug nach Arizona, um in ihrer Nähe zu sein. Sie brauchte etwas, das ihr vertraut war, zumindest in einem Bereich ihres Lebens. Auch wenn sie nach Beendigung des Junior College erkannt zu haben schien, wie wichtig es war, eine richtige Ausbildung zu machen, ihrer Berufung zu folgen und ihre Träume zu verwirklichen.

Als ich Erika mit ihrem Nachbarn sah, war mir alles klar – die beiden waren ein Paar. Ich war völlig am Boden zerstört. Mit gebrochenem Herzen verschanzte ich mich in meinem Haus, das am Rande eines Waldes lag. Bei einem Spaziergang durch diesen Wald stieß ich eines Tages zufällig auf ein Tierheim der Coconino Humane Association. Ich betrat das Gebäude und ging an den Käfigen entlang. Ein Hund fiel mir besonders auf, eine seltene Mischung aus Dingo und Australian Shepherd, wie ich später erfuhr. Interessanterweise ist der Dingo in der Überlieferung der australischen Aborigines ein heiliges Tier, ein Mittler zwischen der physischen und der spirituellen Welt. Dieser vierbeinige »Avatar« wurde mein bester Freund, dem ich bedingungslos vertraute. Als sich unsere Blicke trafen, hatte ich das Gefühl, als wäre es unsere Bestimmung, zusammenzubleiben. Auch auf das Risiko hin, zu sehr nach New Age mit seinen esoterischen Strömungen zu klingen: Ich bin überzeugt, dass wir nicht nur in der empirischen, greifbaren Welt, sondern auch auf der metaphysischen Ebene miteinander kommunizierten.

Ich fragte den Mann, der im Tierheim arbeitete, ob ich den Hund auf meinem Spaziergang durch das dicht bewaldete Gebiet hinter dem Gebäude mitnehmen dürfe. Er stimmte zu. Es war unglaublich, aber der Welpe ging dicht neben mir her, berührte mich fast, als hätte ich ihm beigebracht, dem Befehl »bei Fuß« zu folgen, was natürlich nicht der Fall war. Jedes Mal, wenn ich anhielt, blieb auch er stehen. Jedes Mal, wenn ich mich hinsetzte, machte er neben mir »Platz«. Und ich beobachtete bei diesem Waldspaziergang noch eine weitere außergewöhnliche Eigenschaft: Er hüpfte enthusiastisch auf und ab, was mich an Delfine erinnerte, die oft hoch aus dem Wasser springen, um Luft zu holen, wenn sie die Meereswellen durchpflügen. Deshalb wurde er Pouncer genannt.

Von diesem Zeitpunkt an entstand eine enge Bindung zwischen uns, die mir half, Erikas Verrat, der Wunden bei mir hinterlassen hatte, zu überwinden und mein Leben neu auszurichten. Eine derartige Bindung war eine völlig neue Erfahrung für mich. Einfacher ausgedrückt: Ich erhielt von Pouncer, dem Dingo-Mischling und Bindeglied zwischen den Welten, eine Kindergartenlektion über Freude, Anhänglichkeit und Liebe.

Es gibt mehrere Geschichten, die für seine emotionale und kognitive Intelligenz sprechen. Pouncer hatte eine auffällige Angewohnheit, die strenge Anordnungen meinerseits erforderte. Er durfte die Wildkaninchen jagen, aber seine Neigung, Rehe in die Berghügel hinter meinem Haus zu scheuchen, machte nur Probleme. Sobald sich sein Körper versteifte, bereit für die Hetzjagd, befahl ich ihm streng (aber ruhig): »Nein, Pouncer!« Das war das erste und nahezu letzte Mal, dass ich ihm diese unabänderliche Grenze setzen musste. An die zweite Grenze hatte er sich am späten Abend zu halten. Da ich nicht mit ihm zusammen in einem

Raum schlafen wollte, hatte ich sein Hundebett im Wohnzimmer aufgestellt, das sich in unmittelbarer Nähe zu meinem Schlafzimmer befand. Diese Grenze hielt mich jedoch nicht davon ab, mich vorher zu ihm auf den Fußboden zu begeben, zu Kampf- und Tobespielen, innigen Umarmungen und beruhigenden Streicheleinheiten.

Ich weiß nicht, wie, aber er lernte, dass er mein Schlafzimmer morgens nicht betreten durfte, bevor ich wach war. Dann tippte er mit seinen Pfoten leise an die Tür, und ich ließ ihn herein. Angesichts der Aussicht, den Tag gemeinsam zu beginnen, stürmte er mit ungezügelter Begeisterung und Freude in den Raum. Wie es ihm gelang, den richtigen Zeitpunkt zu erwischen, war mir immer ein Rätsel. Doch das entsprach der Natur unserer rätselhaften, wortlosen Kommunikation.

Ein einziges Mal hielt er sich nicht an diese ungeschriebenen Regeln. Ich hörte, wie er mitten in der Nacht wie verrückt an meiner Schlafzimmertür kratzte. Verärgert öffnete ich und bedachte ihn mit einem strafenden Blick. Er ignorierte meine Reaktion, schoss an mir vorbei und kauerte sich in eine Ecke des Raumes. Erst da nahm ich den unverkennbaren Geruch eines Schwarzbären wahr. Ich wich umgehend in mein Schlafzimmer zurück, schloss die Tür und holte meinen Revolver Kaliber .45 hervor, nur für den Fall, dass der Bär mich angriff. Dann schlich ich auf leisen Sohlen den Gang entlang in Richtung Küche, wo Lärm und ein riesiges Tohuwabohu herrschten. Überall auf dem Fußboden waren Mehl und andere trockene Grundnahrungsmittel verstreut. Ich versuchte, die Bärin durch die »Hundetür« hinauszuscheuchen, die sie zertrümmert hatte, um ins Haus zu gelangen. Doch sie starrte mich nur an. Ich bekam einen Topf und eine Pfanne zu fassen, die ich gegeneinanderschlug. Keine Reaktion. Dann packte ich den größten Topf und die größte Pfanne, die sich in meiner

Reichweite befanden, und schlug sie mit voller Wucht gegeneinander. Zu meiner Überraschung brachen beide Griffe ab, sodass Topf und Pfanne in hohem Bogen durch die Luft flogen und laut scheppernd auf dem Fußboden direkt vor der Bärin landeten. Offenbar jagte ihr das Geräusch Angst ein, denn sie trat unverzüglich den Rückzug an und verschwand durch die zersplitterte Hundetür. Erleichtert schlich Pouncer aus seinem Versteck, und wir feierten überschwänglich unseren Sieg. Ich nagelte kurzerhand ein Brett vor die zertrümmerte Tür, und wir schliefen in dieser Nacht ausnahmsweise im selben Raum, bevor wir wieder zu unserer Gewohnheit zurückkehrten, in getrennten Zimmern zu nächtigen.

Eine weitere Episode mit Pouncer erfüllt mich noch heute mit großer Freude. Als ich im Westen von Nevada wohnte, fuhr ich im Winter häufig Ski, entweder alpin oder Langlauf. Beim Skilaufen im Gebirge musste Pouncer in meinem Geländewagen warten, und annähernd jede Stunde ließ ich ihn aus dem Auto und auf dem Parkplatz herumrennen. Beim Langlauf durfte er mich begleiten und machte vor lauter Übermut Luftsprünge im Schnee wie ein Delfin.

Am Ende einer Woche mit heftigen Schneefällen ging ich voller Vorfreude in den Keller meines Hauses, um meine alpinen Skistiefel zu holen. Als ich mit den Skiern zurückkehrte, lag Pouncer reglos da, wie in Habachtstellung, die Pfoten vor dem Kopf ausgestreckt. Plötzlich sprang er auf, rannte in den Keller und tauchte mit einem Langlaufskischuh in der Schnauze wieder auf. »Na gut, Pouncer, du hast gewonnen«, sagte ich und ging ein weiteres Mal in den Keller, um den zweiten Langlaufskischuh zu holen, zusammen mit meiner Nordic-Skiausrüstung. Dann fuhren wir los und verbrachten einen wunderbaren Tag beim Langlaufen. Pouncer machte Luftsprünge, dicht an meiner Seite, immer perfekt auf gleicher Höhe mit mir, in spielerischem Einklang mit sich selbst und der Welt. Unsere Freundschaft war von einem harmonischen Miteinander geprägt und für mich eine unsägliche Bereicherung. Er berührte mein Leben, und dieser Geist der Kameradschaft hat mich für immer verändert.

Als ich mir Videoaufnahmen von den Therapiesitzungen mit meinen Klientinnen und Klienten ansah, vor allem mit Kindern, stellte ich fest, dass Pouncer oft im Kreis um die Person herumging, bevor er sich still neben ihr niederließ. Einmal behandelte ich einen zwölfjährigen Jungen, dessen bester Freund, der neben ihm gewohnt hatte, eines späten Abends bei einem Einbruch ermordet worden war. Eric, wie ich ihn hier nennen möchte, hatte Schuldgefühle, die schwer auf ihm lasteten. Er war überzeugt davon, dass er hätte imstande sein müssen, seinen Freund zu retten. Obwohl dieser Gedanke irrational war, konnte er die Schuldgefühle nicht von der Trauer um seinen toten Freund trennen. Er litt unter massiven Schlafstörungen und lähmenden Selbstvorwürfen. Aufgrund seiner Angstzustände war er unfähig, weiterhin am Schulunterricht teilzunehmen. In einer unserer letzten Sitzungen baute ich aus einigen zusammengeklappten Futon-Matten eine Höhle. Eric kroch hinein, gefolgt von Pouncer und mir. Ich verfolgte mit angehaltenem Atem, wie Pouncer mit seiner Nase behutsam eine schmale Narbe an Erics Wange anstupste und sie leckte. Plötzlich brach Eric in Tränen aus, schluchzte herzzerreißend und ließ sich von mir und Pouncer halten und wiegen.

Eric erzählte mir von dem Albtraum, den er in der Mordnacht gehabt hatte. Er hatte im Traum gesehen, wie der Einbrecher in das Nachbarhaus eindrang und sich anschickte, seinen Freund zu töten. Vermutlich war das auf die Schuldgefühle zurückzuführen, wie sie viele Überlebende von Katastrophen entwickelten. Während wir darüber sprachen, stellte sich nämlich heraus, dass der Traum in Wirklichkeit erst zwei Nächte *nach* dem Mord aufgetreten war. Diese Entdeckung ermöglichte es dem Jungen, sich von den lähmenden Schuldgefühlen zu befreien und uneingeschränkt um den Verlust seines besten Freundes zu trauern. Wir erfuhren außerdem von seiner Mutter, dass die schmale Narbe auf seiner Wange, genau an der Stelle, die Pouncer »geküsst« hatte, von einem Biss stammte, den ihm ein Hund zugefügt hatte, als er vier Jahre alt war.

Pouncers elementares Mitgefühl hatte die Mauer der lähmenden Angst und Verwirrung durchbrochen. Einer Angststörung, die auf das Trauma eines vierjährigen Kindes infolge eines Hundeangriffs zurückzuführen war und nun, acht Jahre später, beim gewaltsamen Tod eines Freundes in der Erinnerung wieder aufgelebt war. Die Tränen der Erleichterung, die flossen, schienen einen Großteil des Kummers und der Schulängste wegzuwaschen. Eric konnte wieder, wie seine Mutter im Rahmen der Nachbereitung berichtete, problemlos ein- und durchschlafen. Und er engagierte sich wieder im Schulunterricht und suchte den Kontakt zu seinen Mitschülerinnen und Mitschülern.

Nach meiner Sitzung mit Eric kam ich auf die Idee, auch die psychotherapeutische Behandlung von anderen Kindern zu mir nach Hause, in die Apple Valley Road in Lyons, Colorado, zu verlegen. Dort packten wir belegte Brote und Snacks ein und begaben uns gemeinsam mit Pouncer auf eine Erkundungstour in die Berge hinter meinem Haus. Wenn die Kinder traumatisiert waren, unter Depressionen oder Angststörungen litten, pflegte Pouncer im Kreis um sie herumzuspringen, bis sie auftauten und mitmachten. Sie spielten mit ihm, begleitet von lautem Gelächter und ausgelassenem Gebell. Oft warfen sie Stöckchen, dann machte Pouncer einen Luftsprung und jagte dem wertvollen Objekt nach. Er apportierte es zur Begeisterung der Kinder. Es war eine Szene, die unwiderstehliche Lebensfreude und Lebensenergie ausstrahlte,

Balsam für die Seele eines stressbelasteten Kindes. Pouncer besaß einen sechsten Sinn, wie man das Herz eines Kindes gewinnt und es aus seiner Höhle herauslockt, in die es sich in seiner Einsamkeit und Verzweiflung zurückgezogen hatte.

Pouncer lehrte mich, meiner tief verwurzelten Intuition zu vertrauen. Er erteilte mir eine Lektion aus erster Hand, wie man spontan mit Respekt, Liebe, Freude und vor allem mit spielerischen Elementen Kontakt aufbaut. Er bot dieses Spiel als Medium für seine ungefilterte emotionale oder sensorische Intelligenz an. Meine Methode – mir den Kopf zu zerbrechen, wie sich ein Problem lösen ließe – war weit weniger effektiv als sein tierischer Instinkt, der genau erfasste, was in diesem Moment erforderlich war. Ich bin Pouncer unsäglich dankbar, der mich lehrte, meinem Bauchgefühl und meinem Herzen zu folgen.

7

SEXUELLES ERWACHEN, VERSPÄTET

Dieses Kapitel zu schreiben, war für mich die größte Herausforderung. Es enthält meine verborgensten und zutiefst verletzlichen Wahrheiten. Während ich sie noch einmal Revue passieren ließ, war ich bemüht, geduldig mit mir zu sein, und ich hoffe, dass Sie die gleiche Nachsicht mit sich selbst üben, wenn das Thema auch für Sie relevant ist.

Ich habe einmal eine Gruppe von Therapeutinnen und Therapeuten gefragt, ob sie in ihren Sitzungen das Thema sexueller Probleme gezielt ansprechen. Von ein paar Hundert Anwesenden hoben nur einer oder zwei die Hand. Dann erkundigte ich mich, wie viele Klientinnen und Klienten diese Probleme in die Therapie mitbringen. Eine kleine Anzahl meldete sich. Und schließlich wollte ich wissen, wie sie vorgehen würden, wenn das Thema aufkäme. Als Reaktion erhielt ich lediglich zwei Antworten. Die eine Lösung bestand darin, die Therapiesitzung in Richtung einer Diskussion über Bindungsprobleme zu lenken, und die andere lautete, den Betroffenen eine Sexualtherapie zu empfehlen. Das können natürlich gute Optionen sein, aber wir umgehen dabei häufig die Frage, die auf der Hand liegt: Wie empfinden die Klientinnen und Klienten ihren Körper und ihre Lebensumstände? Mit anderen Worten: Wie ist es um ihre Lebenskraft, ihre Lebensenergie und somit um ihre Sexualität bestellt? Bei Problemen im Zusammenhang mit Sex geht es gewöhnlich nicht nur um die Funktionsweise der Reproduktionsorgane oder um die Steigerung der sexuellen Reaktionszyklen. Stattdessen stellt sich die Frage, wie die Menschen ihre Zuneigung, ihre tiefen Gefühle, ihre Vitalität, Lust und Sinnlichkeit mit einem Partner oder einer Partnerin ihrer Wahl teilen. So betrachtet kann Sexualität ein Fest der Sinne und eine tiefgreifende Verbindung darstellen. Dadurch, dass ich dieses Kapitel einbezogen und meine inneren Kämpfe darin offengelegt habe, so schwierig sie auch waren, hoffe ich, einen Beitrag zur sexuellen Heilung anderer beitragen zu können.

Ich kann sehr gut nachempfinden, dass es vielen widerstrebt, sich so weit aus dem Fenster zu lehnen, da Sexualität nach wie vor ein heikles Thema ist, das zu verhandeln Fingerspitzengefühl erfordert. Doch es ist ein Thema, das wir nicht nur für uns selbst klären müssen, sondern das auch in der Therapie angesprochen werden sollte, um Klientinnen und Klienten zu helfen, eine starke und gesunde Beziehung zu sich selbst und ihrem liebsten Menschen aufzubauen. Mit diesem Gedanken im Hinterkopf beschloss ich daher nach sorgfältiger Überlegung, einige wichtige Stationen meines eigenen sexuellen Heilungswegs und des damit einhergehenden erotischen Reifeprozesses preiszugeben.

Als ich ungefähr fünf Jahre alt war, pflegte mir meine Mutter vor dem Zubettgehen oft etwas vorzulesen. Das war der engste und intimste Austausch, der zwischen uns stattfand. Eines Abends, als wir es uns gemeinsam unter der Decke gemütlich gemacht hatten, las sie mir aus meinem Lieblingsbuch *Huckleberry Finn* vor. Infolge meiner Freude und der Aufregung, mit der ich Hucks Abenteuer verfolgte, hatte ich eine spontane Erektion, was bei einem gesunden fünfjährigen Jungen eine völlig normale Reaktion ist. Meine Mutter klappte umgehend das Buch zu, stand abrupt auf, verließ wortlos das Zimmer und knallte die Tür hinter sich zu. Dieser Vorfall wurde im Anschluss mit keinem Wort erwähnt. Doch die Botschaft, die ich daraus ableitete, war klar: Ich kann *entweder* physische und emotionale Nähe *oder* sexuelle Gefühle haben, aber nicht beides gleichzeitig. Diese strikte Trennung zog sich wie ein roter Faden durch einen Großteil meines Erwachsenenlebens. Das unterdrückte erotische Vermächtnis meiner Mutter sollte sich als Herausforderung für meinen Heilungs- und Reifeprozess erweisen.

Ich bin mir nicht sicher, ob ein kausaler Zusammenhang bestand, aber danach schien meine Mutter Angst zu haben, mir etwas vorzulesen. Ich erinnere mich, dass von diesem Zeitpunkt an mein Vater dieses Abendritual übernahm. Manchmal sang er mir sogar etwas vor. Zwei Lieder sind mir besonders lebhaft im Gedächtnis geblieben: »The Road to Mandalay« von Rudyard Kipling, 1890 geschrieben: »On the road to Mandalay, / Where the flyin-fishes play, / An' the dawn comes up like thunder / outer China 'crost the Bay!«[26] Und dann klatschte mein Vater in die Hände und imitierte das Geräusch des Donners … was ich sowohl beängstigend als auch aufregend fand.

Das zweite Lied war der französische Klassiker »Frère Jacques«: »Frère Jacques, Frère Jacques. Dormez-vous? Dormez-vous? Sonnez les matines! Sonnez les matines! Ding, Ding, Dong. Ding, Ding, Dong.«[27]

Ich liebte diese Kehrreime und bat meinen Vater, sie zu wiederholen, wieder und wieder. Er sah, dass mich die Worte faszinierten, deshalb sprach er im Anschluss in fließendem Französisch zu mir. Als ich in den 1970er-Jahren zum ersten Mal nach Frankreich reiste, war ich überrascht, wie vertraut mir die Sprache erschien, und vor allem, wie rasch ich einige der Worte und Sätze meines Vaters wieder aus dem Gedächtnis abrufen konnte. Abbildung 4 im Bildteil zeigt hierzu passend ein Foto meines Vaters in jungen Jahren.

Barry

Die nächste Episode in der Reihe der Ereignisse, die prägenden Einfluss auf die Unterdrückung meiner Sexualität hatten, fand zu Beginn der Pubertät statt.

Meine Freunde und ich spielten gern Stickball, ein Baseball-ähnliches Straßenspiel, bei dem wir einen Besenstiel verwendeten. Das war ein Notbehelf, den allgemeinen prekären Verhältnissen in unserem Stadtviertel geschuldet, in dem sich Heranwachsende weder einen richtigen Schläger noch einen Baseball oder Handschuhe leisten konnten. Unsere Ausrüstung bestand neben dem Besenstiel aus einem Gummiball, in der Regel einem Spaldeen oder Pensy Pinky, der nur fünfzehn Cent kostete. Bei einer späteren Recherche fand ich heraus, dass es eine Stickball-Variante gab, die auf die 1750er-Jahre zurückgeht!

Bei der Zusammenstellung der Teams wurde ich immer als Letzter gewählt, weil ich unbeholfen und klapperdürr war. Bei diesen spontan stattfindenden Pick-up-Spielen ohne vorgegebene Wettkampfregeln, bei denen Kraft und Geschicklichkeit gefragt waren, konnte ich daher nie ganz das unterschwellige Gefühl der Minderwertigkeit und Demütigung abschütteln. Im Gegensatz dazu war Barry Goldberg – der einzige andere jüdische Junge und rothaarig obendrein – eine echte Sportskanone. Er war immer das erste Teammitglied, das gewählt wurde, nachdem wir eine Münze geworfen hatten und feststand, wer anfangen durfte. Ich weiß nicht mehr genau, wie es dazu kam, aber Barry und ich freundeten uns an. Wir trafen uns nach der Schule zum Spielen und zu allen möglichen sportlichen Aktivitäten. Nach einer Weile schien ich mir dabei das eine oder andere von ihm abgeschaut zu haben. Wenn wir auf der Laufstrecke im Park unterwegs waren, unterhalb der Stelle, an der ich später vergewaltigt wurde, konnte ich ihn fast einholen. Ich spürte, wie die Kraft meine Beine durchströmte. Und wenn wir Weitsprung in einer mit Sägemehl ausgepolsterten Grube übten, war ich auch hier beinahe so gut wie er. Von da an wurde ich, wenn unsere Clique Stickball spielte, meistens als Zweiter oder Dritter statt als Letzter in eines der beiden Teams gewählt. Es kam mir so vor, als wäre mein Leben an einen Wendepunkt gelangt.

Barry und ich wurden beste Freunde und infolge dieser Bindung begannen wir, das Geheimnis der Masturbation zu erforschen – angeregt durch die weiblichen Aktfotos in der Heftmitte des *Playboy*-Magazins. Wir teilten auch diesen kindlichen, wenngleich verbotenen Anreiz. Als das sexuelle Interesse wuchs, beschlossen wir, die gegenseitige Masturbation hinter der verschlossenen Tür meines winzigen Badezimmers auszuprobieren. Doch während dieses ersten zaghaften Experiments wurden wir von einem lauten Poltern an der Tür unterbrochen. Wir erstarrten vor Schreck, als mein Vater schrie: »Wenn ihr beide da drinnen mit etwas beschäftigt seid, was sich nicht gehört, darf er unser Haus nie mehr betreten und mit dir befreundet sein!«

Ich hatte das Gefühl, als hätte ich einen Tritt oder Schlag in den Bauch bekommen. Ich rang nach Luft. Die Zeit schien stillzustehen, wie eingefroren. Der Stress, unter dem ich in diesem Augenblick stand, hat bleibende Spuren in meiner Erinnerung hinterlassen. Ich kann ihn noch heute spüren, während ich diese Worte schreibe. Mir war, als hätte ich von einem Moment auf den anderen meinen besten Freund verloren, und das alles nur wegen dieser erotischen Anwandlung und der Entscheidung, ihr mit unserem Experiment auf den Grund zu gehen. Wieder einmal wurde mir klargemacht, dass ich mich entscheiden musste: Mit Barry konnte ich entweder eine offene und kindliche Freundschaft oder heimliche Erkundungen als Heranwachsender haben, aber nicht beides. Rückblickend bin ich mir ziemlich sicher, dass wir diesen Aktivitäten auf eine natürliche Weise entwachsen wären, wenn man den Dingen ihren Lauf gelassen hätte.

Doch meine natürliche Neugierde und sexuelle Erregung waren bis ins Mark erschüttert. Ich empfand tiefe Scham – ein Widerhall der Zurückweisung meiner Sexualität durch meine Mutter, die angesichts meiner spontanen Erektion als Fünfjähriger mein Zimmer abrupt verlassen hatte. Einmal mehr war mir verwehrt, beides zu genießen, eine emotionale Verbindung zu haben *und* ein sexuelles Wesen zu sein. Ich musste wählen. Ich war am Boden zerstört, und meine erwachende Sexualität wurde in mein tiefstes Inneres verbannt, wo sie einige Jahrzehnte lang vor sich hin dämmerte.

Dankbarkeit

Meine erste verhängnisvolle sexuelle Begegnung hatte ich mit Joanne, die ich im Hinterzimmer des Studierendenwerks von Michigan kennenlernte, wo ich mich mit meinen Beatnik-Freunden traf. Sie lud mich kurz darauf in ihr Apartment ein, das sich außerhalb des Campus befand. Dort, in einem Raum mit schummrigem Licht, der nur von farbigen Glühbirnen und Kerzen erhellt wurde, verführte sie mich. Als sie mich in sich hineinzog, ejakulierte ich auf der Stelle. Eine absolute Katastrophe! Als ich am nächsten Morgen ihr Apartment verließ und zu Fuß zum Campus marschierte, fragte ich mich, ob mir die Leute auf der Straße ansahen, dass ich meine Jungfräulichkeit verloren hatte.

Aber es sollte noch schlimmer kommen. Ich zog bei Joanne ein, bevor ich merkte, dass sie ein Junkie war, von Morphium und vor allem von Methamphetamin abhängig. In meiner grenzenlosen Naivität dachte ich daraufhin, dass ich sie retten und dazu bewegen könnte, damit aufzuhören. Heute ist es mir peinlich, auch nur mir selbst einzugestehen, wie blauäugig ich damals war. Es kam, wie es kommen musste: Der Amphetamin-Konsum führte zu einer Art psychotischer Episode. Sie schlug, vermutlich in einem akuten paranoiden Zustand, die Fensterscheiben ein. Ich verständigte die nächstgelegene Klinik, die einen Krankenwagen schickte und sie mitnahm. Ich war außer mir vor Sorge. Allem Anschein nach führte der Psychiater, der sie begutachtete, ein Assistenzarzt im ersten Jahr und offensichtlich ein angehender Freudianer, ihre Drogensucht darauf zurück, dass sie unbewusst »den Penis ihres Vaters begehrte«. Nach meiner Einschätzung war der Amphetaminmissbrauch eher auf die mangelhaften Leistungen in ihren Studienfächern und die fehlende Anerkennung ihres Vaters (statt auf den fehlenden Penis) zurückzuführen. Wie auch immer, ich war am Boden zerstört.

Während Joanne in der Klinik war, nahm mein Leben einmal mehr eine unerwartete Wendung. Wir hatten eine Nachbarin namens Darla in der darüber liegenden Wohnung, die aus Oklahoma stammte und einen Amerikanischen Mink, ein Pelztier aus der Marderfamilie, als Haustier hielt. Sie hatte uns erzählt, dass sie am nächsten Tag umziehen und wieder in ihren Heimatstaat zurückkehren wollte. Mitten in der Nacht klopfte es an der Tür. Als ich öffnete, stand sie in einem lose sitzenden Nachthemd auf der Schwelle. Wir hatten Sex, und sie blieb bis zum frühen Morgen, als der Umzugswagen vorfuhr. Ich bin Darla zutiefst dankbar. Sie bot mir die Möglichkeit, Intimität zu genießen und zu lernen, worum es bei gesundem Sex und physischer Liebe wirklich geht. Mithilfe dieser neu entdeckten inneren Stärke gelang es mir, mich von Joanne zu trennen und mich nach einigen Monaten auf eine Beziehung einzulassen, die weniger dramatisch war und drei Jahre lang andauerte.

Ich lernte Tina-Belle – ihr echter Name – in meinem zweiten Studienjahr kennen. Sie stammte aus Austin, Texas, wo beide Eltern als Dozenten an der Uni tätig waren. Die Beziehung zu Tina war eine heilsame Erfahrung, ganz anders als bei Joanne. Ich begegnete ihr im Labor des Physiologen Matthew Alpern, der für seine Forschungen zum Farbsehen und zur Farbenblindheit bekannt war. Dort arbeitete ich an einem Forschungsprojekt und Tina als seine Sekretärin. Es war das erste Mal, dass ich eine starke sexuelle Anziehungskraft und gleichzeitig romantische Gefühle verspürte. Ich machte Tina einige Wochen ganz altmodisch den Hof und war sogar mehrmals bei ihren Eltern zum Abendessen eingeladen. Sie lehrten inzwischen an der University of Michigan, wo sie beide eine Professur im Fachbereich Sozialwesen bekleideten. Bei einem dieser kurzweiligen Abendessen erfuhr ich, dass sie eng mit Pete Seeger, dem legendären linksgerichteten politischen Akteur und Folksänger befreundet waren, von dem Tina einige Songs gelernt hatte, die sie für mich auf der Gitarre spielte. Ich war schwer verliebt. Vermutlich habe ich unsere Beziehung viel zu sehr verklärt, aber sie sollte mein Leben in eine neue Richtung lenken.

Von Ann Arbor, Michigan, führte mich mein Weg nach Berkeley, Kalifornien, wo ich am Institut für Medizinische Physik und Biophysik mein Graduiertenstudium absolvierte. Wenn man in den ungezügelten 1960er-Jahren mit Sex, Drogen und Rock 'n' Roll erwachsen wurde, war zwangloser Sex die Norm. Ich hatte Nachholbedarf und jede Menge Sex, aber keine wirklich liebevolle, zutiefst erotische Beziehung. Zum Glück erkannte ich mein

Bedürfnis nach authentischen Beziehungen, als ich Becky traf. Bei ihr lernte ich, dass ich mit einem fühlenden, empfindsamen Wesen und nicht mit einem Objekt der Begierde zusammen war, an dem ich mich »abreagieren« konnte.

Wenn ich über den Verlauf meines Lebens nachdenke, empfinde ich es als großes Glück, dass einige wunderbare, zutiefst einfühlsame Frauen meinen Weg kreuzten, die mich mitsamt meiner Unbeholfenheit und meinen Kämpfen akzeptiert und mein sexuelles und emotionales Wachstum durch ihre offene Sinnlichkeit und Zuwendung gefördert haben. Ich lernte mit jeder neuen Beziehung, Eros als kostbaren Schatz zu betrachten und eine Verbindung zu meinem spirituellen Selbst herzustellen.

Eros im therapeutischen Kontext

Beim Nachdenken über Eros zog ich viele mögliche Definitionen und Beschreibungen in Betracht. Die Skala reicht von der Sichtweise in der griechischen Antike – der Mythos von Eros und Psyche – bis hin zu den Erläuterungen verschiedener Philosophen und den späteren Thesen einflussreicher Psychologen, insbesondere Freud, Jung und Reich. Nach meiner Erfahrung ist Eros mit der Lebensenergie schlechthin gleichzusetzen. Freud pflichtet mir in diesem Punkt bei und würde darauf hinweisen, dass Eros nicht mit der Libido verwechselt werden sollte. Es handelt sich nicht ausschließlich um den Sexualtrieb, sondern vielmehr um unsere Lebenskraft und unseren Lebenswillen. Eros ist, weiter gefasst, das Bedürfnis, etwas zu erschaffen oder »Leben zu zeugen«. In diesem Sinne manifestiert er sich oft in Form von Kreativität und Produktivität.

Wenn ich mit einzelnen Klientinnen und Klienten arbeite, berichten sie oft von Körperempfindungen wie Kribbeln, Vibrationen, Schütteln, Zittern, der sogenannten spontanen Vollatmung und Hitze- oder Kältewellen. Ich bitte sie dann, ihren Empfindungen nachzuspüren und bestimmte Affirmationen auszusprechen und wahrzunehmen, was dabei in ihrem Innern vor sich geht. Ich füge dieser Aufforderung vielleicht im Vorfeld die Erklärung hinzu: »Natürlich sind das meine Worte, aber ich lade Sie ein, genau darauf zu achten, was sich in Ihrem Innern verändert, wenn Sie sagen: Ich lebe, ich lebe. Ich lebe, und ich bin, wie ich bin.«

Das führt meistens zu einem von zwei dafür typischen Ergebnissen. Entweder die Körperempfindungen verstärken sich. In diesem Fall ermutige ich die Betreffenden in der Regel, sich ihnen zu öffnen. Oder aber sie werden unterdrückt oder ausgeblendet. In diesem Fall fordere ich die Betreffenden auf, der Bedeutung dieser Affirmation auf den Grund zu gehen. Sie sollen herausfinden, was auf der physischen und psychischen Ebene geschieht, wenn sie die Worte laut aussprechen, vor allem welche Gedanken auftauchen. Häufig nehmen sie ihre eigene Lebendigkeit als unheilvoll wahr, weil der Vater, die Mutter oder andere primäre Bezugspersonen nicht mit ihrer natürlichen, überbordenden Energie umgehen konnten. Das war vermutlich in einer Phase der Kindheit, in der die Eltern chronisch überfordert, wie benommen, ängstlich oder niedergeschlagen waren.

Vielleicht möchten auch Sie diese affirmativen Worte aussprechen und darauf achten, was passiert: »Ich lebe, ich lebe. Ich lebe, und ich bin, wie ich bin!«

Welche Auswirkungen können diese Worte auf Menschen haben, zum Beispiel auf jemanden wie mich oder einige von Ihnen, die sexuellen Missbrauch oder Gewalt erfahren haben? Rein statistisch haben wahrscheinlich vierzig bis fünfzig Prozent der Menschen irgendwann in ihrem Leben ein sexuelles Trauma durchgestanden. Bei den Überlebenden kann diese einfache Handlung, die Affirmation auszusprechen, bereits Abwehrmechanismen wie Ablenken und Vermeiden auslösen.

Was ist also unabdingbar für den Heilungsprozess? Ich hoffe, dass die Geschichte meiner Heilung für therapeutisch Tätige und für alle von Nutzen ist, die auf der Suche nach körperlichem und seelischem Wohlbefinden sind. Für mich war es unerlässlich, mich zuerst mit der Art und Weise auseinanderzusetzen, wie mein Körper vor dem Gedanken an die erlittene Vergewaltigung zurückschreckte. Das war vermutlich der einfachere oder offensichtlichere Teil meiner Heilreise, weil er unverkennbar mit dem Verkrampfen meines ganzen Körpers und meinem dissoziativen Zustand angesichts dieses gewalttätigen Übergriffs in Zusammenhang stand. Die anderen, tiefer verborgenen Aspekte meiner sexuellen Verletzung glichen eher den Meeresströmungen, die der Sicht entzogen sind. Diese starken Strömungen unter der Oberfläche ließen sich auf die Ablehnung meiner Sexualität zurückführen, die ich vonseiten meiner Mutter als fünfjähriges Kind erfuhr, das nicht wusste wie ihm geschah. Dass mein Vater die Erforschung meiner Sexualität mit Barry zu Beginn der Pubertät gnadenlos unterdrückte, kam erschwerend hinzu. Obwohl mir die Vergewaltigung bewusst und in allen Einzelheiten in meinem Gedächtnis verankert war, ließen sich die anderen Einflüsse nur langsam und in meinem Fall durch unterstützende, offene und einfühlsame erotische Beziehungen aufdecken.

Zu diesen heilsamen Beziehungen gehörten bestimmte Elemente wie Anziehungskraft, spielerisches Flirten, gemeinsame Spaziergänge und Mahlzeiten, Händchenhalten und schließlich bekleidet nebeneinanderliegen, um unseren Atemzügen zu folgen. Als Nächstes lagen wir nackt zusammen, ohne Geschlechtsverkehr. Und bei jedem dieser Schritte spürten wir bewusst unseren Körperempfindungen, Gedanken und Erinnerungen nach und teilten sie. Wenn wir das Gefühl hatten, in einer Sackgasse zu stecken, versuchten wir, die Ursachen herauszufinden, fokussierten uns auf Gefühle, Körperempfindungen, Vorstellungsbilder und Gedanken.

Eros ist in diesem Kontext grundlegend die Lebensenergie. Die Libido ist eine naturgegebene Kraft, die den Weg zu intimen Beziehungen ebnet. Aber Eros ist viel mehr als das. Es geht nicht ausschließlich um den Sexualtrieb, der schon bei der Geburt in jedem Menschen angelegt ist, sondern vielmehr darum, unsere Lebenskraft voll auszuschöpfen, zu verkörpern und in unserem Alltag zum Ausdruck zu bringen. Eros ist letztendlich das Bedürfnis, etwas zu erschaffen – Leben zu erzeugen – und unsere Kreativität, unsere Schöpfungskraft, zu fördern. Dieses Buch zu schreiben, so schwierig es auch war, ist für mich eine Ausdrucksform des Eros. Um Wilhelm Reich zu zitieren: »Liebe, Arbeit und Wissen sind die Quellen unseres Lebens, sie sollten es auch beherrschen.«[28] Die Frage lautet also: Wie nutzen wir diesen Funken, um eine tiefgründige Heilung zu unterstützen und das Leben in seiner ganzen Fülle und Dynamik zu begrüßen?

September 1996: Der grüne Pullover

»Ring the bells that still can ring
Forget your perfect offering
There is a crack in everything
Thats how the light gets in.«

Leonard Cohen, »Anthem«[29]

Ich hatte das Privileg, am Bodynamic Institute in Kopenhagen, das auf somatische Entwicklungspsychologie spezialisiert ist, Trainings zu leiten. Danach war ich mehrere Jahre im OASIS Centre for Treatment and Rehabilitation of Victims of Torture and Trauma tätig, das mit traumatisierten Geflüchteten und Folteropfern arbeitet. Im September 1996, unmittelbar vor einer Europareise, war ich ziemlich gestresst. Der Gedanke, in ein Flugzeug steigen zu müssen, löst Beklemmungen bei mir aus. Deshalb nehme ich, soweit möglich, lieber die unbequemen und unzuverlässigen Dienste der National Railroad Passenger Corporation in Kauf, kurz Amtrak genannt, die einen Großteil des schienengebundenen Personenfernverkehrs innerhalb der USA betreibt. (Im Vergleich dazu sind Bahnreisen in Europa ziemlich bequem und verlässlich.) Ich leide unter einer angeborenen hämolytischen Anämie, einer Form der Blutarmut, bei der sich plötzliche Veränderungen des Luftdrucks auf Gesundheit und Wohlbefinden auswirken. Um nach Europa zu gelangen, würde ich fünfzehn Stunden lang in einer Sardinenbüchse eingepfercht sein, in der die Druckverhältnisse je nach Flughöhe ständig an den Außendruck angepasst werden.

Während ich angespannt bis zur letzten Minute damit wartete, an Bord zu gehen, wurde mir unerwartet das Recht verwehrt, mein Handgepäck mit in die Maschine zu nehmen. In blinder Hast packte ich die wichtigsten Dinge in einen Nylonbeutel um, sodass ich wenigstens meine Schreibarbeiten und Wertgegenstände in der Kabine bei mir hatte. Als sich die Flugzeugtür schloss, griff ich nach meinem Pullover, den ich mir, so dachte ich, über die Schulter gehängt hatte. Doch da war nichts. Mir wurde ganz elend zumute. In der Eile, noch rechtzeitig an Bord zu gelangen, hatte ich nicht mehr auf den brandneuen grünen Pullover geachtet, den ich mir extra für diese Reise angeschafft hatte. Er war verschwunden. Aufgrund meiner damaligen wirtschaftlichen Lage gab ich selten Geld aus, um mir etwas zum Anziehen zu kaufen – seither hat sich mein Hang zu extremer Genügsamkeit erheblich verbessert. Ich glaube, dass diese Armutsmentalität viel mit der Zeit zu tun hatte, in der unsere Familie infolge der Rechtsstreitigkeiten und anschließenden Inhaftierung meines Vaters in eine finanzielle Notlage geriet. Wie dem auch sei, ich hatte mich auf Anhieb in dieses robuste und warme Kleidungsstück aus dickem Baumwollgewebe verliebt. Es war kuschelig, und ich fühlte mich darin rundum wohl. Der dunkelgrüne Pullover, der an einen Urwald erinnerte, war wie eine schützende Decke, die mich auf meiner Reise nach Europa begleiten sollte.

Ich kam ein paar Minuten früher in Kopenhagen an, das einen zivilisierten Eindruck machte, und musste nur noch durch den Zoll. Nach einem kurzen oberflächlichen Austausch der Zollbeamten in dänischer Sprache durfte ich passieren. Es blieben mir noch vierzig Minuten, bis mein Gastgeber mich am Flughafen abholen wollte. Ich eilte in das Büro der Scandinavian Airlines (SAS) und lieferte mich ihnen auf Gedeih und Verderb aus. Ich bat inständig, die Telefonnummer des Fundbüros im »Sea-Tac«, dem Seattle-Tacoma International Airport, für mich ausfindig zu machen. Jeden Tag rief ich sowohl bei der SAS als auch beim Sea-Tac an. Gegen Ende der Woche schwand mein anfänglicher Optimismus. Viele Telefonate und zweiundsiebzig Stunden später sah ich mich sowohl mit einem Jetlag als auch mit der Tatsache konfrontiert, dass ich meinen heiß geliebten neuen Pullover ein für alle Mal abschreiben konnte.

Die Zeit in Dänemark verging schnell. Nächste Station meiner Europa-Reiseroute war ein Kurzaufenthalt in München. Dort lernte ich zufällig eine junge Ärztin kennen. Ich hatte schon seit einigen Jahren keine sexuelle Beziehung mehr gehabt, deshalb war ich neugierig, wie sich der Flirt entwickeln würde. Wir verabredeten uns zu einem gemeinsamen Wochenende in Garmisch-Partenkirchen, wo ich im Rahmen der Internationalen Konferenz Humanistische Medizin einen Vortrag halten sollte. Es war Mitte Oktober, und aufgrund der Höhenlage waren die Abende dort ziemlich kalt. Abermals machte sich der schmerzhafte Verlust meines grünen Pullovers bemerkbar. Aber mir wurde klar, dass es an der Zeit war, loszulassen und neue Lebensperspektiven aufzubauen.

Garmisch-Partenkirchen und Aspen, Colorado, sind Partnerstädte. Sie zeichnen sich nicht nur durch ein atemberaubendes Gebirgspanorama, sondern auch durch topmodische Geschäfte der oberen Preisklasse aus. In diesen Läden gab es selten Pullover, die weniger als 1200 DM (damals die gängige Währung) kosteten. Allem Anschein nach war an diesem Ort nirgendwo ein bezahlbarer Ersatz für meinen Pullover zu finden. Ich entdeckte dann doch noch einen Pullover aus südamerikanischer Alpakawolle für 150 DM, der einen kaum sichtbaren Riss hatte. Das wäre eine Option gewesen, die ich mir leisten konnte, aber ich beschloss zu warten. Der Pullover entsprach nicht wirklich meinen Vorstellungen. Als ich an jenem Abend in mein Hotel zurückkehrte, sah ich einen wunderbaren Pullover mit einem grün-orange-blau-braunen Farbmuster, der kunstvoll im Schaufenster einer Nobelboutique ausgestellt war. Sie hatte bereits geschlossen. Am nächsten Morgen ging ich unverzüglich dorthin und hoffte, dass mir niemand zuvorgekommen war. Als ich den Preis erfuhr, der sich auf 600 DM belief, verschlug es mir den Atem. Der Ladeninhaber, der in seiner konventionellen Kleidung ziemlich steif wirkte, aber offenbar gespürt hatte, wie sehr mir der Pullover gefiel, während meine finanziellen Mittel aber begrenzt waren, bot ihn mir zum Einkaufspreis von 200 DM an, ein vollkommen untypisches Verhalten für einen deutschen Geschäftsmann. Ich zog ihn gleich an, zahlte und ging beschwingt in mein Hotel zurück. Das Warten hatte sich gelohnt, ich hatte genau den richtigen Pullover gefunden!

Bis zu meinem Vortrag blieben mir noch ein paar Minuten Zeit, um meine Zufallsbekanntschaft anzurufen, mit der ich für das Wochenende verabredet war. Die Rezeptionistin in ihrer Praxis stellte mich durch. Ich sagte ihr offen und ehrlich, dass ich mich freuen würde, sie zu sehen, es aber besser sei, wenn sie sich ein eigenes Zimmer buchen würde. Als sie nach dem Grund fragte, erklärte ich ihr, dass wir mit Sicherheit eine schöne Zeit miteinander verbringen würden, aber nicht mehr. Ich hatte das Gefühl, dass es zwischen uns nicht passte. Sie war nicht die Richtige, daher war es besser, zu warten, genau wie mit dem Kauf des Pullovers! Sie bedankte sich für meine Aufrichtigkeit. Wir sahen uns nie wieder.

Als ich an diesem Abend mit meinen Gastgebern in einem Restaurant, dem Glaspavillon, zu Abend aß, entdeckte ich am Nachbartisch eine Frau, ungeheuer präsent, anmutig, eine auffallende Erscheinung. Einfach atemberaubend. Ich konnte mich nicht mehr auf die Unterhaltung mit meinen Kollegen konzentrieren und spähte dauernd zu ihrem Tisch hinüber, an dem sie mit drei anderen Leuten saß. Ich konnte den Blick nicht von ihr wenden, sie übte eine Anziehungskraft auf mich aus, der ich mich nicht zu entziehen vermochte. Ich entschuldigte mich mit der Ausrede, die Toilette aufzusuchen, die sich auf der linken Seite direkt hinter ihrem Tisch befand. Ihre tiefbraune Haut ließ darauf schließen, dass sie aus Indonesien oder Indien stammte. Mit ihren Augen, die schwarzen Opalen glichen, und ihren schwarzen Haaren kam sie mir vor wie ein Wesen aus einer anderen Welt. Als ich an ihrem Tisch vorüberging, neigte sich mein Körper ihr kaum merklich zu. Unfähig, die richtigen Worte zu finden, setzte ich meinen Weg fort und verschwand in der Herrentoilette. Ich fragte mich, ob sie mich überhaupt bemerkt hatte und wenn ja, was sie von meinem merkwürdigen, erratischen Annäherungsversuch hielt. Im

Waschraum der Herrentoilette blickte ich in den Spiegel und sah ein Gesicht vor mir, das ich nicht wiedererkannte – es erschien mir jünger und älter zugleich.

In jener Nacht hatte ich einen Traum, in dem ich Gott fragte, ob ich jemals glücklich sein würde. Eine Stimme, die mitfühlend, aber entschieden klang, antwortete mit einem »Nein«. Dann fügte sie begütigend hinzu, dass mein nächstes Leben weniger schmerzvoll und problembelastet sein würde, wenn ich die Aufgabe verrichtet hätte, zu der ich berufen sei: meine Arbeit in die Welt zu bringen und sie vor allem medizinischen und wissenschaftlichen Kreisen zugänglich zu machen. Ein schwacher Trost, dachte ich. Beim Aufwachen erinnerte ich mich an einen meiner früheren Träume, den vom Boot auf dem Hudson River und dem wegweisenden grünen Blinklicht, in dem ich der Gottheit nicht zugehört hatte, als sie mir ein Zeichen gab. Doch dieses Mal hatte sie meine ungeteilte Aufmerksamkeit! Allem Anschein nach waren mein Karma (mein Schicksal) und das Dharma (die individuelle Bestimmung eines Menschen, die zu erfüllen er im Rahmen der kosmischen Ordnung verpflichtet ist) ein und dasselbe oder zumindest untrennbar miteinander verbunden.

Während der darauffolgenden Abende schlug ich meinem Gastgeber jedes Mal vor, das Abendessen im Glaspavillon einzunehmen. Meine lahme Ausrede war, dass ich das Essen dort hervorragend fand, obwohl es eigentlich eher durchschnittlich war. Ich sah die geheimnisvolle Frau zweimal, immer in Begleitung eines Mannes, der schon bei unserer ersten Begegnung an ihrem Tisch gesessen hatte. Ich war entmutigt. Doch am Sonntagnachmittag, am letzten Tag der Konferenz, sah ich, wie sie das Kongresszentrum betrat, ohne den Mann, der zu ihr zu gehören schien. Ich folgte ihr, aber ich verlor sie in der Eingangshalle mit den zahlreichen Gängen, die davon abzweigten, aus den Augen.

Plötzlich drehte sich meine Schulter nach rechts, und mein Körper folgte ganz ohne mein Zutun. Mit einem Anflug von Angst, aber zielstrebig und meinen ganzen Mut aufbietend, eilte ich den Gang rechter Hand entlang, wo ich sie tatsächlich wiederentdeckte. Sie hatte neben einer Frau Platz genommen, offenbar einer Bekannten. Dieses Mal schaffte ich es, sie anzusprechen: »Entschuldigung, aber Sie haben die schönsten Augen, die ich jemals gesehen habe – die schönsten Augen der Welt. Oder des gesamten Universums! Aber das wissen Sie vermutlich«, stammelte ich. Sie sah mich an, völlig verblüfft, wie mir schien.

Ich stand da wie erstarrt unter dem Blick der Medusa. Sie sagte ein paar Worte auf Deutsch zu mir. Unfähig zu antworten, brach mir unvermittelt der kalte Schweiß aus. Ich zwang mich zu einem Lächeln und trat den Rückzug in die Eingangshalle an. Ich musste irgendetwas tun, um das Entsetzen über mein Verhalten und das Gefühl der Einsamkeit in den Griff zu bekommen, das mich überfiel. Auf einem Tisch waren Bücher ausgelegt, die ich unter die Lupe nahm. Meine Gedanken überschlugen sich, als wollte mich mein Verstand von der bewussten tiefgründigen Wahrnehmung der Begegnung, die vor ein paar Minuten stattgefunden hatte, ablenken. Als ich das Konferenzzentrum verließ und in die eisige Gebirgsluft hinaustrat, dankbar für die Wärme meines heiß geliebten neuen Pullovers, vernahm ich hinter mir eine Stimme, die mir etwas zurief. Als ich mich umdrehte, zuckte ich zusammen, als hätte ich einen Stromschlag erhalten. Ich blieb stehen, als sich die geheimnisvolle Frau näherte. »Wir sind uns im Glaspavillon begegnet«, sagte sie nach einer Weile. Sie hatte mich dort offenbar sehr wohl bemerkt. »Und gerade wieder, im Auditorium, wo Sie mich angesprochen haben. Dieses Mal habe ich die Begegnung herbeigeführt. Bei uns in Deutschland gibt es ein Sprichwort, das besagt: Aller guten Dinge sind drei. Ich heiße Sanju.

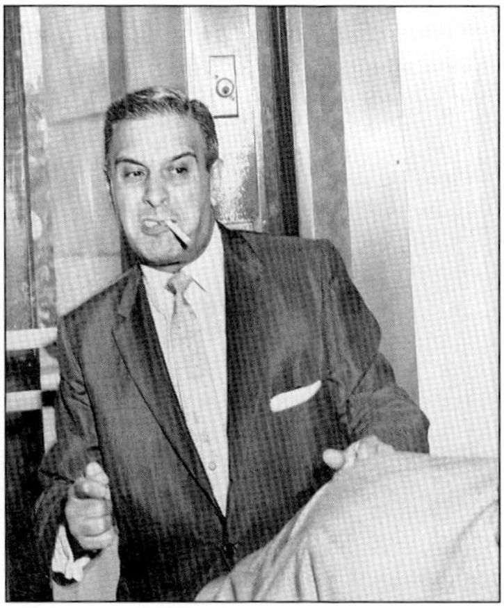

Abbildung 1: Giovanni Dioguardi, Johnny Dio genannt, war einer der führenden Köpfe der Cosa Nostra, einer mächtigen sizilianischen Mafia-Gruppierung in New York, der nicht nur meine Familie mit seinen Todesdrohungen in Angst und Schrecken versetzte, sondern mit seinen lebenslangen kriminellen Aktivitäten und Morden auch vielen anderen Kummer und Leid zufügte. Er stellt die Verkörperung eines zutiefst belastenden Traumas dar, das sich nur dann transformieren und bewältigen lässt, wenn wir lernen, den Tiger in uns zu wecken und zu reiten. *Fotocredit: Bettman*

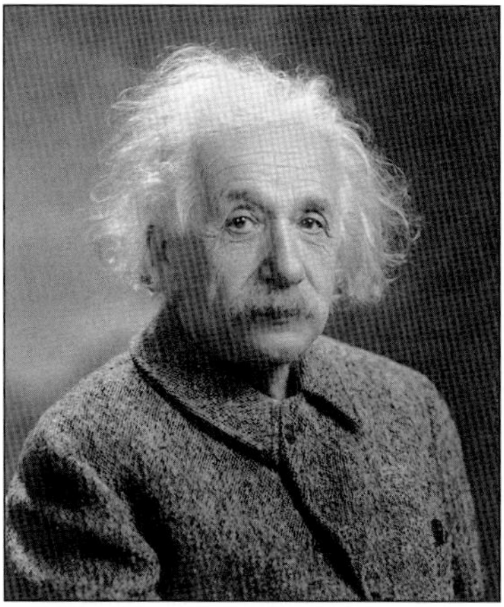

Abbildung 2: Der zerzauste Professor, mit dem ich dank der Aktivierung meiner Vorstellungskraft viele hilfreiche und heilsame Gespräche genoss. Albert Einstein sollte gewissermaßen mein spiritueller Führer und Wegbegleiter werden.
Fotocredit: Oren Jack Turner, Princeton (N.J.)

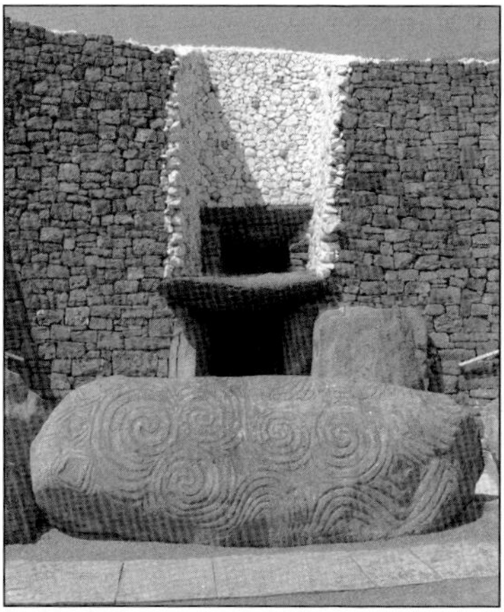

Abbildung 3: Wächterstein am Eingang zum keltischen Tempel von Newgrange. Dieses Foto machte mir auf Anhieb die Bedeutung meines Traumes bewusst und wies mich auf die Aufgabe hin, die vor mir lag: seit Urzeiten tradiertes Wissen weiterzuvermitteln und lebendig zu erhalten. Träume weisen uns den Weg. *Fotocredit: CC BY-SA 2.0.*

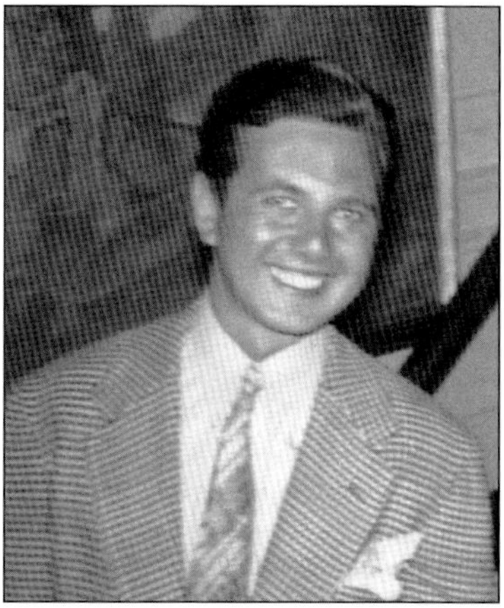

Abbildung 4: Mein Vater Morris mit Ende zwanzig. Zu meinen liebsten Erinnerungen gehört die, wie er mir Lieder vorsang und Gutenachtgeschichten vorlas.

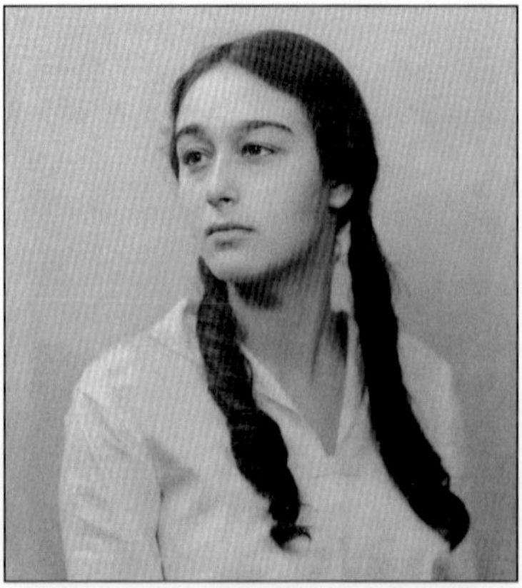

Abbildung 5: Meine Mutter Helen hatte schwarze mandelförmige Augen, einen durchdringenden Blick und einen messerscharfen Verstand. Sie besaß außerdem eine bemerkenswerte Intuition. Ich werde ihr immer für die Unterstützung während meiner Reise dankbar sein, die mich zu meiner Berufung als Therapeut und Lehrer führte.

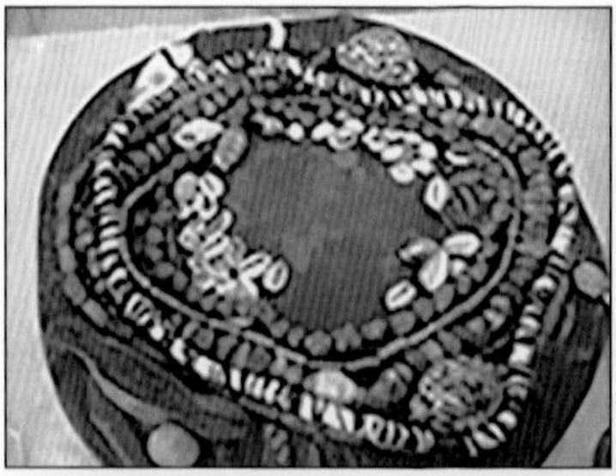

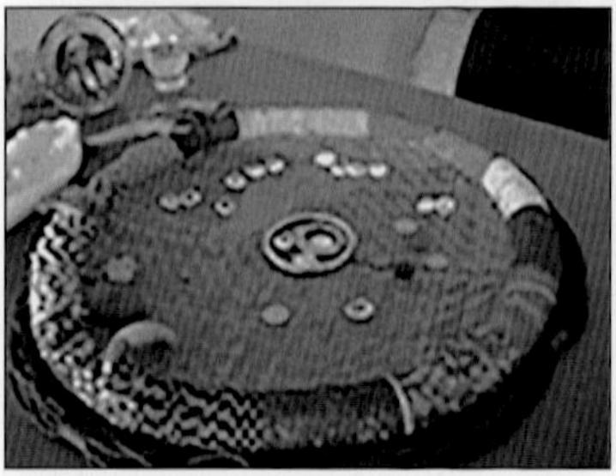

Abbildung 6: Die Kaurimuscheln oder *jogo de búzios,* wie sie in Brasilien genannt werden, werden als Werkzeug bei Weissagungen benutzt. Mit der Deutung der *búzios* spendete mir mein schamanischer Freund Henrique den Trost, den ich nach dem Tod meiner Mutter dringend benötigte, weil ich fälschlicherweise annahm, sie hätte ihrem Leben von eigener Hand ein Ende gesetzt.

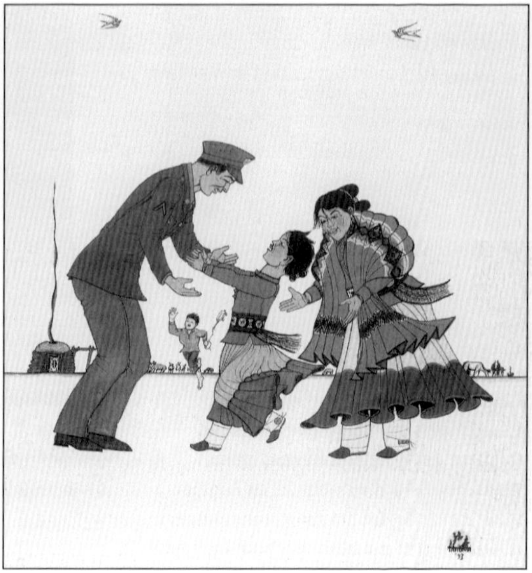

Abbildung 7: *First Furlough,* ein wunderschönes Aquarellbild von Quincy Tahoma, einem Navajo-Künstler. Es bringt die Freude zum Ausdruck, die nach dem Abschluss der stammeseigenen Heilrituale für die heimkehrenden Kriegsveteranen wieder Einzug in die Familien hielt. *Mit freundlicher Genehmigung des National Museum of the American Indian, Smithsonian Institution.*

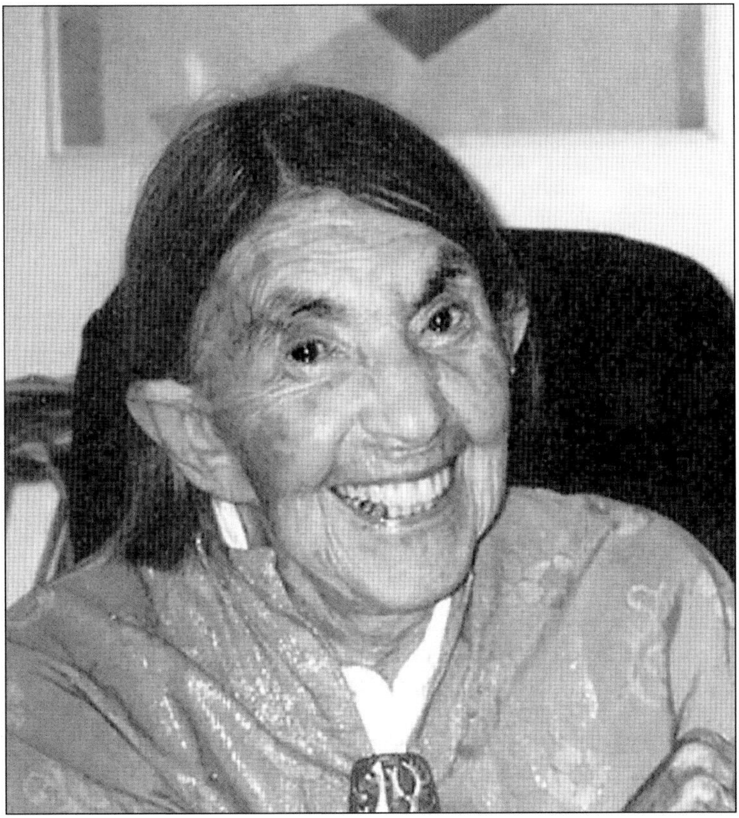

Abbildung 8: Charlotte Selver. Eine meiner Sensory-Awareness-Meditationslehrerinnen, die mir beibrachte, meine nicht nur im Kopf, sondern auch im Körpergedächtnis gespeicherten Erfahrungen und meine Verbindung zur Außenwelt achtsam wahrzunehmen. Eine wundervolle, lebenssprühende Frau, die bis zu ihrem einhundertzweiten Lebensjahr lebte, liebte und lehrte.
Mit freundlicher Genehmigung von Stephan Laeng.

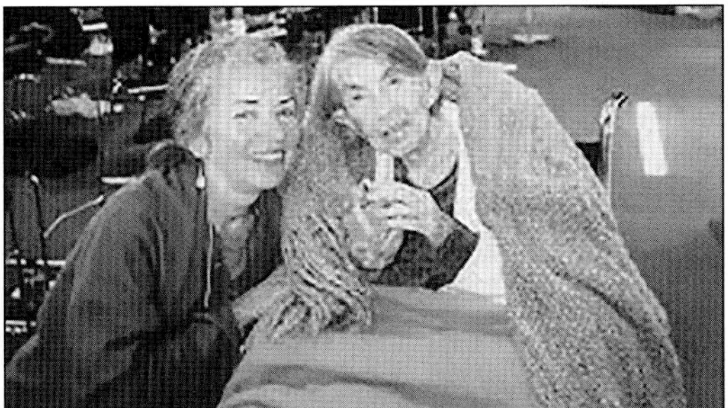

Abbildung 9: Charlotte mit ihrer Sensory-Awareness-Schülerin und Kollegin Judyth O. Weaver, die auch ein SE-Training absolviert hat.
Mit freundlicher Genehmigung von Judyth O. Weaver.

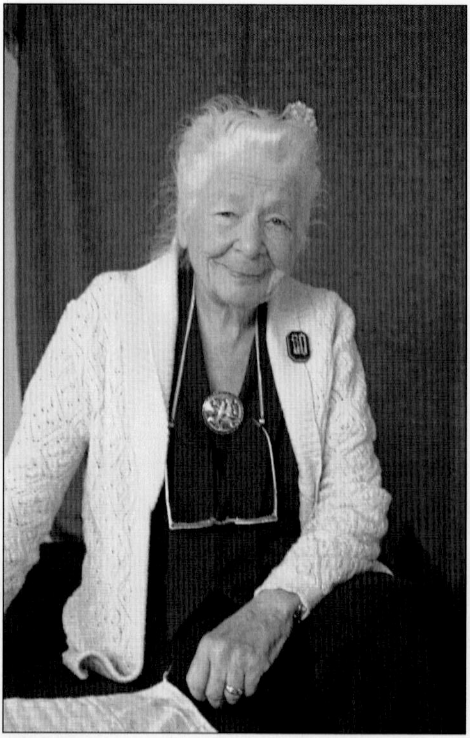

Abbildung 10: Die eiserne Lady Ida Rolf, die ebenfalls in der Bronx geboren wurde und als »Grandma« in meinem Herzen einen besonderen Platz einnimmt. Sie brachte mir bei, dass es unerlässlich ist, mit allen Sinnen *wahrzunehmen,* was wir sehen, eine Aufgabe, die nicht immer leicht ist. Für dieses Porträtfoto saß sie mit einer pinkfarbenen Blume im Haar Modell. *Mit freundlicher Genehmigung des Dr. Ida Rolf Institute.*

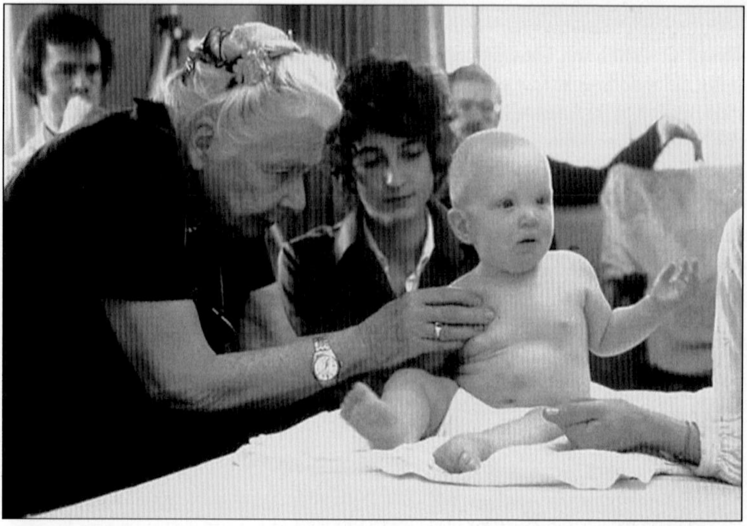

Abbildung 11: Ida bei der Arbeit mit einem ihrer kleinen Klienten. Ihre Erkenntnisse und Einblicke in die Bedeutung der Arbeit mit Kindern aller Altersstufen haben meine eigenen beruflichen Aktivitäten spürbar beeinflusst. *Mit freundlicher Genehmigung des Dr. Ida Rolf Institute.*

Abbildung 12: Mira Rothenberg, Autorin des Buches *Children with Emerald Eyes* und eine meiner liebsten Mentorinnen. Ihre Arbeit mit emotional gestörten und autistischen Kindern war phänomenal. Bisweilen unverblümt, hart mit sich selbst und anderen, doch immer zutiefst empathisch, besaß Mira die seltene Gabe, selbst in den schwierigsten Fällen Kontakt zu ihren jungen Klientinnen und Klienten herzustellen.
Mit freundlicher Genehmigung von Akiva Goldsman.

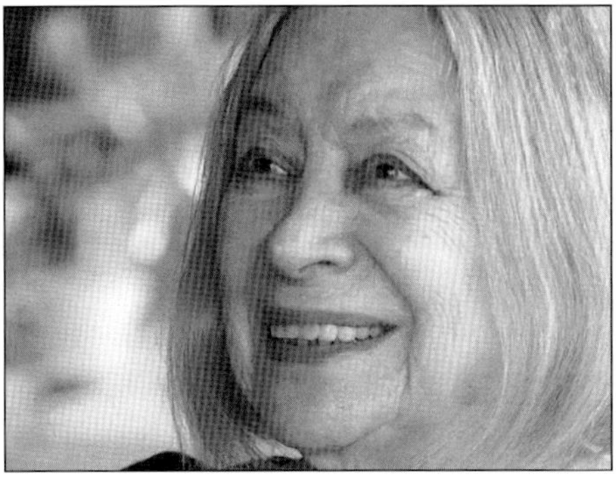

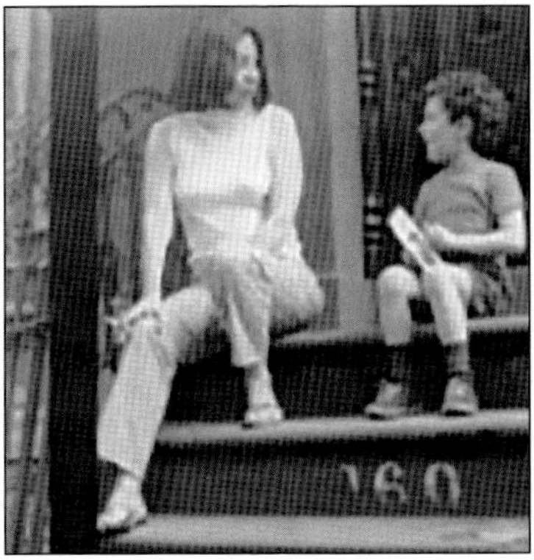

Abbildung 13: Mira mit ihrem Sohn Akiva auf der Treppe zum Eingang ihres Brownstone-Hauses in Brooklyn. Kivie, wie Mira ihn nannte, schrieb unter anderem das Drehbuch zum Film *A Beautiful Mind,* der mit vier Oscars ausgezeichnet wurde.
Mit freundlicher Genehmigung von Akiva Goldsman.

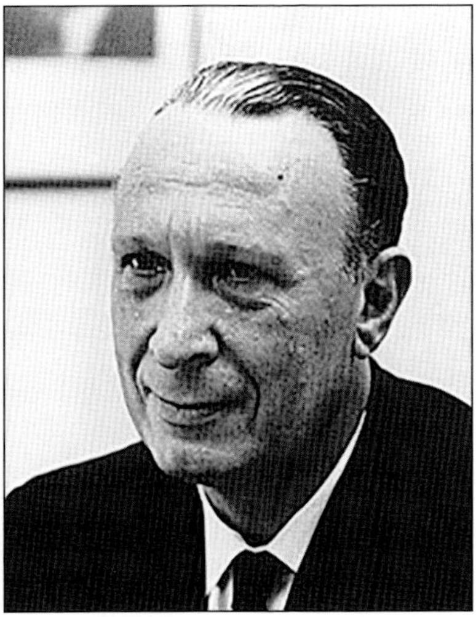

Abbildung 14: Aharon Katchalsky, ein herausragender, weltweit anerkannter Wissenschaftler und einer meiner Biophysik-Professoren während des Graduiertenstudiums. Sein brillanter mathematischer Verstand, der bisweilen mein Begriffsvermögen überstieg, inspirierte schlussendlich meine Forschungsarbeit. Er starb 1974 bei einem Terrorangriff am Ben-Gurion-Flughafen von Tel Aviv.
Mit freundlicher Genehmigung des Weizmann Institute.

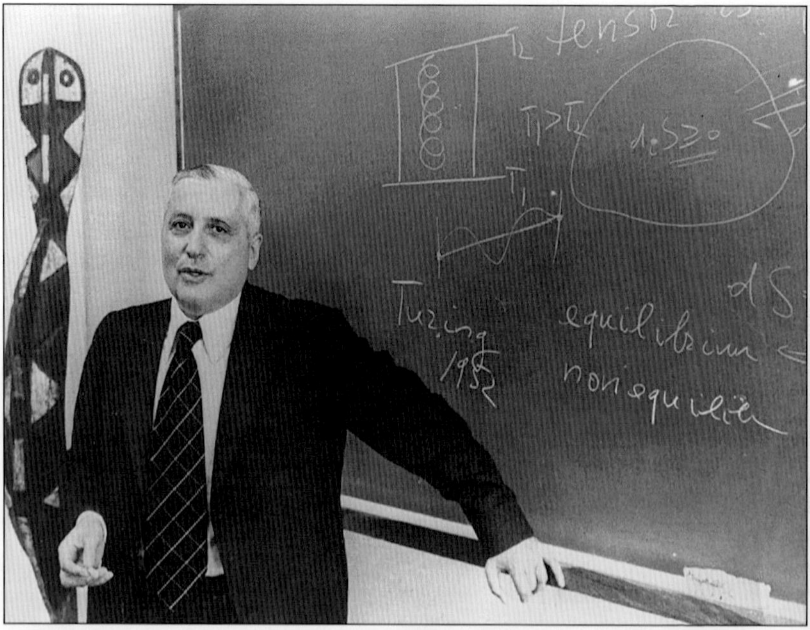

Abbildung 15: Ilya Prigogine, der 1977 den Nobelpreis für Chemie erhielt. Seine Forschungsarbeit zu dissipativen Strukturen und seine Schlussfolgerungen im Hinblick auf die »negative Entropie« öffneten das Tor zum Verständnis der Titration, der langsamen und schrittweisen Analyse und Einführung von Reizen oder Erinnerungen, die mit dem Trauma verbunden sind, um die richtige Dosierung zur Regulierung des Nervensystems zu finden. *Public Domain.*

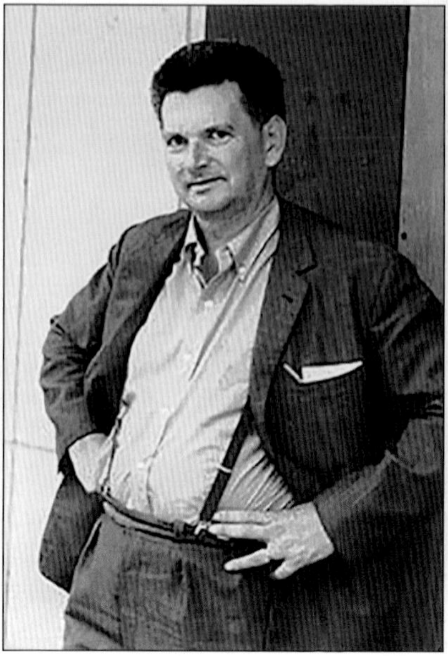

Abbildung 16: René Thom, der die Katastrophentheorie entwickelte und als Träumer unter den Intellektuellen galt. Seine Berechnungen beschreiben, dass langsame, stufenweise Veränderungen in der Natur zu Kontinuitätsbrüchen mit sprunghaften, drastischen Ergebnissen führen können. Die Anwendung seiner Theorien auf das Nervensystem hat meine Arbeit mit der Titration im therapeutischen Kontext unterstützt. *Quelle: Konrad Jacobs, Erlangen, © MFO, CC.By-Sa 2.0.*

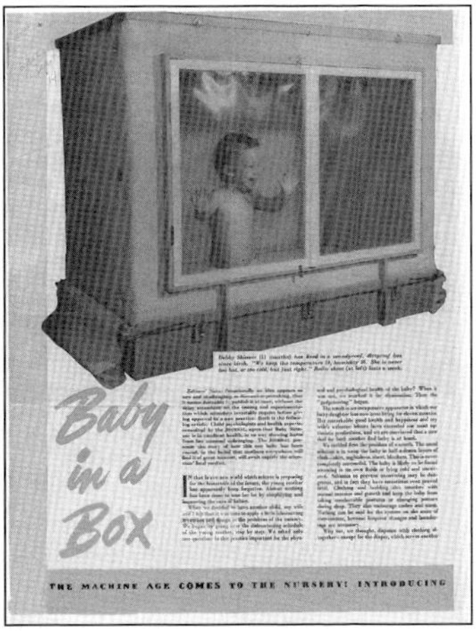

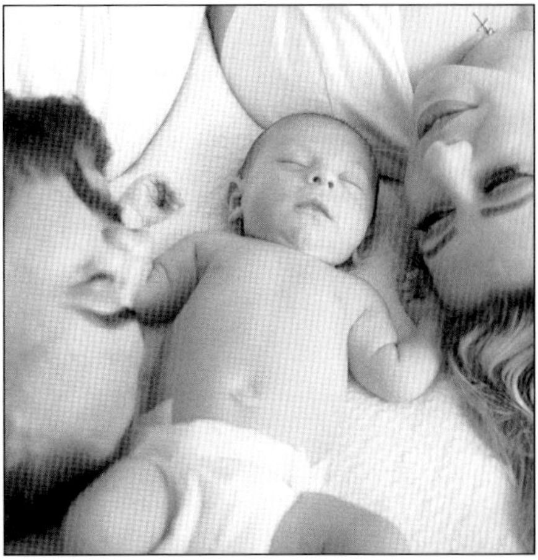

Abbildung 17 und Abbildung 18: Achten Sie einmal darauf, welche Körperempfindungen die Betrachtung dieser beiden Bilder in Ihnen auslösen. Und welche Gedanken rufen sie bei Ihnen hervor? Stellen Sie sich vor, Sie wären gerade erst geboren – welches der beiden Kinder wären Sie lieber, wenn Sie die Wahl hätten?
Abbildung 17: Mit freundlicher Genehmigung von Dotdash Meredith, Ladies'Home Journal®, 1945.

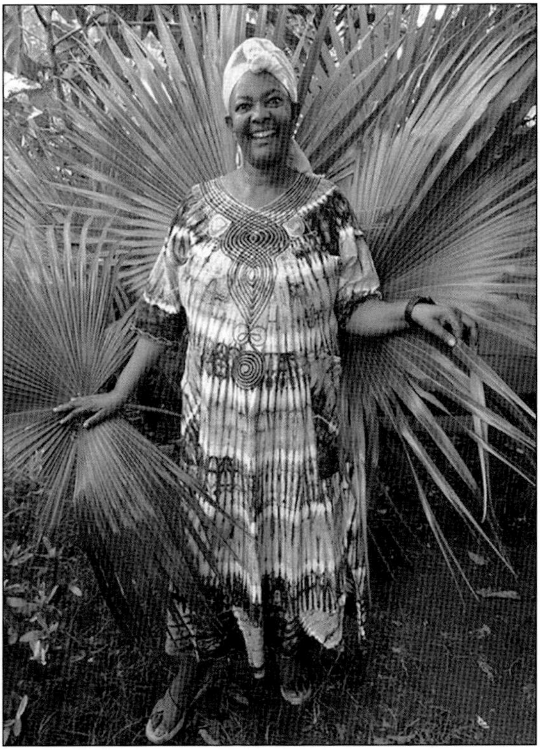

Abbildung 19: Euphrasia Nyaki oder Efu, wie sie genannt wird. Die frühere SE-Schülerin gehört heute zu den mehr als siebzig Trainerinnen und Trainern, die meine Trauma-Lösungsmethode Somatic Experiencing weltweit weitervermitteln. Ich bin Efu und ihren Kolleginnen und Kollegen ewig dankbar, dass sie ihrer Berufung, im Heilbereich zu arbeiten, gefolgt sind. Sie sind die Zukunft der SE.
Mit freundlicher Genehmigung von Efu Nyaki.

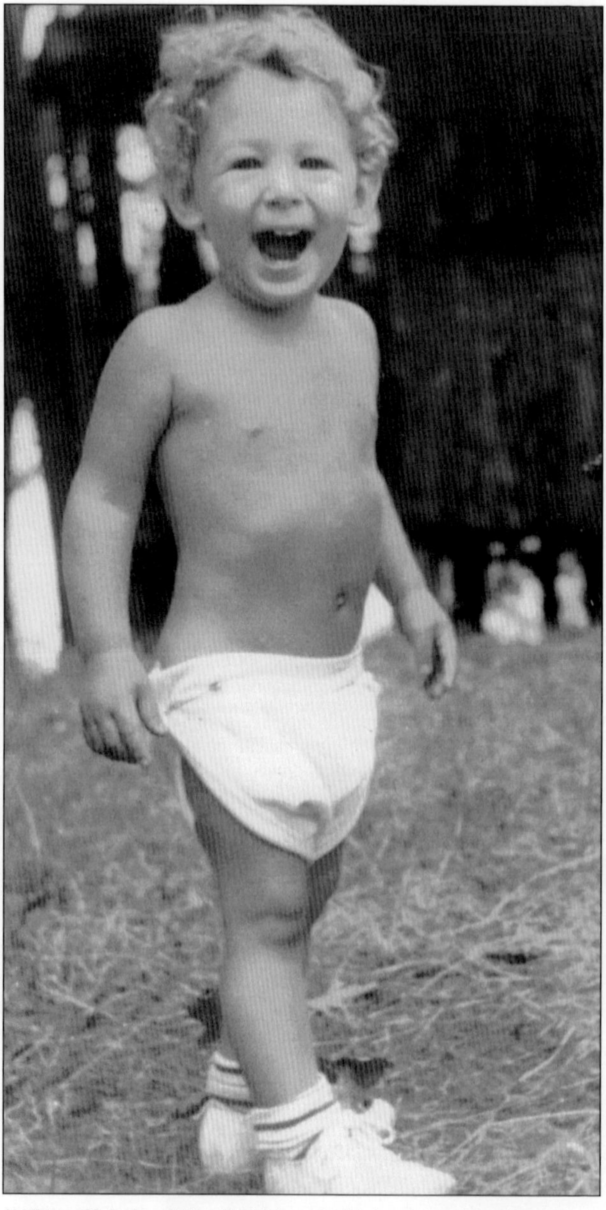

Abbildung 20: Innig geliebtes Kind: Ich werde dich immer in meinem Herzen tragen.

Ich habe seit zwölf Jahren nicht mehr Englisch gesprochen. Falls wir uns besser kennenlernen sollten, erzähle ich Ihnen vielleicht irgendwann einmal, warum.« Ich erinnere mich nicht mehr genau an die Einzelheiten, aber es hatte damit zu tun, dass sie von ihrer Familie massiv unter Druck gesetzt worden war, weil sie keinen Inder, sondern einen deutschen Mann geheiratet hatte. Sie fügte wie aus heiterem Himmel hinzu: »Sind Sie glücklich?« Verblüfft über ihre Frage, war ich buchstäblich sprachlos. Nachdem ich meine Fassung wiedergewonnen hatte, erwiderte ich: »Nein, ich bin nicht glücklich.« Ich erklärte ihr, dass ich der Gottheit in meinem Traum fast die gleiche Frage gestellt hatte. Aber woher konnte sie das wissen? Zu behaupten, sie hätte mich aus dem Konzept gebracht, wäre eine maßlose Untertreibung. Im Lauf der Zeit, in der wir zusammen waren, sollte mir diese Magierin, deren Name auf Hindi »Freude« bedeutete, noch oft den Weg weisen.

Nach ein paar Minuten wagte ich, Sanju zu fragen, ob sie vielleicht Lust hätte, mich im Verlauf der kommenden Woche in München zu besuchen. Erstaunlicherweise stimmte sie zu und nahm die achtstündige Bahnfahrt von Bochum aus in Kauf, wo wir uns in meinem Hotel mit Blick auf den prachtvollen Englischen Garten trafen. Nach dem Ende des Trainings, das ich geleitet hatte, kehrte ich an jenem Abend ins Hotel zurück und erkundigte mich an der Rezeption, ob eine junge Frau nach mir gefragt habe. Der Mann rief sie an und nannte mir, ihren Anweisungen entsprechend, die Zimmernummer. Ich ging hinauf, klopfte an die Tür und betrat einen Raum, der einem Tantra-Tempel glich, mit zahlreichen brennenden Kerzen und Lampen, die mit weich fließenden Stoffen verhängt waren.

Nach dieser Begegnung führten wir drei Jahre lang eine Fernbeziehung, obwohl wir erst nach zwei Jahren das erste Mal miteinander schliefen. Wir trafen uns dieses Mal in Holland, und als ich langsam in sie eindrang – in ihre Yoni, der tantrische Begriff für die Quelle der weiblichen Energie –, hatte ich das Gefühl, dass sich mein Körper in nichts auflöste, in einer unendlichen schwarzen Leere, so schwarz wie ihre Augen. Wie mir später klar wurde, war diese Erfahrung mit einem »Ego-Tod«, der Ich-Auflösung und Verschmelzung mit dem Universum, vergleichbar. Das war meine erste Begegnung mit Vajrayogini, der »Trauma-Göttin« im tibetischen Buddhismus. Nach meinem Verständnis repräsentiert dieser Archetypus die innere Weisheit, eine Ressource, die sich uns mit der Transformation eines Traumas erschließt. Ein tibetischer Freund bestätigte mir diese Auffassung und schenkte mir zur Erinnerung einen wunderbaren Thangka, ein Rollbild des tantrischen Buddhismus, auf dem die Göttin einen Schädel unter ihren Füßen zermalmt (was die Zerstörung des »falschen Ich«, laut C. G. Jung, symbolisiert). Mit Sanju löste sich meine »Persona«, die angepassten, nach außen repräsentierten Merkmale meiner Persönlichkeit, nach und nach auf. Dieser Teil meiner Persönlichkeit war demontiert worden und ein neuer Teil, der meinem authentischen Selbst entsprach, noch nicht geboren.

In dieser Zeit der Transformation wurden die Gefühle des Kummers, die sich mein Leben lang aufgestaut hatten, bisweilen so intensiv, dass sie mich zu vernichten drohten. Ich brach häufig aus keinem ersichtlichen Grund in Weinkrämpfe aus und empfand einen Schmerz, der tiefer war als alles, woran ich mich erinnern konnte. Als unsere physische Beziehung drei Jahre später endete, blickte ich mit Wertschätzung und Dankbarkeit auf diese Zeit zurück.

Juli 1998: Lyons, Colorado

Als Lucy mit ihrem Studium am Hunter College begann, begegnete sie meiner Mutter, die ebenfalls im ersten Studienjahr war, und verliebte sich restlos in sie. Sie saß stundenlang auf einer Bank auf dem Campus und wartete, nur um einen Blick auf Helen, meine Mutter, zu erhaschen. Sie schwänzte sogar einige Kurse, um die Chance zu nutzen, sich mit ihr zu unterhalten. (Abbildung 5 im Bildteil zeigt ein Foto meiner Mutter als junges Mädchen.)

Sechzig Jahre nach ihrer Collegezeit waren Lucy, ihr Mann Al und meine Mutter eng befreundet, auch dann noch, als Lucy und Al von New York in den Westen der USA, nach Colorado, zogen. Zufälligerweise, wie es schien, wohnten sie nur wenige Meilen von meinem Haus im Apple Valley am Fuß der Rocky Mountains in Lyons, Colorado, entfernt. Meine Mutter und Leonard, mit dem sie seit fünfzehn Jahren zusammenlebte, riefen mich an, um mir mitzuteilen, dass sie Lucy und Al in der darauffolgenden Woche besuchen wollten. Al feierte seinen fünfundneunzigsten Geburtstag, und die beiden wollten noch vor dem Wintereinbruch und dem ersten Schnee aus ihrem Haus in den Bergen in die kleine Stadt Boulders umziehen. Helen und Leonard hatten viel Zeit mit Al und Lucy beim Beobachten der Vögel in ihrem Vogelparadies verbracht. Nur das Zwitschern zahlreicher Vogelarten war dort zu hören, die sich entlang der offenen, von zerklüfteten Felsen gesäumten Wiesen angesiedelt hatten. Sanju, die sich in Deutschland aufhielt, hatte einen Flug gebucht und würde gegen Ende derselben Woche dazukommen.

Gleich nach ihrer Ankunft trafen Sanju und ich uns mit Helen, Leonard, Lucy und dem fünfundneunzigjährigen Al in einem Restaurant zum Mittagessen. Als wir zur Tür hereinkamen, stand meine Mutter abrupt vom Tisch auf und umarmte Sanju, drückte sie an sich wie eine verloren geglaubte Tochter. Diese unverhohlene Zurschaustellung von Gefühlen war mir völlig neu. Meinen vorherigen Freundinnen gegenüber hatte sie sich gleichgültig, teilweise sogar kalt und distanziert gezeigt.

Ich spürte, wie der Schutzpanzer, den ich seit sechsundfünfzig Jahren mit mir herumtrug, erste Risse bekam. Ich hatte nicht mit einem Frontalangriff auf die Beziehung zu meiner Mutter und die Wurzeln meiner emotionalen Rüstung gerechnet. Sanju entdeckte bald darauf einen Spalt in den paläontologischen Schichten meiner Psyche, der aus frühester Kindheit stammte, und ließ einen tief verborgenen Geist aus der Flasche, der mein Herz öffnete. Es war ein erotisches Erwachen, das meinen Schutzpanzer zertrümmerte und mich an den Rand eines Abgrunds führte, in den zu blicken ich mich zeitlebens geweigert hatte. Doch nun war ich bereit, das Licht durch diesen Spalt im kosmischen Ei hereinzulassen.

Als sich Helen und Lucy im Hunter College kennenlernten, wurden sie beste Freundinnen. Nichts konnte sie trennen, nicht einmal der Mann, der schließlich mein Vater wurde. Morris lernte die »Zwillingsschwestern« im College kennen, bei einer ihrer lebhaften Diskussionen über Naturwissenschaft, Kunst und Philosophie. Er fühlte sich zu den beiden Schönheiten hingezogen, aber ihm wurde lediglich eine Rolle am Rande ihrer Beziehung zugebilligt, in der es keinen Platz für eine weitere Person gab. Als Sanju die Geschichte während unseres gemeinsamen Mittagessen zu hören bekam, wollte sie von meiner Mutter und Lucy wissen, ob sie damals keinen festen Freund gehabt hatten. »Natürlich«, erwiderte Lucy. »ein paar sogar. Aber die meisten Männer, die sich für uns interessierten, haben wir entmutigt.« Und dann erkundigte sich Sanju, zur Überraschung aller Anwesenden, ob sie Sex mit ihrem Freund gehabt hatte. Die schlagfertige, nie um eine Antwort verlegene achtzigjährige Lucy erwiderte, wie aus der Pistole geschossen: »Nun, meine Liebe, damals war das eigentlich ein Tabu, aber natürlich hielten sich einige von uns nicht daran.«

Ich verschluckte mich beinahe an meinem Tee und hielt den Atem an, als sich Sanju meiner Mutter zuwandte und mit Unschuldsmiene fragte: »Und was war mit Ihnen, Helen, hatten Sie auch einen festen Freund?«

»Klar, er hieß Albert«, kam Lucy ihr zuvor. Sie hatte den Namen wie »Albeer« ausgesprochen, was mir sofort auffiel.

In der sekundenlangen Stille, die nun folgte, senkte meine Mutter verlegen den Blick. Ich hielt die Luft an, fühlte mich unbehaglich. Wie würde meine Mutter reagieren, wenn Sanju auf die Idee kommen sollte, ihr die gleiche Frage wie Lucy bezüglich ihrer sexuellen Aktivitäten zu stellen? Doch stattdessen fragte Sanju: »Waren Sie in ihn verliebt, Helen?« Meine Mutter erwiderte ausweichend, dass sie nur ab und zu miteinander ausgingen.

Doch bevor Sanju weiterreden konnte, blickte Lucy ihre lebenslange Freundin auf der anderen Tischseite an und meinte: »Jetzt gib es schon zu! Du warst verliebt, Helen. Und wie!«

Lucys Blick war sanft, aber bestimmt, als sie meine Mutter ansah. Ich malte mir aus, wie liebevoll die beiden Freundinnen miteinander umgegangen waren, als sie einander vor mehr als sechzig Jahren auf der Bank ihre geheimsten Gedanken anvertraut hatten. Die Miene meiner Mutter war mit einem Mal weich geworden, ein seltener Anblick. Ich spürte den inneren Konflikt, den sie angesichts der Entscheidung ausfocht, ob sie ihre starre Abwehrhaltung wieder einnehmen oder zulassen sollte, dass die tief verborgene Wahrheit ans Licht kam.

Während sie mit sich kämpfte, rang ich mich zu dem Versuch durch, Kontakt mit der Mutter herzustellen, die ich nie kennengelernt hätte, wenn Sanjus mutwillige, herausfordernde Frage nicht gewesen wäre. »Mutter, erzähl mir von diesem Mann, bitte!«, bat ich sie.

»Sein Name war Albert Mangonès«, erwiderte sie. »Er studierte Architektur. Er war außerdem Dichter und Maler, und er brachte mir einige Lieder aus seiner Heimat Haiti bei.« Meine Mutter begann zu singen, wählte den mutigen Weg des Herzens. Alberts Vater, fügte sie hinzu, sei Bürgermeister von Port-au-Prince gewesen. Er war darüber hinaus auch Vorsitzender der Oppositionspartei, die Front gegen den skrupellosen haitianischen Diktator François Papa Doc' Duvalier machte.

Innerlich war mir zum Weinen zumute. Ich begriff zum ersten Mal, welche Ursache die tiefe Wunde in meiner Psyche, meinem Körper und in meiner Seele hatte. Ein lang gehütetes Geheimnis aus der Zeit vor meiner Geburt war ans Licht gekommen, und damit war mir vieles verständlich geworden. Ich musste fünfundsechzig Jahre alt werden, bevor ich einen Hinweis, den fehlenden Baustein eines Puzzles erhielt, der mir die Lösung des Rätsels ermöglichte. Nun verstand ich, warum ich bis heute das ungeliebte Kind meiner Mutter war, obwohl sie mich in vielerlei Hinsicht immer unterstützt hatte. Mir wurde klar – oder bewusst –, was ich verdrängt hatte: Sie verachtete meinen Vater, der sie vergewaltigt hatte, und war sich sicher, dass ich in diesem Moment gezeugt worden war. Plötzlich ergab alles einen Sinn: Ich war kein Kind ihrer ersten und wahren Liebe, Albert Mangonès. Die Eltern meiner Mutter hatten sie vermutlich unter Druck gesetzt, Morris, meinen Vater, zu heiraten. Schließlich war er Jude, klug, attraktiv, charmant und weiß! Das Verhalten meiner Mutter, die es zur damaligen Zeit – kurz vor Ausbruch des Zweiten Weltkriegs – gewagt hatte, eine Beziehung zu einem Mann mit schwarzer Hautfarbe einzugehen, erfüllte mich mit Stolz und Bewunderung. Dass sie ihn geliebt hatte, dass sie gemeinsam Gedichte gelesen und miteinander gesungen hatten, öffnete mein Herz und weckte eine lange unterdrückte sexuelle Sehnsucht in mir. Ich hatte plötzlich zwei Väter, der eine weiß, der andere schwarz. Es gab nichts, was ich meiner Mutter verzeihen musste. Ich verstand jetzt mit jeder Faser meines Körpers, was wahre Liebe bedeutet, und damit konnte ich loslassen und mein Leben fortsetzen. Blaise Pascal, ein Universalgelehrter aus dem 17. Jahrhundert, brachte es auf den Punkt, als er schrieb: »Das Herz hat seine Gründe, die der Verstand nicht kennt.«[30]

Als meine Mutter die Mauer des Schweigens endlich durchbrochen hatte, erzählte sie mir mehr über die Geschichte. »Peter, als du drei Jahre alt warst, hat Albert mich besucht.« Es war das einzige Mal, dass sie sich wiedersahen. Ich könnte mir vorstellen, dass sich die beiden immer noch liebten. Wie diese bittersüße Begegnung für sie gewesen sein muss! Während Albert sich in unserer Wohnung aufhielt, spielte ich mit meinen Bauklötzen. »Dein Vater und ich waren total verblüfft über den komplexen Entwurf des Spielzeughauses, das du aus diesen großen Holzklötzen gebaut hattest. Es war nicht einfach, sie auszubalancieren«, sagte meine Mutter. »Albert saß neben dir und war noch erstaunter über dein intuitives Geschick.« Ich frage mich noch heute, woher dieses Interesse an Architektur stammen könnte. War es möglich, dass es von Albert irgendwie auf mich übergegangen war, von dem Mann, den meine Mutter wirklich geliebt hatte, von meinem spirituellen zweiten Vater, von dessen Existenz ich jetzt erst erfahren hatte? »Du hast mit deinen Bauklötzen Dinge gebaut, die die meisten Kinder erst mit sieben oder acht Jahren zustande bringen.« Aber die Konstruktion war nicht stabil, mein Spielzeughaus stürzte ein, und ich brach in Tränen aus. »Albert zeigte dir geduldig, wie man einen einfachen freitragenden Balken einsetzt, der das Gewicht des Hauses ausgleicht und unterstützt.«

In dem Augenblick spürte ich, wie mich Helens und Alberts Liebe umfing. Meine Geschichte hatte eine völlig neue Wendung genommen, die fehlenden Teile des Puzzles fügten sich nahtlos zusammen. Mich überkam ein tiefes Gefühl des Friedens, und ich freute mich unbändig über meine neue, erweiterte Familie: Morris, Albert und auch Leonard gehörten dazu, der neue Lebenspartner meiner Mutter nach dem Tod meines Vaters.

An diesem Abend setzte ich mich zu Hause mit Sanju zusammen, um den Tag Revue passieren zu lassen. Ich musste die Enthüllungen meiner Mutter einordnen und darüber nachdenken, welche Auswirkungen damit verbunden waren. Während wir still beisammensaßen, begann ich kaum merklich zu zittern. Ich weiß nicht, wie ich eine Verletzung beschreiben soll, die so tief ist, dass sie die Seele durchdringt und die Fähigkeit beeinträchtigt, das eigene Leben in seiner ganzen Fülle auszuschöpfen, ihm eine eigene Richtung zu verleihen und zu wachsen. Ich stelle mir dabei einen Schössling vor, der beim Einpflanzen abgeknickt wurde, sodass er krumm und schief heranwächst, unfähig, sich voll zu entfalten. Oder einen Spalt, so tief wie die Schluchten des Grand Canyon, die den Regen und die Flüsse innerhalb und außerhalb aus der weitläufigen Landschaft sammeln und umlenken. Ich hatte das Gefühl, dass meine Wunde weniger auf eine persönliche Verletzung zurückzuführen war, sondern vielmehr einer dieser universellen Naturgewalten glich. Ja, ich war als Kind tief und grundlegend verletzt worden – und ja, ich hatte in verschiedenen Phasen meiner Entwicklung weitere spürbare Narben davongetragen. Nun musste ich mein ganzes Leben neu denken. Ich befand mich im freien Fall, der so tief war, dass ich einmal mehr fürchtete, vernichtet zu werden. Ich hatte zeitlebens das Gefühl gehabt, gehasst zu werden. Doch nun musste ich feststellen, dass ich von einer Liebe, die Generationen umspannte, umfangen und geheilt wurde.

Einige Jahre bevor meine Mutter ihre Liebesgeschichte preisgab, hatte ich mich völlig unerwartet an die Vergewaltigung durch die Schlägertruppe der Mafia erinnert. Wie bereits erwähnt, hatte ich meiner Mutter erzählt, was passiert war. Ich erinnere mich, dass sie erstarrte und kreidebleich wurde. Ich befürchtete, ihr zu viel zugemutet zu haben. Als ihr Gesicht langsam wieder Farbe annahm, erwiderte sie wie aus der Pistole geschossen, als wollte sie ihre Gedanken loswerden, bevor sie diese wieder in sich verschließen konnte: »Peter, ich glaube nicht, dass diese Vergewaltigung wirklich stattgefunden hat. Fakt ist, dass dein Vater *mich* vergewaltigt hat – dabei wurdest du gezeugt.«

Beides entsprach der Wahrheit. Ja, ich war tatsächlich vergewaltigt worden, und ich war im Augenblick der Zeugung der Erfahrung ausgesetzt gewesen, wie mein Vater meine Mutter vergewaltigte. Sie empfand es zumindest als Vergewaltigung, aber möglicherweise war der Hass auf meinen Vater (und wiederum auf mich), der daraus resultierte, auf den herzzerreißenden Kummer über den Verlust von Albert zurückzuführen, ihre erste große und wahre Liebe. Ich fragte mich, ob sie diesen Verlust jemals überwunden hatte. Dieser Teil ihres Lebens erstaunte mich im Grunde weniger als ihre Bereitschaft, mir eine Geschichte zu enthüllen, die sie wie eine schwere Last mit sich herumgetragen hatte – bis zu dem Punkt, an dem sie infolge ihrer Angst und ihrer Schuldgefühle einen Nervenzusammenbruch erlitt, als mein Vater mit der Entscheidung rang, gegen die Mafia auszusagen.

Dank der Offenheit meiner Mutter im Hinblick auf ihre Vergangenheit war ich in der Lage, mich selbst ein Stück weit von den unterschwelligen Schuldgefühlen und dem Selbsthass zu distanzieren, den ich immer empfunden hatte. Es lag auf der Hand, dass meine Zeugung in einer hasserfüllten Situation der Grund war, warum ich in frühester Kindheit wenig emotionale Zuwendung von ihr erhalten hatte und wir nie eine liebevolle und sichere Bindung zueinander aufbauen konnten. Diese Vorgeschichte, von der ich nichts wusste, hatte sich im Lauf der Jahre in meinen eigenen Liebesbeziehungen als Problem erwiesen.

Was an jenem Abend im Restaurant geschah, war ein Geschenk, das mir ein ganzheitliches Bild vermittelte. Ich verstand, warum sie mich unbewusst hasste und ich mich dadurch hassenswert fühlte. Wie hätte es auch anders sein können? Sie durfte den Mann nicht heiraten, den sie liebte, und sie fühlte sich von dem Mann vergewaltigt, den sie für den Verlust ihres Liebsten verantwortlich machte – meinen Vater. Ich verspürte ein tiefes Mitgefühl mit ihr wegen ihres Verlustes, aber auch mit mir selbst wegen des lebenslangen Kummers, den ich mit mir herumgetragen hatte. Ich trauerte um uns alle, und Sanju hielt mich tröstend in den Armen.

Sanju wies mich darauf hin, dass Albert neben mir gesessen hatte, als ich drei Jahre alt war, und meine kreative Arbeit mit den Bauklötzen bewundert hatte. Sie bat mich, mir diese Szene bildlich vorzustellen. Ich hatte keine klare Erinnerung an ihn, aber ich ließ meiner Fantasie freien Lauf und malte mir die Begegnung mit Albert aus. Ich war wieder ein kleiner Junge, der neben diesem attraktiven, starken und zugleich sanften Schwarzen saß, der sich von meinem bisherigen Männerbild grundlegend unterschied. Er war aufmerksam und hatte Freude am Spiel, er gab mir Anleitungen, ohne Grenzen zu überschreiten, ohne meine Selbstwirksamkeit anzutasten oder den schöpferischen Prozess abzuwerten, der sich vollzog. Er ließ zu, dass mir Fehler unterliefen, und mithilfe seiner einfühlsamen Ratschläge lernte ich dazu. Er fällte kein Werturteil über meine Fehlgriffe und lächelte herzerwärmend, als er merkte, dass ich den Zusammenhang zwischen den Gesetzen der Architektur und der Schwerkraft zu verstehen begann. Es machte *Bumm*, als die Holzklötze, die ich bei meinem

Bauwerk so mühsam ausbalanciert hatte, auf den Boden krachten. Ich brach in Tränen aus. Albert nahm meine Hand und half mir behutsam, beim nächsten Versuch eine bessere Wahl für einen stabilen Unterbau zu treffen. Aber es waren immer meine eigenen Ideen, die ich umsetzen durfte, er regte sie lediglich an. Ich lachte und warf vor Freude die Arme in die Luft, als es endlich klappte. Ich spürte, dass ich meinen inneren Ressourcen vertrauen konnte, die mich unterstützten und sich in Gegenwart dieses herzlichen, zugewandten Mannes aus Haiti stärkten.

Meine romantischen Beziehungen hatten sich nicht selten als Trauerspiel erwiesen – sowohl für meine jeweilige Partnerin als auch für mich. Sie waren zeitweilig mit Enttäuschungen und Missverständnissen befrachtet. Starke Frauen hatten mir Angst gemacht, ein Gefühl, dem die Angst vor meiner eigenen Stärke und Sexualität zugrunde lag. Doch nicht zuletzt seit der Begegnung mit Albert, die mir die Augen öffnete, hat sich diese Einstellung gewandelt: Von einigen der starken wunderbaren Frauen, die zum Glück in mein Leben traten, fühlte ich mich wahrgenommen, gefestigt und herausgefordert. Und mit Sanju war ich in der Lage, den Orgasmus, der mit Kontrollverlust einhergeht, von der Vergewaltigung durch die Mafia-Gang und der Vergewaltigung meiner Mutter bei meiner Zeugung zu trennen.

Dieses positive schöpferische Erwachen, das ich erlebte, als ich mir die Begegnung mit Albert bildlich vorstellte, bot mir die Möglichkeit, die Geschichte meiner Kindheit neu zu schreiben. An der Seite dieses Mannes, der feinsinnig, voller Lebensenergie und erotisch lebendig war, der innere Stärke und Lebensenergie ausstrahlte, wurde mir die sexuelle Energie und Lebensfreude bewusst, die in mir geschlummert hatte und sich nun erhob wie die zusammengerollte Kundalini-Schlange aus den altüberlieferten Schriften der indischen Tantra-Lehre.

Meine neue Familie wuchs. Zuerst waren da die zwei Männer, Albert und Leonard, Lebensgefährten meiner Mutter. Dann erweiterte sie sich und bezog auch meine Mutter Helen und Morris ein, meinen biologischen Vater. Die Wunden des Verrats verblassten. Stattdessen entdeckte ich, was Morris und Leonard miteinander verband. Sie liebten beide dieselbe Frau. Ich malte mir aus, wie sie beisammensaßen: Leonard und Albert direkt neben Helen, Morris ein Stück weiter entfernt. Ich selbst befand mich nun in einem Feld der sich wandelnden Beziehungen und des sexuellen Erwachens. Ein Feld, das neue Gestaltungsmöglichkeiten für meine künftigen Liebesbeziehungen bot. Dank meiner neuen Familie lernte ich nach und nach, zu lieben und geliebt zu werden, zu umarmen und umarmt zu werden.

Sommer 1998: Aspen, Colorado

Am Tag nach unserem Mittagessen mit Lucy und meiner Mutter brachen Sanju und ich zu einem dreiwöchigen gemeinsamen Aufenthalt in Aspen, Colorado, auf, die verinnerlichten Bilder von Albert Mangonès, Helen, Morris und Leonard im Gepäck. Ein Freund hatte uns die Möglichkeit geboten, eine alte Homestead-Ranch zu hüten. Sie stammte noch aus der Zeit, als die ersten Siedlerfamilien das Land in Besitz genommen hatten, das sie dem Staat abgekauft hatten. Die Ranch lag auf dem Red Mountain mit Blick auf die Ski-Hochburg Aspen und die majestätische Gebirgsformation der Maroon Bells. Hier setzten wir im Verlauf des nächsten Monats die Reise des Erwachens mit ihren emotionalen Höhen und Tiefen fort. Sie beschleunigte einen Prozess der Wiedergeburt, den Beginn eines autonomen, erotischen, liebenden Selbst. In dieser Zeit gab es zwischen Sanju und mir aber auch etliche verbale Auseinandersetzungen und Missverständnisse. Die meisten Probleme betrafen unsere unterschiedlichen Einstellungen zum Thema Beziehungen. Unsere Schatten – die Subpersönlichkeiten des Bewusstseins – wuchsen an der Herausforderung, die zahllosen Projektionen oder inneren Konflikte, die wir nach außen übertrugen, in den Griff zu bekommen und zu lernen, offener mit uns selbst und miteinander umzugehen. Am Ende unseres Aufenthalts in Aspen hatte ich einen Traum: Sanju und ich saßen Rücken an Rücken und blickten in entgegengesetzte Richtungen. Beim Aufwachen war ich den Tränen nahe, zutiefst dankbar für die Zeit, die wir miteinander verbringen durften, doch in dem Wissen, dass wir uns nun trennen würden und jeder seinen eigenen Weg gehen musste.

Wenn ich heute über die Bedeutung meines grünen Pullovers nachdenke, erkenne ich, dass er mehr war als ein Symbol: Er verkörpert vielmehr eine Metapher für das Leben, die Liebe und die Wahlmöglichkeiten, die wir alle haben. Laut Wörterbuch ist die *Metapher* ein sprachlicher Ausdruck, mit dem ein Wort oder eine Wortgruppe aus dem eigentlichen Bedeutungszusammenhang in einen anderen übertragen und bildlich verwendet wird. Sie stellt also ein Vehikel oder Gefäß dar, mit dem man etwas voranbringt oder veranschaulicht. In diesem Sinne war mein grüner Pullover ein Objekt, das ich liebte und verlor. Nach dem Verlust hatte ich ihn idealisiert, es entstand ein Vorstellungsbild, das ich nach außen projizierte und mit dem ich alle anderen Pullover verglich. Und natürlich konnte sich nichts, was ich sah, mit ihm messen. Ich musste dieses Bild erst loslassen, um zu erkennen, wie wohl ich mich in meinem neuen Pullover und in der richtigen Beziehung fühlte.

Wenn ich über die Beziehungen zu den Frauen nachdenke, die ich im Verlauf der letzten Jahrzehnte kennenlernte, glaube ich, dass ein Großteil der Verwirrung, Zwiespältigkeit und schmerzlichen Erfahrungen darauf zurückzuführen war, dass meine Verbindung zur universellen, Leben spendenden Großen Göttin gekappt war und ich diesen Archetypus unbewusst auf die Frauen projizierte. Dennoch bin ich ihnen zutiefst dankbar für ihre Unterstützung, die mir erlaubte, diese elementaren Grundstrukturen menschlicher Vorstellungsmuster auf sie zu übertragen. Auf diese Weise gelang es mir nach und nach, mich mit einigen meiner Projektionen auseinanderzusetzen und mich mit den zutiefst weiblichen Energien in meinem Innern zu verbinden. Sowohl durch kurze romantische Begegnungen als auch durch langfristige Beziehungen begann sich meine »Anima« zu öffnen, die von C. G. Jung beschriebene Personifikation der weiblichen Natur in der Seele des Mannes, die eine Brücke zum Unbewussten darstellt.

8 VIELE KULTUREN, EINE MENSCHHEIT

Was mich seit jeher fasziniert hat, ist die Vielfalt der Kulturen und Traditionen, die unsere Welt bereichern. Deshalb bin ich zutiefst dankbar, dass mir das Leben die Chance geboten hat, einige außergewöhnliche Regionen der Erde zu besuchen und vor Ort der Frage nachzugehen, wie unterschiedliche Kulturen Traumata heilen. Menschen haben schon immer Möglichkeiten gefunden, auf ihre eigene Weise mit Verlust, Schmerz, dem Gefühl der Hilflosigkeit und Verzweiflung umzugehen, je nach Epoche und Lebensraum. Ich mache mir stets voller Demut und Dankbarkeit bewusst, wie viel ich bei diesen Gelegenheiten gelernt und an Erkenntnis gewonnen habe. Die Begegnungen mit fremden Kulturen haben meinen Weg und meine Entwicklung als Mensch maßgeblich beeinflusst. Sie waren Teil einer spannenden Reise, auf die ich Sie nun mitnehmen möchte.

Henrique

Während meiner nomadischen Wanderungen entstand einer meiner kostbarsten und einzigartigsten Kontakte, als ich Henrique Perret Neto begegnete. Man könnte ihn wohl als Schamanen bezeichnen, obwohl Menschen mit dieser Gabe im brasilianischen Portugiesisch *Pai de Santo* genannt werden, »Vater des Heiligen«. Er gehört als spiritueller Führer einer Tradition an, die verschiedene religiöse Aspekte und Philosophien miteinander vermischt. Für Henrique war es ein Konglomerat aus afrikanischen Naturgottheiten, den erwähnten Heiligen (oder Orixás), die ihnen in Trance als Mittler dienen, schamanischen Einflüssen, westlichem Spiritismus und christlichen Elementen.

Im November 2004 starb meine Mutter. Ich hatte Henrique Neto einige Jahre zuvor kennengelernt und ein Wiedersehen mit ihm für Anfang März 2005 vereinbart. Damals wussten außer mir, meinen Brüdern und ihrem Lebenspartner Leonard, der uns erklärte, dass sie in der Badewanne ertrunken sei, nur wenige Leute von ihrem frühen Tod. Ich hatte seit fünf Jahren versucht, die beiden zu einem Umzug von New York City nach Berkeley zu bewegen, weil sich der Gesundheitszustand meiner Mutter zusehends verschlechterte und sie unter chronischen Schmerzen litt. Mit dem Ortswechsel wären sie in der Nähe meiner beiden Brüder gewesen: Bob, der auf Traditionelle Chinesische Medizin (TCM) und Akupunktur spezialisiert war, und Jon, der als einer der weltweit führenden Schmerzspezialisten galt.

Abgesehen von Schock und Trauer, grübelte ich immer wieder über die Möglichkeit nach, dass sie ihrem Leben vielleicht bewusst ein Ende gesetzt haben könnte. Sehr viel später erfuhr ich, dass sie an einer versehentlich zu hohen Dosierung opioidhaltiger Schmerzmittel gestorben war. Meine Mutter hatte sich vehement gegen meine eindringliche Bitte gewehrt, ihre Wohnung in New York aufzugeben, in der sie seit ihrer Kindheit gelebt hatte. Außerdem machte sie sich vermutlich schwere Vorwürfe und litt unter Schuldgefühlen wegen der seelischen Verletzungen, die sie mir seit meiner Geburt zugefügt hatte.

Ich beschloss, an meinem Plan festzuhalten und Henrique zu besuchen. Im März 2005 reisten meine damalige Partnerin Laura und ich also nach Ouro Prêto, was wörtlich »Schwarzes Gold« bedeutet, ein Touristenmagnet inmitten einer ländlichen Region Brasiliens, ein paar Autostunden nördlich von Belo Horizonte. Am nächsten Morgen wurden wir in aller Frühe abgeholt und zu Henriques Heilzentrum gebracht, tief im Dschungel auf einer Lichtung gelegen. Als wir aus dem Wagen stiegen, wurden wir von Henrique und mehreren Frauen in langen weißen Gewändern empfangen, die aus dem Staat Bahia im Norden Brasiliens stammten, rundlich waren und spirituell gut geerdet wirkten. Sie umringten uns und hießen uns mit Blumen und Gesängen willkommen. Mit einfachen, sich ständig wiederholenden Melodien und wiegenden Bewegungen versetzten sie uns in einen entspannenden, subtilen Trancezustand. Um unsere Einführung zu vervollständigen, platzierte Henrique ein randvoll mit Wasser gefülltes Glas auf unseren Köpfen. Erst als es uns gelang, in die »innere Stille einzukehren« und so ruhig zu werden, dass sich das Wasserglas nicht mehr bewegte, lud er uns zur Teilnahme an einem Ritual in einem schlicht anmutenden Haus ein. Es diente als Kultstätte, dort pflegte er mit den höheren Mächten in Verbindung zu treten.

Während wir langsam die *fazenda* entlanggingen (ein großer Bauern- oder Gutshof auf dem Lande), pflückte Henrique ein paar unscheinbar aussehende Blüten, Kräuter und *folhas* (Blätter). Er legte sie beiläufig auf einen Tisch und führte uns zu einem Essbereich im Freien, wo wir gemeinsam ein Mittagessen einnahmen, zubereitet und aufgetragen von den Bahia-Frauen. Nach der einfachen, aber köstlichen Mahlzeit kehrten wir zu dem Tisch im Innern der Kultstätte zurück, wo die gesammelten Blätter und Blüten zu einem vollkommen symmetrischen Mandala von erlesener Schönheit angeordnet waren – ein Arrangement, das den detailreichen und außerordentlich kurzlebigen tibetischen Sandmandalas nicht unähnlich war. Ein wahres Kunstwerk. Dann ordnete Henrique ringsum Halsketten aus Glasperlen zu konzentrischen Kreisen an und leerte in der Mitte einen perlenbestickten Beutel aus, der viele kleine Muscheln enthielt. Solche Muscheln, die geweiht sind und als Orakel dienen, werden auf Portugiesisch *Búzios* genannt. Henrique nahm sie auf, schüttelte sie in seinen hohlen Händen und ließ sie, nach einem Augenblick der Kontemplation, in die Mitte der ringförmig angeordneten Glasperlenketten fallen (Abbildung 6 im Bildteil). Er wiederholte den Ablauf mehrmals, und jedes Mal verfiel er in einen tranceähnlichen Zustand, der tiefem Nachdenken glich. Schließlich sah er mich mit einem freundlichen, wenngleich unvoreingenommenen Blick an. »Peter«, sagte er. »Deine Mutter ist unlängst gestorben, aber sie hat sich nicht das Leben genommen.« Schon diese wenigen einfühlsamen Worte lösten eine Welle der Erleichterung bei mir aus. »Deine Mutter bittet dich um Verzeihung für das, was sie dir angetan hat, und möchte dich wissen lassen, dass sie dich liebt«, fuhr er fort. »Wenn du es möchtest, kann sie dich von der anderen Seite aus unterstützen.« Tränen der Dankbarkeit und Erleichterung traten in meine Augen. Es schien, als hätte die kurze Deutung der Búzios-Prophezeiung genauso viel bei mir bewirkt wie eine jahrzehntelange erfolgreiche Psychotherapie.

Die Krenak

Bei einer anderen Reise nach Brasilien erhielt ich mithilfe einer Studentin und Kollegin namens Ana do Valle die Gelegenheit, den Krenak einen Besuch abzustatten. Es dauerte dreißig Stunden, bevor wir dieses isoliert lebende indigene Volk erreichen und den Stammeshäuptling und seine Tochter, die Prinzessin, kennenlernen sollten. Da sich diese Chance kurzfristig ergeben und wir unsere Reisepläne geändert hatten, waren wir nicht darauf bedacht gewesen, in aller Frühe aufzubrechen. So mussten wir den Weg in der glühenden Sonne und bei Temperaturen um die achtunddreißig Grad zurücklegen. Als traditionelles Gastgeschenk hatten wir einen ursprünglich tiefgefrorenen, inzwischen halb gegarten Fisch mitgebracht.

Der Häuptling musterte mich und lotste mich umgehend zu einer offenen Felsspalte, aus der kühles Quellwasser hervorsprudelte. Dann bedeutete er mir mit einer Geste, ihm zu einer einfachen Hütte zu folgen, hinter der wir im Schatten eines Mangobaums auf Bambusmatten Platz nahmen. Dann bot er mir eine der vielen Holzflöten an, die er mitgebracht hatte. Wir spielten gemeinsam, schätzungsweise zwanzig Minuten, in denen ich jedes Zeitgefühl verlor. Er schien gemerkt zu haben, dass ich innerlich zur Ruhe gekommen war. Erst jetzt wollte er wissen, was mich zu ihm führte.

Ich fragte ihn, ob ihm der Begriff *Sustos* bekannt sei – Portugiesisch für »Angst-« oder »Schockstarre«. Er bejahte und fügte hinzu, seine Tochter habe ihm außerdem erklärt, was das Wort »Trauma« bedeutet. Nach seinem Verständnis war ein Trauma kein isoliertes Ereignis, das einen einzelnen Menschen betraf. Es trat nur dann ein, wenn die Verbindung zwischen den Angehörigen eines Stammes – oder nach unserer Lesart: innerhalb einer Gesellschaft – Brüche aufwies. Wenn ein Trauma also innerhalb einer Gruppe ausgelöst wird, kann auch der Heilungsprozess nur innerhalb der Gruppe erfolgen. Diese Weisheit prägte sich mir ein, und inzwischen wird sie auch von einigen unserer heutigen Traumatologinnen und Traumatologen anerkannt, die zu einer ähnlichen Auffassung gelangt sind. In unseren modernen Gesellschaften, in denen das Ego im Vordergrund steht, haben wir zahlreiche technologische Fortschritte erzielt; dabei haben wir jedoch das heilsame Klima des Zusammengehörigkeitsgefühls, der gegenseitigen Unterstützung in unserer Gemeinschaft eingebüßt.

Später an diesem Tag fragte ich den Stammeshäuptling, ob ich mir das Pferd zum Reiten ausleihen dürfe, das an einem Baum in unmittelbarer Nähe angebunden war. Er sagte Ja, und ich ritt einen Hügel hinauf. Das Pferd gehörte einer Frau, der Prinzessin, wie ich später erfuhr; kein Wunder, dass sich bei meiner Rückkehr alle prächtig amüsierten. Doch dann wurde unser Gespräch ernsthafter. Der Häuptling erkundigte sich als Erstes, wohin ich geritten sei. Ich beschrieb den Weg: zuerst den Hügel hinauf, dann war ich einer scharfen Linkskurve gefolgt und auf eine Lichtung gelangt. In der Zwischenzeit hatten sich die anderen Stammesangehörigen eingefunden, musterten mich eindringlich und teilten mir dann mit, dass ich an einem geheiligten Ort gewesen sei, an dem die Ahnen bestattet seien. Nun wurden sie mir gegenüber offener, und es kamen viele Themen zur Sprache. Der Häuptling schilderte, wie sie mit Träumen umgingen. Wenn jemand einen Traum hatte, gleich ob verstörend oder erhellend, kam in der Regel der ganze Stamm zusammen und führte eine Zeremonie durch, um den Traum zu teilen und durch Chanten und Tanzen auszuagieren.

Ich erfuhr außerdem, dass einige Wochen vor unserer Ankunft eine der jungen Frauen des Stammes, die Diabetes hatte, schwanger gewesen war und Zwillinge erwartete. Wegen des hohen Risikos hatte man sie in das einzige Krankenhaus im Umkreis gebracht, mehrere Stunden entfernt. Tragischerweise erlitt sie eine Fehlgeburt, beide Kinder starben und mussten per Kaiserschnitt geholt werden. Die Frau war daraufhin in eine schwere Depression verfallen, und die Ärzte hatten die Anwendung einer Elektroschocktherapie geplant. Mitten in der Nacht waren ihr einige Stammesangehörige zu Hilfe geeilt, hatten eine Leiter gebaut, die bis zum Fenster ihres Zimmers hinaufreichte, und sie auf diese Weise vor der barbarischen Behandlung gerettet.

Jeden Abend versammelten sich die Stammesangehörigen, um einen rituellen Tanz aufzuführen, und wir wurden eingeladen, daran teilzunehmen. Die junge Frau, die das Martyrium in der Klinik erlitten hatte, nahm an der Peripherie des Kreises Platz. Niemand erwartete etwas von ihr. Man überließ ihr die Entscheidung, wie weit sie sich in die Zeremonie einbringen wollte. Einige Abende später schloss sie sich dem Kreis an. Alle waren tief bewegt, den Tränen nahe, und die junge Frau brach zusammen, machte ihrem Kummer laut schluchzend Luft. Ihr depressiver Zustand schwand zusehends, und danach nahm sie an dem rituellen Tanz teil. Als wir uns in den Kreis einreihten und im Gleichtakt mit allen anderen die einfachen, sich ständig wiederholenden Schritte machten, gelangten wir in einen veränderten Bewusstseinszustand, der offenbar dazu beitrug, den Zusammenhalt der Stammesangehörigen zu stärken. Dieses Zusammengehörigkeitsgefühl ist etwas, was wir in unseren säkularisierten, fragmentierten und individualistischen Gesellschaften schmerzlich vermissen. Der Mangel an einer so tiefen Verbundenheit ist ein großer Nachteil, der unser individuelles und kollektives Wohlbefinden beeinträchtigt.

Die Hopi

Ich erhielt auch einige bedeutsame Einblicke in die spirituelle Welt der indigenen Hopi, als ich in den 1980er-Jahren in Flagstaff, Arizona, lebte und Lehrveranstaltungen am Hopi Guidance Center in Shingopavi durchführte, einer kleinen Ansiedlung auf der Second Mesa, die sich in einem Hopi-Reservat befindet. Von dieser Anhöhe aus hatte man einen atemberaubenden Blick auf die San Francisco Peaks, einen Gebirgszug vulkanischen Ursprungs, der als Heim und Ruhestätte der *Kachinas*, der Hopi-Gottheiten, gilt. Während meiner Zeit am Guidance Center vertiefte sich meine Wertschätzung für den Ansatz, bei Trauma-Verletzungen nicht nur die betroffenen Personen, sondern das ganze Kollektiv in den Heilungsprozess einzubeziehen.

Bei Lehrveranstaltungen führe ich die Techniken normalerweise mithilfe von Teilnehmenden vor, die sich zur Verfügung stellen. Im Anschluss üben sie den Ablauf untereinander. Am Guidance Center bat ich um Freiwillige, aber niemand meldete sich, trotz behutsamer Ermutigung meinerseits. Ich nahm an, dass diese Zurückhaltung der Einstellung geschuldet war, dass man Familiengeheimnisse nicht preisgibt. Oder dass sich die an dem Training Teilnehmenden in Anwesenheit eines Außenstehenden gehemmt fühlten.

Während des Mittagessens sprach ich mit einem Anthropologen über mein Problem. Wie sich bei dem Gespräch herausstellte, gibt es in der Hopi-Kultur die Betrachtung des Menschen als Einzelwesen nicht, so, wie wir es in unseren westlichen Kulturen kennen. Für die Hopi sind die grundlegenden Einheiten einer Gesellschaft die Familie, das Dorf und der Stamm, mit denen sie sich identifizieren. Als er mir diesen Unterschied erklärte, wurde mir klar, dass ich mit meiner Aufforderung den falschen Ansatz gewählt hatte. Während der nächsten Unterrichtsstunde bat ich einen der hochqualifizierten, erfahrenen Therapeuten des Zentrums, die an der Fortbildung teilnahmen, um eine Fallpräsentation. Diese Vorgehensweise sorgte auf Anhieb für Akzeptanz und Engagement. Im Anschluss fragte ich, ob jemand ähnliche Erfahrungen wie der Klient in unserem Fall gemacht hatte. Daraufhin erklärte sich umgehend einer der Teilnehmenden zu einer Demonstration vor der gesamten Gruppe bereit. Die Gruppenangehörigen sahen darin eine Gelegenheit, dem außenstehenden Klienten des Therapeuten zu helfen. Diese Möglichkeit, zum Gemeinwohl beizutragen, erwies sich als eine starke, motivierende Kraft.

In vielerlei Hinsicht lernte ich mehr von den Hopi als sie von mir. In ihrer spirituellen Gemeinschaft willkommen zu sein, war an sich schon ein großes Privileg. Die größte, augenfälligste Offenbarung war für mich jedoch das tiefgründige Verständnis, dass der Heilungsprozess kollektiv ausgerichtet werden sollte. Diese unschätzbar wertvolle Erkenntnis, die ich auch schon in den eng verwobenen Gemeinschaften der brasilianischen Krenak-Stämme gewonnen hatte, unterstrich die unverzichtbare Rolle des kollektiven Zusammenhalts für die Förderung des Wohlbefindens.

Von den Hopi erhielt ich ein weiteres Geschenk, als sie mich als Zuschauer zu einigen ihrer heiligen Stammestänze einluden. Einer dieser Tänze war der sogenannte Schlangentanz, eines ihrer wichtigsten altüberlieferten Rituale. Dabei tanzten einige Stammesmitglieder mit lebenden Klapperschlangen, die von Mund zu Mund weitergegeben, also mit den Lippen oder Zähnen festgehalten wurden. Auch hier geht es nicht um die Zurschaustellung individuellen Wagemuts, sondern um eine Kulthandlung als zeremonielles Gemeinschaftserlebnis. Dazu gehört auch eine Reihe ausgefeilter Gebete, vor allem an die Gefiederte Schlange, die als

Gottheit verehrt wird. Mit dem Schlangentanz ist die Bitte an sie um den lebensspendenden Regen und eine gute Ernte verbunden, da Mais, Bohnen, Kürbis und andere Feldfrüchte die Hauptnahrungsquelle der Menschen hier darstellen und ihr Überleben im Reservat sichern.

Die Navajo

Meine direkten Nachbarn in Flagstaff waren eine Gruppe Männer vom Stamm der Navajo, auch Diné oder das »Menschenvolk« genannt. Ihnen gefiel mein Seelengefährte, mein Dingo-Mischlingshund Pouncer. Sein zugewandtes und freundliches Wesen erwies sich als Brücke zwischen unseren Grundstücken, unseren Häusern und unseren Kulturen. Als sie nach einem unserer Gespräche über meine Heilmethoden merkten, wie sehr mich das Thema interessierte, vermittelten sie ein Treffen mit einem Medizinmann, den sie kannten. Wir blieben in Kontakt, und nach einiger Zeit lud mich der Medizinmann ein, einer traditionellen Zeremonie beizuwohnen, »Weg des Feindes« genannt. Sie diente dazu, heimkehrende Kriegsteilnehmer wieder in den Stamm zu integrieren. Die Navajo verstanden, ohne die Kriegstraumata offen anzusprechen, dass die Familie, das Dorf und letztendlich die ganze Stammesgemeinschaft die Last der unverheilten Wunden tragen musste. Auch nach dem Ritual wurden die Krieger oder Veteranen für ihren Dienst und ihre Opfer geehrt. Als Zeichen der Anerkennung durften sie die offiziellen Powwows – die Treffen nordamerikanischer indigener Stämme, bei denen die kulturelle Identität gestärkt und die tradierten Wertvorstellungen vermittelt wurden – eröffnen und ihre Gruppe bei Paraden anführen. Diese Zeremonie fand zwar zur Zeit des Vietnamkriegs statt, aber die

Tradition reichte in die Ära der Stammesfehden und in die Zeit zurück, als viele First Nations ihre Krieger nach Hause holten, die als Soldaten an verschiedenen bewaffneten Konflikten teilgenommen hatten, zum Beispiel zwischen den Indianern Nordamerikas und den europäischen Einwanderern (auch Indianerkriege genannt), am Ersten und Zweiten Weltkrieg oder am Koreakrieg.

Während des Zweiten Weltkriegs hatten die Navajo und einige andere Stämme eine ureigene Sprache entwickelt, die als verschlüsselte Kommunikation zwischen verschiedenen US-Brigaden benutzt wurde. Da sie nicht schriftlich aufgezeichnet war, konnten die Navajo-Angehörigen die Befehle übersetzen oder mündlich an andere Truppen übermitteln, wenn diese ebenfalls einen Navajo in ihren Reihen hatten. Diese sogenannten Codesprecher liefen ständig Gefahr, getötet zu werden, nicht nur von Feinden, sondern von ihren eigenen Leuten, um zu verhindern, dass sie in Gefangenschaft gerieten und unter Folter den Geheimcode verrieten. Aufgrund dessen trugen sie Zyankalikapseln bei sich, und ihre Kameraden hatten die Anweisung, die Codesprecher notfalls zu erschießen. Sie können sich sicher vorstellen, unter welcher Bedrohung sie leben mussten und wie viel Mut sie brauchten, um ihre Aufgabe zu verrichten. Die traumatischen Erfahrungen in diesen Ausnahmesituationen, die sie bei der Rückkehr in ihre Dörfer mitbrachten, erforderten eine Reinigungs- und Heilungszeremonie, damit die Integration gelang.

Die rituelle Wiedereingliederung in den Stamm lief in einer festgelegten Reihenfolge ab. Bevor der Krieger zu seiner Familie zurückkehren konnte, versammelten sich die Stammesangehörigen in deren Hogan, dem traditionellen Haus der Navajo, einer runden Blockhütte mit Kuppeldach. Die männlichen Stammesmitglieder bildeten einen Ring um eine zentrale Feuerstelle. Die rhythmischen Kadenzen der Powwow-Trommeln erklangen, während der zurückgekehrte Soldat in Einklang mit den Trommelschlägen gemessenen Schrittes das Feuer umrundete. In der Zwischenzeit beobachtete ein Medizinmann jede Bewegung des Mannes, der sich im Kreis um das Feuer bewegte, und zählte seine Lebensjahre rückwärts in chronologischer Reihenfolge auf. Jedes Mal, wenn er Traumaanzeichen im Körper des Kriegers entdeckte, richtete er seine Aufmerksamkeit auf das genaue Alter, in dem die traumatische Erfahrung stattgefunden hatte, und seine rituellen Gesänge wurden eindringlicher. Auch die Trommelschläge wurden lauter. Die Atmung des Soldaten beschleunigte sich, und seine Körperbewegungen wurden kraftvoller, als sich die im Trauma gebundenen Energien im heilenden Kreis der Stammesgemeinschaft zu lösen begannen. Der Akt der Befreiung wurde durch das Crescendo der Trommelschläge, Gebete und rituellen Gesänge vorangetrieben. Diese Befreiungszeremonie dauerte die ganze Nacht bis zur Morgendämmerung an. An diesem Punkt wandte der Soldat sein Gesicht durch die nach Osten ausgerichtete Tür des Hogan der Sonne zu. Als er in das Licht des heraufziehenden Morgens trat, würgte und spie er das »Gift« des gelösten Kriegstraumas und anderer, zum Teil aus der frühen Kindheit stammender Traumata aus. Der heimkehrende Krieger war nicht gezwungen, sich mit den traumatischen Ereignissen auseinanderzusetzen, die es zu verarbeiten galt, da sie in seiner Körpersprache zum Ausdruck kamen und vom Medizinmann aufgespürt wurden.

Erst nach dem Befreiungsritual nahm der Krieger wieder seinen Platz in der Familie und in seiner Stammesgemeinschaft ein. Er hatte in einen Zustand der Harmonie und Schönheit aller Elemente im Universum zurückgefunden, ein Grundwert und Lebenskonzept, an dem sich alles Denken und Handeln ausrichtet, in der Navajo-Sprache *Hózhó* genannt. An dieser stärkenden

Heilungszeremonie teilnehmen zu dürfen, war für mich ein unbeschreibliches Erlebnis.

Die Weg-des-Feindes-Zeremonie, bisweilen auch als »Squaw Dance« bezeichnet, wurde von den Navajo nach dem Zweiten Weltkrieg genutzt, um die Codesprecher, die während des Krieges extremen Gefahren ausgesetzt waren, wieder in die Stammesgemeinschaft zu integrieren. In Abbildung 7 finden Sie ein Foto von dem Aquarellbild *First Furlough* (»Erster Fronturlaub«) des Navajo-Malers Quincy Tahoma. Und hier ist ein Lied, das gegen Ende der Zeremonie zu Ehren der Codesprecher vorgetragen wurde:

»Happily may their roads home be on the trail of pollen.
Happily may the all get back.
In beauty I walk.
With beauty before me, I walk.
With beauty behind me, I walk.
With beauty below me, I walk.
With beauty above me, I walk.
With beauty around me, I walk.
It is finished in beauty,
It is finished in beauty,
It is finished in beauty,
It is finished in beauty.«[31]

Abgesehen davon, dass für die heimkehrenden Soldaten zahlreiche Reinigungszeremonien durchgeführt wurden, trugen vor allem der tiefe Respekt und das Ansehen, das sie in ihren Stammesgemeinschaften genossen, zur weiteren Stabilisierung des Heilungserfolgs im Verlauf ihrer restlichen Lebensjahre bei. Wie ein Ältester des Ho-Chunk-Stammes einmal sagte: »Wir ehren unsere Veteranen für ihre Tapferkeit und weil sie das Leben in seiner ganzen Schönheit und Fülle aufrichtig zu schätzen wissen, nachdem sie dem Tod auf dem Schlachtfeld ins Auge geblickt haben.«[32]

Es werde Licht

1946 wurde im Auftrag der US-Army im Mason Hospital auf Long Island, New York, ein Rehabilitationszentrum für die heimkehrenden Soldaten errichtet, die am Zweiten Weltkrieg teilgenommen hatten und unter posttraumatischen Belastungsstörungen (PTSD) litten, einer »Psychoneurose«, wie damals abwertend gesagt wurde. In gewisser Hinsicht spiegelte dieser Ansatz die Heilungsrituale der Navajo wider. Doch statt einen Trancezustand mit Gesängen, Trommeln und Gebeten herbeizuführen, verabreichten ihnen die »Medizinmänner« der Rehabilitationsklinik – renommierte Ärzte – Natriumpentothal, eine Droge, die damals im geheimdienstlichen Umfeld auch als »Wahrheitsserum« eingesetzt wurde, um an Informationen zu gelangen. Dieses schnell wirkende Barbiturat führte einen hochgradig veränderten Bewusstseinszustand herbei, die sogenannte Narkohypnose. Die Ärzte nutzten diesen Zustand, um den Soldaten zu helfen, ihre traumatischen Erfahrungen und das Grauen, die Hoffnungslosigkeit, die Isolation, das fortwährende Gefühl drohenden Unheils und die Angst vor Verletzung und Verstümmelung aufzudecken und aufzuarbeiten. Gleichzeitig sollte die Zeit, die sie in den Gemeinschaftsunterkünften, bei den Mahlzeiten und Freizeitaktivitäten – einschließlich Baseball! – verbrachten, die Bindung und den Zusammenhalt festigen, die in ihrer vorherigen militärischen Gemeinschaft charakteristisch waren. Erst nach einem Monat in diesem abgeschotteten Umfeld wurde den Familien der Soldaten erlaubt, ihre Söhne, Ehemänner und Väter wieder in die Arme zu schließen.

Dieses wirkmächtige Experiment wurde von dem namhaften US-amerikanischen Regisseur John Huston in dem Film »Es werde Licht« (»Let There be Light«) dokumentiert. Auftraggeber war das Militär, das damit zeigen wollte, wie die an einer »Kriegsneurose« leidenden Truppen problemlos wieder in ihr vorheriges Leben integriert wurden und als vollwertige Mitglieder der Gesellschaft ihren Beitrag leisten konnten. Was die US-Army nicht erwartet hatte, war das ganze Ausmaß der psychischen Schäden, die sie in Wirklichkeit davongetragen hatten und die offenkundig wurden. Man befürchtete, der Film könnte für die Zivilbevölkerung zutiefst verstörend sein und sich als Hindernis für die künftige Rekrutierung von Soldaten erweisen. Infolgedessen wurde er in den Archiven unter Verschluss gehalten und erst in den 1980er-Jahren von einer US-Fernsehgesellschaft ausgestrahlt. Doch die Kopie, die an die Öffentlichkeit gelangte, war von so schlechter Qualität, sodass Unterhaltungen kaum hörbar waren. In diesem Zustand war er bis 2010 verfügbar, als die National Film Preservation Foundation – eine gemeinnützige Organisation zur Rettung des US-amerikanischen Filmerbes – eine Bearbeitung finanzierte. Der Film ist auf YouTube zu sehen, und es ist empfehlenswert, sich die Zeit zu nehmen, um sich selbst ein Bild von den Heilungsmethoden und dem Gemeinschaftsgeist zu machen, die darin schonungslos und eindrücklich dargestellt werden.

John Huston erklärte, das Militär habe seinen Film in den Archiven verschwinden lassen, »um einen ›Kriegermythos‹ aufrechtzuerhalten, der besagte, dass unsere amerikanischen Soldaten in den Krieg zogen und ausnahmslos stärker aus dieser Erfahrung hervorgingen … dass sie alle Helden waren … dass ihr Mut und ihr Kampfgeist angesichts der Möglichkeit, zu sterben oder verwundet zu werden, ungebrochen war«.[33] Obwohl die Veteranen des Zweiten Weltkriegs als unbesungene »Helden der größten Generation« galten, erhielten bei Weitem nicht alle die im Film dokumentierte Unterstützung bei ihrem Heilungsprozess, sondern wurden vielmehr mit der Erwartung konfrontiert, sich aus eigener Kraft wieder in ihren Alltag einzugliedern. Die militärische Führung sah in dem Film nur die Schwäche der Soldaten, die für sie unannehmbar war. Sie begriff nicht, dass diese Männer Zeit brauchten, um schrittweise zu genesen und wieder funktionierende und geachtete Mitglieder der Gesellschaft zu werden. Stattdessen wurden ihre seelischen Wunden stigmatisiert und aus Angst vor der Reaktion der Öffentlichkeit unter den Teppich gekehrt. Im Gegensatz zur Wertschätzung und lebenslangen Würdigung ihrer Verdienste, die den Navajo-Kriegern der First Nations zuteilwurden, verschloss die Gesellschaft ihre Augen vor den Verletzungen und ignorierte die potenzielle Notwendigkeit, durch eine »Reinigung« oder therapeutische Aufmerksamkeit und echten Respekt den Weg der Genesung zu fördern.

Die Bemühungen der amerikanischen Gesellschaft hinsichtlich der Wiedereingliederung der Veteranen schloss im Allgemeinen nicht ein, ihre Verletzungen und Opfer offen zur Kenntnis zu nehmen. Sie beschränkten sich darauf, Programme wie G.I Bill aufzulegen, die auf die finanziellen Bedürfnisse der Veteranen zugeschnitten waren. Damit ermöglicht man ihnen, sich ein Haus in den Vorstädten zu kaufen und ein gewisses Maß an materiellem Komfort zu genießen, aber der soziale Zusammenhalt, wie er in den Hogans, Ansiedlungen und Stammesgemeinschaften der Navajo üblich war, fehlte. Sie erhielten die Mittel, um ein College zu besuchen, damit sie als vollwertige Mitglieder der Gesellschaft ihren Beitrag leisten konnten, doch gleichzeitig waren sie gezwungen, ihre Traumata unter der Decke zu halten. Die Armee und die Gesellschaft waren unfähig, zu begreifen, dass Soldaten, die im Krieg starke seelische Verletzungen erleiden, mit der entsprechenden Unterstützung auf den Weg der Genesung gelangen, ja oft sogar an dieser Erfahrung wachsen und echte Führungsstärke und Führungskompetenz entwickeln konnten.

Israel: Ein Land der endlosen militärischen Auseinandersetzungen und reaktivierten Traumata

Um das Jahr 2002 herum wurde ich gebeten, ein Training in Jerusalem abzuhalten. Ich erklärte mich einverstanden, aber nur dann, wenn auch palästinensische Therapeutinnen und Therapeuten daran teilnehmen durften. Was folgte, war keine leichte Aufgabe, aber nach etlichen Verhandlungsgesprächen über inoffizielle diplomatische Kanäle wurden mehrere Interessierte aus dem Gaza-Streifen und der West Bank zugelassen. Wie Sie sich sicher vorstellen können, waren die ersten Begegnungen alles andere als entspannt.

Während einer der anfänglichen Frage-und-Antwort-Stunden wollte einer der Teilnehmenden wissen, ob eine Heilung auch dann möglich sei, wenn man den Ursprung des Traumas nicht kenne. Meine kurze Antwort lautete: Ja, wenn man in der Lage ist, die Stresssymptome oder Ängste aufzudecken, von denen die Betroffenen immer wieder heimgesucht werden. Dann meldete sich ein Israeli zu Wort. Sein Name war Chaim Dasberg, er hatte als einer der Ersten psychoanalytische Behandlungsmethoden bei Holocaust-Überlebenden beschrieben. Er ist schon lange tot, aber ich erhielt noch zu seinen Lebzeiten die Erlaubnis, seinen vollen Namen zu nennen.

Chaim berichtete, dass er seit dreißig Jahren unter furchtbaren Schmerzen im unteren Rücken litt. Es war aufschlussreich, dass er dieses Symptom an einem bestimmten Zeitpunkt festmachte, obwohl er keine Erinnerung an den Auslöser hatte. Ich bat ihn, die Schmerzen zu beschreiben, einschließlich der synästhetischen Wahrnehmungen, zum Beispiel die Stelle, an der sie im Körper spürbar waren, ihre Form und ihre Farbe. Als Nächstes forderte ich ihn auf zu erkunden, ob den Schmerzen ein gewisses Maß an muskulärer Anspannung zugrunde liegen könnte. Wenn ja, sollte er darauf achten, ob sie auf beiden Seiten der Wirbelsäule gleich groß war – was nicht der Fall war, wie sich herausstellte. Im Anschluss sollte er sich bildlich vorstellen, welche Bewegung sein Körper gern machen würde, um die Verspannung zu lösen, und diesem inneren Drang folgen. Daraufhin wurde seine Atmung plötzlich schneller, Schweißtropfen traten auf seine Stirn. Es war nicht zu übersehen, dass tief in seinem Innern etwas in Bewegung geraten war. Kurz darauf erklärte er, dass er sich wieder an eine Begebenheit erinnerte, die er mit aller Macht verdrängt hatte: Während seiner Dienstzeit als Militärarzt hatte man seinen Konvoi in einen Hinterhalt gelockt und alle Männer, bis auf ihn, brutal ermordet. Er verdankte sein Leben allein der Tatsache, dass er sich auf der Ladefläche des Militärlastwagens befand, rückwärts herunterfiel und in einen Straßengraben rollte. Er landete auf dem Rücken und blieb regungslos liegen, bis die feindlichen Soldaten abgezogen waren. Er litt seither nicht nur an anhaltenden Rückenschmerzen, sondern auch unbewusst an massiven Schuldgefühlen, die sein Körpergedächtnis gespeichert hatte, wie bei vielen Überlebenden.

Zurück zum Training: Am Ende erkundigte ich mich, ob jemand die Gedanken teilen möchte, die ihm oder ihr im Verlauf der Sitzung durch den Kopf gegangen waren. Nach geraumer

Zeit stand eine Psychologin auf, die für das Rehabilitationszentrum Mental Health Services im Gaza-Streifen tätig war. Sie war groß gewachsen, elegant und trug einen grauen Hosenanzug. Sie erklärte, als Chaim seine Geschichte erzählte, habe sie anfangs Rachegedanken gehabt und ihm gewünscht, retraumatisiert zu werden. Ihm sollte bewusst werden, was er (oder vielmehr die Israeli) ihrem Volk angetan hatten, wie sie ihre Landsleute gedemütigt, gefoltert und umgebracht hatten. »Als ich aber durch Ihre Arbeit mit Dr. Levine eine neue Perspektive gewann«, fuhr sie fort, »passierte etwas in mir, was ich mir nicht wirklich erklären konnte. Ich stellte fest, dass ich für Ihre Heilung betete, ohne zu wissen, warum. Und mir wurde eines klar, Chaim: Solange wir nicht Frieden in uns selbst finden, können wir nicht in Frieden miteinander leben.« Traurigerweise war dieser Frieden von kurzer Dauer, da die Angriffe und Gegenangriffe bis zum heutigen Tag andauern.

Deutschland

»Das Vergangene ist nicht tot, es ist nicht einmal vergangen.«

William Faulkner, *Requiem für eine Nonne*[34]

Als ich 1982 in Deutschland mit meinen SE-Schulungen begann, litt ich an Beklemmungen, Angst und sogar regelrechten Panikattacken. Ich schrieb diesen Zustand zunächst dem Lampenfieber zu, vielleicht auf den Stress zurückzuführen, zum ersten Mal in einem Land zu arbeiten, das mir fremd war und dessen Sprache ich nicht verstand. Aber die Angst schien unverhältnismäßig groß zu sein.

Zum damaligen Zeitpunkt wurde der Zweite Weltkrieg mit keinem Wort erwähnt, und mit Sicherheit brachte niemand das Thema Naziregime oder die SS von sich aus aufs Tapet. Ich lernte schnell, dass es nahezu ein ungeschriebenes Gesetz gab, das es »verbot«, dies öffentlich zur Kenntnis zu nehmen oder darüber zu sprechen.

In einem großen Teil der Schulungen, die ich durchführte, ging es um die Energie und komplexen Prozesse, die wir in unserem Körper abspeichern. Infolgedessen machten die Teilnehmenden viele körperbezogene Achtsamkeitsübungen, die ein zentrales Element des Somatic Experiencing darstellen. Ich demonstrierte diese sinnlich wahrnehmbaren Tools zur Spurensuche anhand einer Teilnehmerin, die sich zur Verfügung gestellt hatte. Dabei bemerkte ich, dass ihr Körper plötzlich auf eine bestimmte Weise in sich zusammenzufallen schien, als wollte sie sich kleinmachen. Ich deutete das als Schamgefühl. Nachdem sie eingewilligt hatte, legte ich meine Hand auf ihre Schulter und half ihr, ihre Körperhaltung wahrzunehmen, ihr nachzuspüren und sie bewusst zu verändern. Sie nahm eine gerade, aufrechte Haltung ein, die Stolz und Würde widerspiegelte. Nach einigen Minuten der Stille füllten sich ihre Augen mit Tränen, und sie begann zu weinen.

Als sie ruhiger wurde, fragte ich sie, ob sie gewillt sei, über ihre Erfahrung zu sprechen. Sie brach erneut in Tränen aus. Dann beschrieb sie die Schamgefühle, die sie verfolgten, weil ihr Vater Hitlers Schutzstaffel, der Waffen-SS, angehört hatte. Daraufhin gestanden andere Teilnehmende, dass sie wegen der Rolle, die ihre Eltern oder Großeltern während des Naziregimes gespielt hatten, unter ähnlichen Schamgefühlen litten. Dann ließ sich eine weitere Gruppe auf das Thema ein und brachte ihr Mitgefühl mit den Eltern und Familienmitgliedern derjenigen zum Ausdruck, die im Untergrund Widerstand geleistet hatten und gefoltert oder ermordet worden waren. Als alle ihren Schmerz offenbart hatten, änderte sich die Atmosphäre. Der geteilte Schmerz war ein Bindeglied, das in diesem Augenblick entstand und auch mich einbezog. In der nachfolgenden Trainingszeit verschwand meine Angst. Mein generationenübergreifendes Trauma, eine Folge des Holocaust, begann zu heilen – ein Trauma, das meine Großmutter Doris veranlasst hatte, ihr Leben gewaltsam zu beenden.

Als ich die deutsche Bevölkerung besser kennenlernte, empfand ich tiefen Respekt und Bewunderung für ihre Kultur. Es gab dort jede Menge Schriftsteller, Philosophen und Komponisten aus alter Zeit; nicht umsonst spricht man vom Volk der Dichter und Denker. Aber ich stellte fest, dass auch die Deutschen von heute zahlreiche Tugenden aufwiesen, sie waren zuverlässig, fleißig, kreativ, intellektuell aufgeschlossen und gleichzeitig detailversessen. Meine Schulungsteilnehmenden waren darüber hinaus zielstrebig und übernahmen später selbst oft das SE-Training in verschiedenen Teilen Europas.

Nach Abschluss dieses ersten Trainings in Deutschland blieb ich noch ein paar Tage länger, um München besser kennenzulernen. Ich ging um das Siegestor mit seinen drei Bögen herum, das im Krieg zerstört und später wieder aufgebaut wurde, um an den Frieden zu gemahnen. Ich genoss die Leichtigkeit und die Leuchtkraft, die in die Stadt zurückgekehrt waren. Doch eines Tages, bei einem Spaziergang in der Nähe des Siegestors, entdeckte ich auf der gegenüberliegenden Straßenseite ein Gebäude mit einer Außentreppe und hatte plötzlich das Gefühl, als wäre etwas Rotes daran heruntergeflossen. Als ich meinem deutschen Kollegen davon erzählte, erklärte er mir, dass in besagtem Gebäude eine Massenexekutionen von Studierenden stattgefunden hatte, die am Widerstand beteiligt gewesen waren. Das Bild, das ich in meiner Vorstellung gesehen hatte, symbolisierte das vergossene Blut. Aufgrund des Heilungsprozesses, der in meinem Training angestoßen wurde, konnte ich dieses intuitive Vorstellungsbild ertragen, ohne in Angst oder Panik zu verfallen. Langsam gelang es mir, das Alte und das Neue zu integrieren, auf eine Weise, die Vergebung und eine Erneuerung des Vertrauens erlaubte.

Am beeindruckendsten war für mich die Fähigkeit der deutschen Trainingsteilnehmenden, Reue zu zeigen und nach Wiedergutmachung zu streben. Das ist ein Thema, mit dem sich Amerika bis heute nicht auseinandergesetzt hat, sowohl im Hinblick auf das historische Erbe der ehemaligen Sklavenbesitzer als auch auf den Genozid, dem die Angehörigen der First Nations ausgesetzt waren, und auf die rassistischen Lynchmorde in den USA. Auch unser antisemitisches Vermächtnis lebt weiter fort, da die Einsicht fehlt, dass eine Aufarbeitung dringend notwendig wäre. Außerdem sehen wir uns wieder dem Gedankengut des weißen Nationalismus und der »White-Supremacy«-Bewegung gegenüber, die sich virulent verbreiten. Als Gesellschaft waren wir Amerikaner äußerst schwach in unserem Bemühen, extreme Brüche in unserer moralischen Integrität genauer unter die Lupe zu nehmen. Ich habe festgestellt, dass diese Traumata Folgewirkungen hatten, die in unserer Kultur noch heute ihren Nachhall finden, oft in Form stillschweigend inbegriffener oder unbewusster Vorurteile, die den zwischenmenschlichen Kontakt zu unseren Mitbürgerinnen und Mitbürgern zusätzlich beeinträchtigen. Die Unfähigkeit, den Übergang von der individuellen zu einer kollektiven und gesellschaftlichen Heilung zu bewältigen, stellt eine Herausforderung für jede und jeden von uns dar. Die Welt kann viel von den Deutschen lernen, denen es gelungen ist, ihre kollektive Scham und moralische Mittäterschaft offen anzusprechen. Ich möchte damit nicht andeuten, dass sie ein Ausbund an Tugend sind, aber sie haben sich ernsthaft und aufrichtig bemüht, die kollektive Schuld zu sühnen und in positives Handeln umzuwandeln.

Meine eigenen rassistischen Vorurteile

Ich schäme mich noch heute, wenn ich mich an eine Situation erinnere, in der meine eigenen unbewussten rassistischen Vorurteile zum Vorschein kamen. Eric Garcetti, der Bürgermeister von Los Angeles, hatte mich gebeten, einen Workshop zum Thema »Folgewirkungen des Sexhandels mit Kindern« durchzuführen. Zu den Teilnehmenden gehörten Sozialarbeiterinnen, Therapeuten, Polizistinnen und Deputy Sheriffs – die im Auftrag des Sheriffs Polizeiaufgaben in ihrem County wahrnehmen. Nach der Veranstaltung kam eine junge Afroamerikanerin zu mir. Sie sagte, sie habe bei dieser Fortbildung eine Menge gelernt, und wollte wissen, welches meiner Bücher sie lesen sollte, um mehr über meine Therapiemethoden zu erfahren. Ich griff in meine Tasche, holte *Waking the Tiger (Trauma-Heilung. Das Erwachen des Tigers)*, mein erstes Buch, heraus und schenkte es ihr, weil ich dachte, das sei für den Einstieg in das Thema die einfachste Lektüre. Wir setzten unsere Unterhaltung fort, und ich erkundigte mich nach ihren derzeitigen beruflichen Aktivitäten und Interessen. Ich erfuhr, dass sie gerade ihren Doktor in Psychologie gemacht hatte und nun auf ein rechtswissenschaftliches Diplom hinarbeitete – und das alles mit Mitte zwanzig! Mir wurde umgehend klar, dass mich meine stereotype Denkweise und meine unbewussten Vorurteile zu der Empfehlung verleitet hatten, in der stillschweigenden Annahme, sie sei mit dem Thema nicht vertraut. Mein Verhalten war mir furchtbar peinlich, aber ich nutzte die Chance, meinen Fehler zu korrigieren, und gab ihr zwei meiner komplexeren Bücher über Traumata, *In an Unspoken Voice (Sprache ohne Worte)* und *Trauma and Memory (Trauma und Gedächtnis)*. Rückblickend erinnere ich mich mit Demut an diese Interaktion. Ich bin ihr von Herzen dankbar für die Lektion über unbewusste Vorurteile, die sie mir erteilte, ohne mich auf die Unangemessenheit meiner Annahmen hinzuweisen und meine Schamgefühle noch zu vertiefen. Sie war zweifellos eine Heilerin der neuen Generation, von der ich, ein Mitglied der alten Garde, noch etwas lernen konnte!

9

DIE VIER WICHTIGSTEN FRAUEN IN MEINEM LEBEN

(plus eine temperamentvolle Studentin aus meinem Kurs)

Ich habe ungeheuer wertvolle Geschenke von vier starken Frauen in meinem Leben erhalten: Charlotte Selver, Magda Proskauer, Ida Rolf und Mira Rothenberg. Jede dieser Pionierinnen auf ihrem Gebiet hat meine Entwicklung auf der beruflichen und persönlichen Ebene inspiriert und geprägt.

Als ich 1964 von der University of Michigan an die UC Berkeley wechselte, war mir nicht wirklich bewusst, dass ich auch einen Körper besaß. Ich hatte mich ihm entfremdet, war derart kopfgesteuert, dass ich ihm wenig Beachtung schenkte. »War da noch was?«, fragte ich mich, genau wie meine Kommilitoninnen und Kommilitonen, die dem menschlichen Intellekt ebenfalls größeres Gewicht beimaßen. »Warum muss ich überhaupt wissen, dass ich einen Körper habe?«

Ich begegnete Charlotte Selver zum ersten Mal 1965 in der imposanten St. Mark's Lutheran Church, einer evangelisch-lutherischen Kirche, auf einer Anhöhe am Ende der O'Farrell Street in San Francisco gelegen. Ich nahm dort an einem zweitägigen Workshop teil, den Charlotte Selver und ihr Mann Charles Brook durchführten. Die Veranstaltung war in erster Linie auf die buddhistischen Zen-Mönche und -Nonnen vom Green Gulch Farm Zen Center in Marin County und vom Tassajara Zen Mountain Center in der Nähe von Big Sur zugeschnitten. Aber irgendwie war es meinem Freund Jack Kaplan gelungen, mir ebenfalls einen Platz in diesem »Workshop für Eingeweihte« zu verschaffen.

Was Charlotte Selver angeht: Sie war eine bekannte Größe in der Szene, die in ihrem Leben wohl einiges richtig gemacht hatte, denn sie wurde einhundertzwei Jahre alt und lehrte bis zuletzt. Dem Vernehmen nach brannte sie als sechsundneunzigjährige Witwe mit ihrem fünfzigjährigen Gärtner durch, und allem Anschein nach waren die beiden glücklich bis an ihr Lebensende. Auf den Abbildungen 8 und 9 ist meine Mentorin Charlotte zu sehen.

Der Workshop dieser charismatischen Frau begann mit Übungen, die ich stupide, nervig und frustrierend fand. Wir mussten beispielsweise einen Stein aufheben und eine Weile in der Hand halten, um Größe, Form, Textur, Temperatur und Gewicht bewusst wahrzunehmen. Die Übung schien eine gefühlte Ewigkeit zu dauern. Und als wir sie mit geschlossenen Augen wiederholen mussten, verloren wir mehr oder weniger die Orientierung. Sie wurde noch schwieriger, als wir mit dem Stein in der Hand im Kreis umhergehen mussten. Es ging stundenlang so weiter, und ich langweilte mich zu Tode. Wir erhielten die Anweisung, auf den Kontakt zwischen unseren Füßen und dem Boden zu achten. Welchen Teil des Fußes wir zuerst aufsetzten, Zehen oder Ferse, und ob der Kontakt an der Innen- oder Außenseite des Fußgewölbes stärker zu spüren war. Dann forderte Charlotte uns auf, herauszufinden, wie fest die Verbindung zwischen Füßen und Fußknöcheln war, und so weiter. Auf diese Weise mussten wir den ganzen Körper von unten bis oben erforschen. Als wir uns endlich in Bewegung setzen durften und gemessenen Schrittes im Kreis durch den Raum gingen, fing ich den Blick eines der Mönche auf und fragte ihn, was er bei diesen Übungen herausgefunden hatte. Seine Antwort lautete: »Dass ich extreme Kopfschmerzen habe!« Endlich etwas, das mir einleuchtete!

Am Ende des Tages forderte Charlotte uns auf, uns auf den Rücken zu legen und unserem Atem nachzuspüren, der an den Füßen und anderen Körperteilen ein- und ausströmte. Aus wissenschaftlicher Sicht wusste ich, dass diese Übung keinen Sinn ergab und, ehrlich gesagt, lächerlich war: Das war einfach unmöglich. Doch als Jack und ich die Kirche am frühen Abend verließen und auf die Stadt im Talkessel unter uns und zur Brücke über die Bucht hinüberblickten, erwachte San Francisco schlagartig zum Leben. Gemeinsam genossen wir den Ausblick auf das Lichtermeer der Stadt, das in harmonischem Gleichklang erstrahlte. So etwas hatte ich bisher nur ein einziges Mal erlebt: im LSD-Rausch. Was diese halluzinogene Droge hervorgerufen hatte, konnte ich also in eigener Regie bewirken: Ich besaß einen Körper, der lebendig, empfindungsfähig und imstande war, den gleichen euphorischen Zustand zu erreichen, wenn ich die richtigen Fragen stellte. Aber wie ließ sich eine so tiefe Ebene der Körperwahrnehmung gezielt erreichen? Diese Frage führte mich zur Atemtherapie von Magda Proskauer.

Magda Proskauer: Vom Schlittschuhlauf zur Atemtherapie

Nach meinem ursprünglichen »Erwachen« nach dem Workshop von Charlotte Selver führte mich mein Weg zu einer damals noch wenig bekannten Physiotherapeutin namens Magda Proskauer. Sie wohnte und arbeitete in einem klassischen viktorianischen Haus, oberhalb von Haight-Ashbury, dem Hippie-Viertel von San Francisco. Ihre Atemtherapie basierte auf der bewussten Lenkung des eigenen Atemrhythmus, die zeitweilig mit bestimmten kaum merklichen Bewegungen kombiniert wurde, um die körperliche Selbstwahrnehmung zu verbessern. Mithilfe ihrer Anleitung lernte ich im Verlauf der nächsten beiden Jahre, mit meiner Atmung zu experimentieren und nach und nach die Einflussfaktoren zu erkennen, die eine spontane Atmung blockieren können.

Mein Workshop bei Charlotte Selver hatte zahlreiche Stunden der Konzentration auf den Körper erfordert, um eine Verbindung zu ihm herzustellen und zu erspüren, was in seinem Innern vorging. Dank Magdas Atemwahrnehmung fiel mir diese Erweiterung meines Selbst leichter. Magda war nicht nur Physiotherapeutin, sondern auch Anhängerin der Psychoanalyse von C. G. Jung. Manchmal tauchte ein Vorstellungsbild auf, wenn ich meinen Atembewegungen folgte. Hin und wieder begannen wir unsere Sitzung mit der Fokussierung auf einen Traum, den ich unlängst gehabt hatte, und der Suche nach seiner Entsprechung im Körper. Magdas Therapie half mir, Körper und Geist durch die Wahrnehmung von Vorstellungsbildern, Körperempfindungen und Gefühlen zu einer Einheit zu verschmelzen. In manchen Sitzungen teilte Magda ihre Erkenntnisse und Theorien mit mir.

Aufgrund meines wissenschaftlichen Interesses gab sie mir zuweilen einen Termin um 11.30 Uhr, damit wir im Anschluss an meine Sitzung noch Zeit für eine private Unterhaltung hatten. Wir redeten über ihre Arbeitsmethoden, und gelegentlich vertraute sie mir Einzelheiten aus ihrer Laufbahn als Therapeutin an.

Bei einem dieser Gespräche erzählte sie mir, wie sie selbst »erwacht« war und ihren Körper erstmals richtig wahrgenommen hatte. Als Kind war sie während der kalten Wintermonate in Europa auf einem gefrorenen See in der Nähe ihres Elternhauses oft Schlittschuh gelaufen. Als sie gerade eine Pirouette drehte, hatte sie plötzlich das Gefühl, als würde sich die Zeit in Luft auflösen, und ihr wurde bewusst, dass sie sich in einem tranceähnlichen Flow-Zustand befand. Diese Erfahrung war beflügelnd und hinterließ lebenslange Spuren bei ihr. Als Erwachsene musste sie jedoch ihre ganze Willenskraft in ihr Studium investieren, sodass sie zeitweilig die Verbindung zu ihrem Körper mit seinem ureigenen Wissen und seinen Empfindungen verlor. Ich denke, sie teilte diese Meilensteine ihrer Entwicklung mit mir, um mir vor Augen zu führen, dass ich meinen Körper ebenfalls zugunsten meiner akademischen Laufbahn vernachlässigt hatte.

Doch zurück zu Magdas Entwicklungsgeschichte. Nach Abschluss ihres Studiums absolvierte sie ihre praktische Ausbildung zur Physiotherapeutin am Klinikum der Ludwig-Maximilians-Universität in München. Dort wendete sie bei der Behandlung von Patientinnen und Patienten, die an Kinderlähmung, Zerebralparese oder Asthma erkrankt waren, verschiedene konventionelle Therapieformen an. Einige wurden wie durch ein Wunder dauerhaft geheilt, ihr Gesundheitszustand blieb stabil. Bei anderen besserten sich die Symptome kurzfristig, doch die Probleme kehrten zurück.

Irgendwann begann Magda, darauf zu achten, ob die Atmung ihrer Patientinnen und Patienten während der Therapiesitzungen spontan erfolgte und ob vor allem die Ausatmung tief und vollständig war. Darüber hinaus machte sie die Beobachtung, dass die Unfähigkeit, natürlich und vollständig auszuatmen, mit verschiedenen psychischen Störungen einherging. Um mehr über das Thema zu erfahren, vertiefte sie sich in die Arbeit von C. G. Jung. Sie erkannte, dass der Akt des Atmens eine einzigartige Stellung innehatte, weil er als Brücke zwischen bewussten und unbewussten Prozessen im Körper dient. Wir können zum Beispiel bewusst den Atem anhalten oder die Atmung beschleunigen. Aber wir sind nur selten in der Lage, autonome Funktionen gezielt zu verändern, zum Beispiel die Herzfrequenz oder den Blutfluss. Durch die Wahrnehmung des Atems gelingt es uns in einzigartiger Weise, bewusste und unbewusste Prozesse miteinander zu verbinden. In dieser Hinsicht wurde die Atmung für Magda zum Bindeglied zwischen Jungs »kollektivem Unbewussten« und der bewussten Wahrnehmung von Geist und Körper, Psyche und Soma.

Gefangen zwischen zwei Welten

Bei meiner Rückkehr in die Welt der Wissenschaft fühlte ich mich von meinen nachhaltigen Erfahrungen im Workshop von Charlotte Selver und meinen Atemtherapiesitzungen bei Magda Proskauer stark herausgefordert. Ich hatte das dringende Bedürfnis, die Vorgänge in meinem Körper und in meinem Nervensystem aus der wissenschaftlichen Perspektive zu verstehen. Offensichtlich mussten wirkmächtige Prozesse im Gang sein, wenn ich spüren konnte, wie der Atem in meine Füße und in andere Teile meines Körpers gelangte, doch aus physiologischer Sicht war eine aktive Beteiligung des gesamten Körpers an der Atmung grundlegend ausgeschlossen.

Im Rahmen meines monatlichen Graduiertenstipendiums der UC Berkeley wurde mir 1965 die Aufgabe anvertraut, für Studierende vor dem ersten akademischen Grad einen laborbasierten Physiologiekurs, Contemporary Natural Science (CNS), aufzubauen und zu leiten. Der Kurs wurde von den National Institutes of Health (NIH), einer Behörde des US-amerikanischen Gesundheitsministeriums, finanziert, um die Naturwissenschaften als Studienfach auf Universitätsebene zu fördern.

Der Widerspruch zwischen Gefühlen und empirischen Fakten setzte mir hart zu, doch dann kam mir eine Idee. Zuerst brauchte ich Freiwillige, um sie im Praxistest zu erproben. Eine temperamentvolle rothaarige Studentin vor dem ersten akademischen Grad erklärte sich bereit, nach dem Kurs noch dazubleiben und sich für das Experiment zur Verfügung zu stellen. Ich schloss sie an verschiedene elektrische Umwandler an, die Druckschwankungen in elektrische Signale umwandeln. Auf diese Weise konnte ich bestimmte physiologische Parameter messen und herausfinden, ob ein Zusammenhang zwischen Messwerten und Atmung bestand. Um ihre Atemfrequenz aufzuzeichnen, bat ich sie, einen Dehnungsmessstreifen um den unteren Bereich ihres Brustkorbs zu befestigen. Damit ließ sich die Zwerchfellatmung erfassen. Dann verband ich die EMG-Elektroden, mit der die elektrische Muskelaktivität gemessen wird, mit ihren Fußsohlen. Zum Schluss brachte ich einen Plethysmografen an einem ihrer Finger an, um Veränderungen im Blutkreislauf aufzuzeichnen.

Ich hatte überlegt, dass es einen objektiv messbaren Zusammenhang zwischen Atmung, Muskelaktivität, Herzfrequenz und Durchblutung geben könnte. Als alle Umwandler angeschlossen waren, beobachtete ich den Verlauf der Kurven auf einem Aufzeichnungsgerät, das einem Polygrafen oder »Lügendetektor« glich. Aber von einer Korrelation oder einer Kovarianz konnte kaum die Rede sein. Es bestand eindeutig kein linearer Zusammenhang zwischen den Zufallsvariablen. Deshalb versuchte ich absurderweise, meiner Studentin ähnliche Anweisungen zu erteilen, wie ich sie von Charlotte Selver und Magda Proskauer erhalten hatte. Das endete damit, dass wir beide frustriert waren. Doch genau dieser Augenblick, in dem wir beide total gereizt waren, erwies sich als Auslöser für den Durchbruch: Ich stellte plötzlich fest, dass sich die elektrische Aktivität in ihren Muskeln mit jedem Atemzug ein wenig zu erhöhen schien, vermutlich im Gleichtakt mit einer leichten Muskelkontraktion. Auch die Herzfrequenz stieg, und die

Blutzufuhr zum Finger verringerte sich. Beim Ausatmen schienen sich die Muskeln etwas zu entspannen, die Herzfrequenz fiel messbar ab, und der Finger wurde merklich besser durchblutet. Ihre Atmung wurde in diesem Moment spontaner, entspannter, voller.

Als ich meine temperamentvolle Testperson fragte, was sie gerade empfand, fauchte sie mich an: »Lass mich in Ruhe!« Natürlich hatte sie keine Lust, aus ihrem tagtraumähnlichen Zustand der Entspannung aufzutauchen und ihren Verstand wieder auf Trab zu bringen. Doch im Verlauf einer späteren Unterhaltung wurde klar, dass sie eine Art Flow-Zustand erreicht hatte, ähnlich wie ich ihn bei Charlotte und Magda oder Magda beim Schlittschuhlaufen in ihrer Kindheit erlebt hatte.

Als ich Magda von dem Laborexperiment mit meiner Testperson erzählte, schien sie fasziniert zu sein. Von diesem Zeitpunkt an wurde das Bestreben, Wissenschaft und Heilkunst miteinander zu verknüpfen, zum Leitbild in meiner beruflichen und persönlichen Entwicklung.

Die eiserne Lady

Dr. Ida Rolf lernte ich 1969 kennen, als ich Mitte zwanzig war und weniger als sechzig Kilo wog. Sie bezeichnete mich manchmal als den jungen Mann mit dem »Klappergestell und den wehenden Haaren«, eine Zuschreibung, die durchaus nett gemeint war. Obwohl ich sowohl der kleinste als auch der jüngste ihrer Schüler war, erklärte sie sich erstaunlicherweise einverstanden, mich in ihren Fortbildungskurs Strukturelle Integration, auch einfach Rolfing genannt, aufzunehmen.

Aus irgendeinem Grund hatte sie ein Faible für mich, vielleicht wegen meiner wissenschaftlichen Denkweise. Ich kam sogar ungestraft damit davon, dass ich mich hin und wieder für das »Klappergestell« revanchierte und sie »Grandma« nannte. Allen anderen, mit Ausnahme eines Kollegen namens Peter Melchior, wäre diese lockere Anrede schlecht bekommen. Eines Abends durfte ich sie sogar in ihrem Apartment in Upper Manhattan besuchen. Nach einem angeregten Gespräch lud sie mich in ein jüdisches Spezialitätenrestaurant zum Abendessen ein. Sie wies mich explizit darauf hin, dass ich mich glücklich schätzen dürfe, eine ganz spezielle Beziehung zu ihr zu haben, woraufhin ich zögernd nickte. Als wir die Mahlzeit beendet hatten und zum Ausgang gingen, wurde sie von einem älteren jüdischen Paar mit starkem jiddischem Akzent angesprochen, das zu ihr sagte: »Oh, was für ein Glück, einen so reizenden Enkel zu haben!« Daraufhin zuckte sie mit den Schultern und bedachte mich mit einem schiefen Lächeln. Im darauffolgenden Jahr absolvierte ich eine zehnwöchige Ausbildung bei ihr in Big Sur, Kalifornien. Abbildung 10 zeigt die eiserne Lady.

Die Abrechnung

Am ersten Tag der Ausbildung erläuterte Dr. Rolf auf angenehme Weise ihre einzigartigen Theorien über den menschlichen Körper und teilte einige Geschichten über die verschiedenen Philosophien und Herangehensweisen an die Phänomenologie, mit der sie sich ihr ganzes Leben lang beschäftigt hatte.[35] Im Anschluss führte die eiserne Lady, die ihre silbergrauen Haare mit einer frischen Gardenie geschmückt hatte, ihre Methode der manuellen Körperarbeit zur Beseitigung von Spannungen im Fasziennetz der tiefen Bindegewebsschichten und somit zur Verbesserung der Körperhaltung an einem Demonstrationsobjekt ihrer Wahl vor. Als wir uns am nächsten Tag in ihrem Wohnzimmer versammelt hatten, wollte sie von uns wissen, worin unsere Aufgabe in der zweiten Sitzung bestand. Wir hatten furchtbare Angst, die falsche Antwort zu geben und gedemütigt zu werden, weil wir ihren strengen Anforderungen nicht genügten. Um diesem Schicksal zu entgehen, waren wir auf die Idee gekommen, zwei ausgebildete Rolfer, Peter Melchior und Jan Sultan, zu bestechen, die in der Umgebung von Big Sur wohnten. Wir hatten ihnen ein verlockendes Angebot gemacht: Freibier in der Esalen Bar im Austausch gegen Informationen über das »Erfolgsrezept« für die nächste Sitzung.

Und so positionierte Dr. Rolf ihr Demonstrationsobjekt an diesem zweiten, verhängnisvollen Vormittag vor der Klasse – in Unterwäsche, wie es damals üblich war – und forderte uns streng auf, zu erklären, worin unsere Aufgabe bestand. Siegessicher spulten wir die formelhaften Informationen über den Ablauf der manuellen Therapie herunter, die wir von den beiden Rolfern am Vorabend erhalten hatten, einer nach dem anderen – und einer nach dem anderen erhielten wir die Quittung: Der Schuss ging voll daneben. Schließlich rief Ida Rolf völlig genervt: »Nein! Was seht ihr?« Und abermals, als die Antwort ausblieb: »Nein, nein, nein! *Was seht ihr?!*«

Sehen oder nicht sehen: Eine Frage der Wahrnehmung

In den Monaten vor meiner Ausbildung bei Dr. Rolf überließ mir einer meiner Laborkollegen, Earl Mehari, die Nutzung einer kleinen Strandhütte in Bodega Bay, in der Nähe des Ortes, an dem Alfred Hitchcocks Horrorfilm *Die Vögel* gedreht wurde. Die Hütte gehörte einer lokalen Fischerfamilie, und die monatliche Miete in Höhe von fünfzehn Dollar war erschwinglich. Auf einem kleinen Bücherregal entdeckte ich dort einen dünnen Bildband mit dem vielsagenden Titel *The Tide Pools oft the Central California Coast*. Es enthielt zahlreiche Fotos von den Meerestierarten, die in den Gezeitentümpeln an der kalifornischen Zentralküste ihren Lebensraum gefunden hatten. Mit dem Bildband in der Hand streifte ich bei Ebbe durch die Dünen und nahm neben einem der natürlichen Meerwasserbecken Platz, die in den Felsvertiefungen der Brandungszonen entstehen. Ich blickte in das Wasser, aber sosehr ich mich auch anstrengte, ich konnte nichts entdecken. Ich überprüfte noch einmal den Bildband, vielleicht waren die Aufnahmen ja an einem anderen geografischen Breitengrad des kalifornischen Küstenstreifens entstanden. Der Verzweiflung nahe, gab ich es schließlich auf, in den Tümpel zu starren, und richtete den Blick stattdessen auf den Horizont. Ich merkte, wie sich meine Augen beim Anblick der Grenzlinie, an der sich Meer und Himmel vereinen, entspannten. Ich schloss die Augen, und als ich sie nach einem Moment wieder öffnete und dem Gefühl nachspürte, wurde mir die Fähigkeit des peripheren Sehens bewusst. Sie ermöglicht uns, rein intuitiv auch Dinge oder Bewegungen außerhalb unseres zentralen Gesichtsfelds wahrzunehmen, sozusagen aus den Augenwinkeln heraus. Als ich den Blick wieder auf den Gezeitentümpel richtete, entdeckte ich, ohne mich darauf zu fokussieren, winzige Lebewesen unter der Oberfläche, die pfeilschnell hin und her flitzten. Nach und nach schulte ich diese neue Fähigkeit der »peripheren Wahrnehmung«, die mir bis heute gute Dienste leistet, weil sie mir die Möglichkeit bietet, Dinge besser zu erkennen. Als mir klar wurde, wie mein Körper auf die veränderte Sichtweise reagierte, merkte ich, dass sich meine Nacken- und die am Hinterhauptbein ansetzenden Muskeln entspannt hatten. Wieder einmal war ich Charlotte Selver, die mich mit dem Konzept der Körperwahrnehmung und Achtsamkeit bekannt gemacht hatte, zutiefst dankbar. Ich leitete daraus die Lektion ab: Wenn wir etwas ohne Anstrengung betrachten, wirklich nur sehen, ohne den Filter unseres Bewusstseins, nehmen wir die Dinge so wahr, wie sie wirklich sind.

Doch zurück zu Ida Rolf und dem verhängnisvollen Morgen. Sie rief noch einmal mit Nachdruck: »Was *seht* ihr?« (Nicht: »Was denkt ihr?«) In diesem Moment, als die Nerven blank lagen und wir angesichts des drohenden Donnerwetters erstarrten, veränderte sich meine Sichtweise: Mein Blick entspannte sich, und mit einem Mal nahm ich Dinge wahr, die mir vorher entgangen waren. Plötzlich war ich imstande, die komplexen Verbindungen zwischen den verschiedenen Körperteilen unseres Demonstrationsobjekts zu beschreiben und meine Beobachtungen mit den anderen zu teilen, zum Beispiel, ob die Körperbewegungen mit der Struktur des Körpers übereinstimmten oder ob sie ungeordnet und unzusammenhängend wirkten. Und schließlich wurde mir bewusst, dass das Ganze tatsächlich größer war als die Summe seiner Teile. Ich nahm eine *emergente* Eigenschaft des lebendigen Körpers wahr, die Fähigkeit eines Systems, durch das Zusammenspiel seiner Elemente immer neue Strukturen herauszubilden, sich selbst zu organisieren, ein »Gewebe ohne Weber« zu schaffen. Ich wurde Ethologe, bevor ich genau wusste, womit sie befasst sind. Doch bald lernte ich ihre Fähigkeit, instinktgeleitete Verhaltensweisen nur zu beobachten, sehr zu schätzen. Sie hat mich in meiner beruflichen Laufbahn sehr unterstützt.

Zum Schluss möchte ich erwähnen, dass ich Dr. Rolf großen Dank schulde. Sie hat mich persönlich ermutigt, mit Kindern aller Altersgruppen zu arbeiten (siehe auch Abbildung 11).

Mira: Ein unerwartetes Wiedersehen

1973 machte ich meine Studierenden an der UC Berkeley in meinen Vorlesungen auf die Bedeutung unserer frühesten Erinnerungen aufmerksam, die unauslöschliche Spuren hinterlassen: traumatische Ereignisse in Utero und während der Perinatalperiode, dem Zeitraum zwischen der abgeschlossenen zweiundzwanzigsten Schwangerschaftswoche und dem siebten Tag nach der Geburt. In der nächsten Woche brachte jemand ein Buch mit dem Titel *Children with Emerald Eyes* aus der Bibliothek mit, geschrieben von einer Frau namens Mira Rothenberg. Ihre Fallstudien berührten mich tief. Zwei stachen besonders hervor – sie sind hier im Anschluss beschrieben. Mira hat nicht nur einen messerscharfen Verstand, sondern schreibt auch aus einem Bauchgefühl heraus mit Herz und Seele. In besagtem Buch taucht sie in die vielschichtigen Ängste und Kümmernisse ihrer kleinen Patientinnen und Patienten ein und geht den Ursachen auf den Grund. Die Erkenntnisse, die sie dabei gewann, stellen ein Geschenk von unschätzbarem Wert dar. Ein Porträt von Mira findet sich in Abbildung 12 im Bildteil.

Auch auf das Risiko hin, zu mystisch zu klingen: Als ich Mira 1975 kennenlernte, hatte ich das Gefühl, sie schon mein ganzes Leben lang zu kennen und in ihr nicht nur eine Lehrerin, sondern auch eine Seelenverwandte gefunden zu haben. Es war so, als hätte ich einen fehlenden Teil von mir selbst entdeckt. Unsere erste persönliche Begegnung fand in ihrem Brownstone-Haus an der State Street 160 im New Yorker Stadtteil Park Slope statt, nur wenige Straßenblocks von der Brooklyn Bridge entfernt. Schon in diesem Augenblick war mir bewusst, dass ich mich einer wahren Naturgewalt gegenübersah, einer Frau mit elementarer Kraft und Wirkung. Mira machte auf den ersten Blick einen ziemlich strengen Eindruck, aber sie besaß die seltene Gabe, Kontakt zu verletzlichen Kindern herzustellen, die sich in ihr innerstes Refugium zurückgezogen hatten, und sie aus ihrer abgrundtiefen Isolation herauszuholen. Es gelang ihr, nach und nach eine Verbindung zu ihnen aufzubauen und ihnen zu helfen, die abgeschottete Festung zu verlassen, die sie als Schutz vor einer Welt errichtet hatten, die sie als zu verwirrend, überwältigend oder grausam empfanden.

Selbst angesichts der klinischen Misserfolge, die Miras Buch enthüllt, bringt uns die Aufrichtigkeit, mit der sie ihren fortwährenden Kampf gegen schier unüberwindliche Hindernisse schildert, mit unseren eigenen verborgenen Ängsten, Hoffnungen und Verletzlichkeiten in Verbindung. Aufgrund dieser Offenlegung von Gefühlen, gegen die wir uns normalerweise vehement wehren, fühlen wir uns unversehens gestärkt, als würde Mira unweigerlich den Arm ausstrecken und uns stützen. Diese Fallgeschichten, in denen es um Transformation, Erfolge und Misserfolge geht, machen Mut angesichts der dunkelsten Nacht unserer Seele. Es sind Geschichten, die von Schmerz, Verzweiflung und Hoffnung, vom Scheitern und Wiederaufstehen erzählen und letztendlich von dem, was uns alle verbindet: von unserem Menschsein. Hier eine kurze Zusammenfassung der beiden Fallgeschichten, die mich tief bewegt haben.

Jonny

Jonny, ein »Brutkastenbaby«, gehörte zu den kleinsten Frühchen in den USA, die überlebten. Sein Geburtsgewicht betrug knapp siebenhundert Gramm. Mira beschreibt, dass seine Haut schrumpelig und dunkelbraun gewesen sei, wie verbrannt. Er war, wie es hieß, »ausnehmend hässlich«.[36] Unfähig, zu sprechen oder zu laufen und allem Anschein nach taubstumm, war er unerreichbar und schien wenig liebenswert. Jonny existierte, aber er lebte nicht. Doch Schritt für Schritt gelang es Mira, ihm zu helfen, indem sie seinen schlaffen, teilnahmslosen Körper aktivierte, ihm sozusagen Leben einhauchte, und ihn später ermutigte, erste Schritte zu wagen, stabilisiert von ihren ausgestreckten Armen.

Nach zahlreichen Therapiesitzungen entwickelte Jonny das geradezu zwanghafte Bedürfnis, zu den Lampen in Miras Behandlungszimmer zu gelangen. Mira war sprachlos angesichts seiner seltsamen Vorliebe für Lichtquellen. Je heller das Licht, desto stärker fühlte er sich offenbar zu ihm hingezogen und desto näher wollte er ihm sein. Wie eine Motte, die von einer Flamme angezogen wird, kroch er direkt unter die Lampen mit dem hellsten Licht, während er die Arme ausbreitete und wie Flügel auf und ab bewegte.

Mira hatte das Gefühl, dass die Faszination, die Lichtquellen auf ihn ausübten, eine Bedeutung haben musste und dass es sich lohnen könnte, dieser Spur nachzugehen. Deshalb bat sie Jonnys Vater, der von Beruf Zimmermann war, den Brutkasten, in dem sein Sohn gelegen hatte, in Originalgröße nachzubauen. Ihrer Bitte entsprechend, installierte er außerdem mehrere Lichtquellen in den durchsichtigen Glaskasten, und am Abend vor Jonnys nächster Sitzung brachte er den Inkubator zu Mira. Sie legten eine Puppe hinein, die etwa so groß war wie Jonny als Baby. Am nächsten Tag lieferten die Eltern Jonny an Miras Haustür ab. Die Lichter des Brutkastens waren eingeschaltet, als Jonny den Behandlungsraum betrat. Er entdeckte ihn auf Anhieb und blieb wie angewurzelt stehen. Sein ganzer Körper versteifte sich, danach begann er zu zittern und zu beben, während sein Gesicht eine gespenstische grünliche Farbe annahm.

Dann kam der entscheidende Moment. Es schien, als würde Jonny einen Film rückwärts abspulen. Doch statt umzufallen, drehte er sich zu Mira um, und im Bruchteil von Sekunden verzerrte sich sein Gesicht, es nahm eine schmerzliche, zornige und vorwurfsvolle Miene an. »Wie konntest du mir das antun?«, schien er zu sagen. Mira stellte fest, dass sich sein Blick zum ersten Mal auf sie – oder, genauer gesagt, überhaupt auf jemanden – fokussiert hatte. Sie hatte ihre ganze Kraft aufbieten müssen, um ihn unerbittlich mit seinem Trauma zu konfrontieren, denn das konnte den Heilungsprozess anstoßen.[37]

Im Bruchteil von Sekunden veränderte sich Jonny von Grund auf. Seine Miene war nicht länger ausdruckslos. Sie ließ Gefühle erkennen. Zum ersten Mal sah Mira ihn ohne Beeinträchtigung, emotional und physisch. Ihr wurde bewusst, dass ein wichtiger Teil des Kampfes um dieses Kind gewonnen war. Als seine Mutter ihn abholte, sagte er »Mama« und weinte zum ersten Mal, gemeinsam mit ihr. Während der nachfolgenden Therapiesitzungen brach er immer öfter in Tränen aus. Und mit den Tränen begann die emotionale Schutzmauer zu bröckeln, und er begann auch zu lachen, oft herzhaft und verschmitzt. Nach einer dreijährigen Therapie bei Mira war er in der Lage, zu weinen, wenn er traurig war, zu lachen, wenn er sich freute, liebevolle Gefühle zu entwickeln und bei anderen auszulösen. Und es gelang ihm, Beziehungen zu anderen Kindern und Erwachsenen aufzubauen. Er lernte, sich durchzusetzen, oft mit einem Geschick, das weit über sein Alter hinausging. Er entwickelte sich zu einem aufgeschlossenen Jungen, der im Leben angekommen war.

Peter

Mira begann Peters Therapie mit Vorstellungsbildern, die sie heraufbeschwor: »Die Antilope, das Reh und die Gazelle spielen miteinander im hohen Gras. Der kleine Schimpanse sitzt hoch droben in einem Baum und blickt, neugierig und ein wenig neidisch, auf das gesamte Terrain herab … Das Hengstfohlen, gerade erst geboren, erprobt die Stärke seiner Beine – noch in Reichweite seiner Mutter, aber es sehnt sich bereits nach dem Moment der Freiheit.«[38]

Es erübrigt sich wohl zu erwähnen, dass Miras Verweis auf tierische Verhaltensweisen meine ungeteilte Aufmerksamkeit weckte, kein Wunder angesichts der Tatsache, dass mich die Ethologie – die vergleichende Verhaltensforschung – schon immer fasziniert hatte. Dazu kam, dass ich mich mit dem kleinen autistischen Jungen namens Peter, dessen Fall in ihrem Buch beschrieben wird, beinahe reflexartig identifizieren konnte, was mich ziemlich überraschte. Beim Lesen stellte ich fest, dass ich durch ihre geschickte Formulierung Zugang zu meinen eigenen inneren Verletzungen fand. Als diese seelischen Wunden aus der Kindheit aufgedeckt waren und ich mir Miras Präsenz bildlich vorstellte, öffnete ich mich meinem tiefsten Selbst. Und vielleicht stellen auch Sie fest, dass ihre klugen und einfühlsamen Schilderungen etwas in Bewegung bringen und sich heilsam auf Ihre geheimsten Rückzugsorte und Wunden auswirken.

Peter, das Kind aus dem Fallbeispiel, hatte das Gefühl der Freiheit nie kennengelernt. Er war ein kleiner Junge, der im Gegensatz zu Jonny laufen und sprechen konnte und der gelegentlich lachte und weinte. Und nicht nur das, er versetzte alle mit seinen phänomenalen intellektuellen Fähigkeiten in Staunen. Er verfügte über eine Inselbegabung, die genial und für viele unfassbar war.

Im Alter von zwei Jahren konnte er addieren, subtrahieren, multiplizieren und dividieren, und zwar Zahlen von astronomischer Größenordnung, wie Mira beschrieb. Und als Siebenjähriger löste er sämtliche Kreuzworträtsel in der *New York Times* fehlerfrei.

Mira beschrieb ihn als einen kleinen Jungen, der verzweifelt war und panische Angst vor seiner Zerstörung hatte. Und da Zerstörung allgegenwärtig zu sein schien, errichtete er sich eine Welt, in der er als Gebieter und Schöpfer all dessen, was sie enthielt, die alleinige Macht und damit die Kontrolle über seine ultimative Zerstörung oder die Möglichkeit besaß, sie zu vermeiden. Peters Lösung für das überwältigende Grauen bestand darin, Anteile seiner Persönlichkeit abzuspalten und überall in seinem »Königreich« zu deponieren. Das ermöglichte ihm, den Alltag zu bewältigen, obwohl er innerlich zerbrochen war. »Es war eine seltsame Welt, einsam und beängstigend; eine rigide, grausame Welt … Um die Götter der Zerstörung zu beschwichtigen, die ständig auf der Lauer lagen und ihm nach dem Leben trachteten, begann er sich selbst zu zerstören.«[39] Diese drastischen Überlebenstaktiken waren die einzigen Lösungsmöglichkeiten, die er sich vorstellen konnte. Seine Geschichte erinnerte mich an die Zeit, als ich ein Kind war und zwanghaft gebetet hatte, mich vor dem Grauen einer Reviktimisierung zu bewahren, sprich abermals vergewaltigt und mit den traumatischen Folgen allein gelassen zu werden.

Und so lebte Peter in einer sonderbaren Welt, in der überall Zerstörung lauerte. Doch er entging diesem Schicksal dank seiner eigenen magischen Formel. Alle Aktivitäten in seiner Welt waren auf ein einziges Ziel gerichtet – Überleben um jeden Preis. Er konnte nicht allein sein, schon der Gedanke war zu beängstigend und zu schmerzhaft. Aber er war gleichzeitig unfähig, eine echte Verbindung zu anderen Menschen aufzubauen, gleich zu wem. Eine friedliche Koexistenz war für ihn nicht möglich, zu groß war die Gefahr, verlassen zu werden. Sowohl das Alleinsein als auch die Gegenwart anderer konnten Katastrophen, abgrundtiefe Ängste und endlose Qualen mit sich bringen. Um seine Existenz zu sichern, schrieb Mira, fiel er in seinem furchterregenden Labyrinth ständig von einem Extrem ins andere. Entweder weinte er vor Verzweiflung über den hoffnungslosen Wunsch nach Nähe, oder er schrie in seiner grenzenlosen Agonie, Angst und Qual, die er nicht anders zum Ausdruck bringen konnte. Da er seine Energie weitgehend in das Bemühen investierte, seine Zerstörung zu vermeiden, blieb nur wenig für andere Dinge übrig, und deshalb machte er als Kind den Eindruck, schwachsinnig zu sein. Mira schrieb: »Er glich einem einsamen Seiltänzer – wackelig auf den Beinen und verzweifelt bemüht, das Gleichgewicht zu halten. Der weder nach oben noch nach unten oder um sich blickte, aus Angst vor einem Absturz, dem Verlust der Kontrolle über sein Leben. Jedes bisschen Energie wurde für den langen und furchteinflößenden Drahtseilakt benötigt.«[40]

Miras Therapie mit Peter zog sich über zehn Jahre hin, und seine Fortschritte gerieten oft ins Stocken, traten nur in winzigen, schrittweisen Verbesserungen zutage. Doch mithilfe von Miras ausgestreckter Hand und unter ihrer einfühlsamen Anleitung lernte er, sich seinen Ängsten zu stellen und in und mit seinem Körper zu leben. Ich konnte mich mit Peters Kampf identifizieren, ihn mit meiner eigenen Einsamkeit und den grauenvollen Erinnerungen an meine Kindheit in Verbindung bringen. Wie in den vorherigen Kapiteln beschrieben, lernte auch ich, mich mit dem Gedanken an meine Vernichtung auseinanderzusetzen, manchmal mit Unterstützung psychedelischer Substanzen.

Miras beeindruckende Präsenz und ihre Fähigkeiten als Mentorin waren sehr lehrreich für mich. Ich hatte die Chance, sie bei der Arbeit mit Kindern, die an hochgradigen psychischen Störungen litten, sowohl in ihrer Schule im Zentrum von Brooklyn als auch im Camp Blueberry in Upstate New York zu erleben. Sie war imstande, mit diesen zutiefst beeinträchtigten Kindern, von denen viele psychotisch, schizophren oder autistisch waren, in Kontakt zu treten. Diese einzigartige Kompetenz, die sie auszeichnete, wurde durch kein Dogma eingeengt. Ihre Fähigkeit, einen Zugang zu ihren verborgenen Innenwelten zu finden, enthüllte ein Einfühlungsvermögen, das in unserer heutigen Zeit mit ihren mechanisierten und pharmazeutischen »Schnellschusslösungen« für die Behandlung mentaler Erkrankungen bedauerlicherweise immer seltener zur Verfügung steht.

Ihr vielleicht größtes Geschenk war, mir zu zeigen, dass ich dem Zusammenspiel von Bauchgefühl, Körper, Geist und Seele vertrauen kann. Sie half mir, mich meinen Dämonen zu stellen – wie es ihr auch bei Jonny und Peter gelang. Mira befähigte mich, in die tiefste Dunkelheit meiner Psyche einzutauchen und das Licht zu feiern, wenn es durch die Risse drang. Uns verband eine ganz besondere persönliche Beziehung.

Mira war oft schonungslos, aber immer authentisch. Während der letzten fünfzehn Jahre ihres Lebens bis zu ihrem Tod mit dreiundneunzig Jahren verbrachte ich stets den ganzen September bei ihr in New York City. Es war immer ein echtes Geschenk, in ihrem Brownstone-Haus in Brooklyn zu landen, um mich von meinem Jetlag und meiner anstrengenden Lehrtätigkeit während der Sommermonate in Europa zu erholen.

Bei einem meiner Besuche kam ich mit einem Koffer Schmutzwäsche an. Ich benutzte ihre Waschmaschine im Keller ohne ihre ausdrückliche Erlaubnis. Als ich es erwähnte, war sie erbost und ging wie eine Furie auf mich los. Ich zuckte angesichts ihrer ungebremsten Wut zusammen und zog mich wie ein gescholtener Fünfjähriger in das Gästezimmer im zweiten Stock zurück. Es war zweifellos nicht ratsam, sie in einem Augenblick, in dem sie vor Wut schäumte, auf ihre Reaktion anzusprechen.

Bei einer anderen Gelegenheit fiel mir auf, dass sie es nicht fertigbrachte, Essensreste in ihrem Kühlschrank wegzuwerfen. Ihre armen Assistentinnen und Assistenten waren durch ihre Wutausbrüche eingeschüchtert und wagten es nicht, sie zu entsorgen. Aber es lag auf der Hand, dass die verdorbenen Lebensmittel für Miras anhaltende Magenprobleme verantwortlich waren. Deshalb übernahm ich es, eine Portion Hühnersuppe, die seit drei Wochen im Kühlschrank gestanden hatte, wegzuschütten. Das löste eine weitere Schimpfkanonade bei ihr aus. Doch im Gegensatz zum Waschmaschinendebakel ließ ich mich dieses Mal nicht unterkriegen, sondern verkündete ruhig, aber bestimmt: »Mira, ich werde nicht zulassen, dass du dich vergiftest. Da mache ich nicht mit!« Und siehe da, plötzlich entspannte sich ihre Miene, und Tränen traten in ihre Augen, als der Schutzpanzer von ihr abfiel.

Ich sah, dass ich einen wunden Punkt getroffen hatte, eine tief verwurzelte Verletzung. Es war ihre Achillesferse, verwundet aufgrund einer traumatischen Situation in ihrem Leben, in der sie sich zurückgewiesen, ungeliebt und im Stich gelassen fühlte. Sie vertraute mir an, dass ihre Eltern anlässlich einer Auslandsreise in die USA aus Litauen geflohen und so den Nazis entkommen waren. Die zehnjährige Mira hatten sie bei einer ihr unbekannten Nachbarin zurückgelassen, die am Rande eines dichten Waldes wohnte. Sie verbrachte einen Großteil ihrer Kindheit allein, versteckt im Wald. Ich war tief bewegt, als Mira mir erlaubte, ihre Hand zu halten und das verlassene Kind aus dem finsteren Wald zu führen.

Nun verstand ich ihre Neigung, Nahrung zu horten, eine Folge ihrer Erfahrungen als verlassenes Kind, das wie viele andere »Waldjuden« den Holocaust überlebt hatte. Ihre Wutanfälle waren berüchtigt, wenn ihre Aushilfskräfte nicht spurten; aber sie war einsichtig, als ich mich gegen ihre Ausbrüche zur Wehr setzte, weil es im Namen der Liebe und Fürsorge um ihr Wohl geschah. Ich konnte auch ihre Angst vor dem Verhungern nachempfinden, mit der auch meine eigene Familie konfrontiert war, als mein Vater seine Haftstrafe verbüßen musste. Diese tief verwurzelte, lähmende Angst kannten wir beide nur allzu gut.

Nachdem ich den Spieß umgedreht hatte, entwickelte sich eine echte Freundschaft zwischen uns, und wir tauschten uns oft über unsere jeweiligen Reisen miteinander aus. Was den Inhalt des Kühlschranks betraf, war sie auch hier kompromissbereit. Wir genossen bald gemeinsam frische Produkte und gönnten uns ein paar Delikatessen, wie den aus Norwegen importierten Jarlsberg Käse. Wir hielten es mit Friedrich Nietzsche, der einmal sagte: »Ich würde nur an einen Gott glauben, der zu tanzen verstünde.«[41] Mira war in ihrer Jugend Profitänzerin und in reifen Jahren eine Magic-Spirit-Tänzerin, die sich durch den Tanz in Trance versetzen können, und eine Zauberin mit heilenden Kräften.

Um noch einmal auf ihren Patienten Peter zurückzukommen: Die Strategie, Teile seines Körpers in seinem »Herrschaftsbereich« zu verstecken, erinnert an Isis und Osiris aus der faszinierenden altägyptischen Mythologie. Osiris war ein ruhmreicher und von seinem Volk verehrter König, der über Ägypten herrschte, in seinem Reich die Grundlagen der Landwirtschaft und damit den Wohlstand förderte, Gesetze einführte und die Wurzeln der Zivilisation verankerte. Sein Bruder Seth, der ihm den Erfolg neidete, ermordete ihn und zerstückelte seinen Körper. Er vergrub die Leichenteile im gesamten Königreich, in der Hoffnung, dass sie dort bis in alle Ewigkeit verborgen blieben. Doch Osiris' geliebte Schwester und Gattin, Königin Isis, suchte in ihrer Trauer das ganze Land nach ihm ab, fand alle Leichenteile und sammelte sie ein. Da sie sich an das ganzheitliche Bild von ihm erinnerte, gelang es ihr, die Bruchstücke mithilfe mächtiger Zaubersprüche wieder zusammenzufügen und ihnen neues Leben einzuhauchen.

Auch ich konnte mich wieder in meiner Ganzheit wahrnehmen, als mir meine innere Fragmentierung und Dissoziation nach und nach bewusst geworden war. Von entscheidender Bedeutung war, dass ich diese Aufgabe nicht allein in Angriff nehmen musste, sondern im Beisein eines Menschen, der mich auf diesem Weg begleitete und anleitete. Trauma ist nicht nur das, was uns widerfährt, sondern vielmehr das, was wir in uns verschließen, wenn einfühlsame Zeugen fehlen.

Ich bin Mira Rothenberg unendlich dankbar, weil sie mich dort abholte, wo ich mich damals befand, mich an die Hand nahm und mir erlaubte, ihre Welt zu betreten, während ich ihr Zutritt zu meiner Welt gewährte. Danke, große Schwester.

Der Apfel fällt nicht weit vom Stamm: Ein heiß geliebter Sohn

Mira hatte einen Sohn namens Akiva (Spitzname Kivie). Ich war ihm in seiner Kindheit und später während seiner Jugendzeit ein paarmal flüchtig begegnet. 2002 sah ich mir die Oscar-Verleihung im Fernsehen an, weil Mira mir erzählt hatte, ihr Sohn sei für das beste adaptierte Drehbuch zu dem Film »A beautiful Mind« (»A beautiful Mind – Genie und Wahnsinn«) nominiert. Er gewann die begehrte Trophäe, genau wie Ron Howard für die beste Regie und Jennifer Connelly als beste Nebendarstellerin. Und was mich besonders beeindruckte, der Film räumte auch noch einen vierten Oscar in der Kategorie Bester Film ab! In seiner Rede bedankte sich Akiva bei seiner Mutter und seinem Vater, die ihn gelehrt hatten, einen Zugang zum Reich eines Menschen mit zutiefst gestörter Psyche zu finden. Mir kamen die Tränen angesichts der Würdigung seiner Familie und ihrer kollektiven Weisheit. Abbildung 13 zeigt Mira und ihren Sohn in jungen Jahren.

Was Mira mit ihrer Therapie und ihren Büchern erreicht hatte, bewirkten auch Kivie und die Mitwirkenden der Filmbiographie *A Beautiful Mind*, die uns Einblicke in die Lebensgeschichte des schizophrenen Mathematikers John Forbes Nash ermöglichten. Sie verliehen diesem Ausnahmewissenschaftler, der mit der Gabe und dem Fluch eines brillanten Verstandes ausgezeichnet war, ein menschliches Gesicht, und zeigten auf, wie nahe Genie und Wahnsinn oftmals beieinanderliegen. Ich habe den Film mehrmals gesehen, und jedes Mal war ich aufs Neue berührt von der emotionalen Tiefe des Drehbuchs, den brillanten schauspielerischen Leistungen und der inspirierenden Regie. Im Film lässt sich der Zerfall und die Reintegration des John Nash nachverfolgen, bis er als runzliger alter Mann für seinen Beitrag zu einer mathematischen Methode, die heute Spieltheorie genannt wird, den Nobelpreis für Wirtschaftswissenschaften erhielt.

Und so gelten mein tiefster Respekt und Dank sowohl der Mutter als auch dem Sohn für das, was sie der Welt und uns allen für unsere Menschlichkeit geschenkt haben.

Mein Karass

Wenn ich über diese vier unglaublichen Frauen und andere Mentorinnen und Mentoren nachdenke, die prägenden Einfluss auf meinen Lebensweg hatten, fragte ich mich bisweilen, was sie zu der großmütigen Entscheidung bewogen haben mag, meine Entwicklung und mein Wachstum zu unterstützen. Ich vermute, dass meine Neugier und mein Streben nach Erkenntnis etwas damit zu tun hatten. Mein Verstand oder meine Persönlichkeit haben meiner Meinung nach keine große Rolle gespielt. Vielleicht war eine Art Geistes- oder Seelenverwandtschaft ausschlaggebend, eine Verbundenheit mit meinem »Spirit«, mit dem, was mich ausmacht, meinem innersten Wesenskern. Und obwohl ich nicht nach New Age mit seinen esoterischen Strömungen klingen möchte, bin ich fest davon überzeugt, dass es unsichtbare Kräfte gibt, die mich mit diesen Mentorinnen (und einigen Mentoren) zusammengebracht haben.

Wenn ich über diese wichtigen, wegweisenden Begegnungen nachdenke, frage ich mich oft, welchen Umständen ich das Glück verdanke, diesen starken, einflussreichen Frauen begegnet zu sein. Dann fällt mir C. G. Jung ein, der das Phänomen der Synchronizität beschrieb. Damit ist das zeitliche oder räumliche Zusammenfallen von Ereignissen oder Zusammentreffen mit Menschen gemeint, Koinzidenzen, die wir als Zufall deuten. Wenn wir offen sind für die Möglichkeiten, die dieses »synchronistische Prinzip« bietet, stellen wir vielleicht fest, dass damit rätselhafte, verborgene Kräfte unverhofft erklärbar werden. Der Roman *Cat's Cradle* des US-amerikanischen Schriftstellers Kurt Vonnegut, mit dem ihm 1963 der Durchbruch gelang[42], handelt von der aufsässigen Bevölkerung einer fiktionalen Karibikinsel namens San Lorenzo, die im Verborgenen eine fiktionale Religion namens Bokononismus praktiziert. Wenn sich zwei Angehörige dieser Religion treffen, reiben sie heimlich die nackten Fußsohlen gegeneinander, um eine spirituelle Verbindung herzustellen – von der Sohle zur Seele sozusagen. Mithilfe dieser rituellen Handlung können die Inselbewohner feststellen, ob sie zum selben »Karass« gehören. Im Roman ist damit ein Netzwerk oder eine Gruppe von Menschen gemeint, die unwissentlich miteinander verbunden sind, um eine spirituelle Aufgabe zu erfüllen. Dazu kommt, dass diese gemeinsamen Aktivitäten von geheimnisvollen kosmischen Kräften geleitet werden, die sich dem Bewusstsein der einzelnen Personen niemals vollumfänglich erschließen. Die scheinbar zufälligen Begegnungen finden auf einer Ebene statt, auf der sich wahre Geheimnisse und Wunder entfalten.

Wir alle sind imstande, das Potenzial zu nutzen, das uns solche »Koinzidenzen« bieten. Doch es erfordert ein gewisses Maß an Bereitschaft, Neugier und Selbstvertrauen, um diese unvergleichlichen Chancen zu erkennen und zu erforschen, wenn sie auftauchen. Manchmal finden solche schicksalhaften Begegnungen zwischen Menschen statt, die auf der individuellen Ebene allem Anschein nach nur wenige Gemeinsamkeiten haben. Doch einige von ihnen verfügen vielleicht über die Bausteine, die wir brauchen, um sie zu einem ganzheitlichen Bild zusammenzufügen. Wenn wir dieser Route auf unserer Reise folgen und »Sohle und Seele« sich berühren lassen, kann der übergeordnete Zweck unseres scheinbar zufälligen Zusammentreffens zunehmend klarer werden. Diese Gewissheit stellte sich in meinem Fall bei der Begegnung mit diesen vier wichtigsten Frauen in meinem Leben ein.

»Wir alle erzählen uns selbst alles Mögliche, um der Vergangenheit Sinn zu verleihen … In einem solchen Ausmaß, dass unsere Fantasiegespinste, wenn wir sie uns oft genug einreden, zur Wahrheit werden … in unseren Köpfen und in den Köpfen aller anderen.«[43]

10

DIE VIER WICHTIGSTEN MÄNNER IN MEINEM LEBEN

Energie ist das A und O, sage ich gern, und dieser Satz kann diesem Kapitel vorangehen. In aller Fairness gegenüber meiner eigenen Genderzugehörigkeit möchte ich kurz auf vier wichtige Männer in meinem akademischen und wissenschaftlichen Leben eingehen. Als ich mich im Rahmen meiner Doktorarbeit, Lehrtätigkeit und klinischen Praxis 1973 in Berkeley niederließ, hatte ich das Privileg, ein Postgraduiertenseminar im Fachbereich Biophysik zu besuchen. Dieses Seminar wurde von einem Israeli namens Aharon Katchalsky abgehalten, der über die Elektrochemie der Biopolymer-Membranen forschte. Ein Porträt von ihm findet sich in Abbildung 14. Seine bahnbrechenden Entdeckungen ebneten den Weg für die Entsalzung von Meerwasser, die für Israels Wachstum und Wasserversorgung von essenzieller Bedeutung war. Für diese Leistung erhielt er zahlreiche Ehrungen und Auszeichnungen.

Die komplexe Mathematik seiner Gleichungen überstieg oft mein Begriffsvermögen. Ich war jedoch imstande, die Bedeutung einiger seiner Konstrukte zu erkennen. Zum Glück hatte ich mehrmals die Chance, mich mit diesem großmütigen Mann darüber zu unterhalten, ob und wie sich seine Berechnungen auf einige meiner klinischen Beobachtungen anwenden ließen.

Tragischerweise wurde Katchalsky 1974 bei einem Terroranschlag am internationalen Ben-Gurion-Flughafen in Tel Aviv getötet, bei dem sechsundzwanzig Menschen starben und Dutzende weitere verletzt wurden. Interessanterweise war sein jüngerer Bruder Ephraim Katchalsky (oft auch Katzir genannt), ebenfalls Biophysiker von Beruf, 1973 kurz vor dem Attentat zum Staatspräsidenten von Israel gewählt worden.

Ordnung aus dem Chaos

»Der Energiefluss durch ein [komplexes] System dient der Organisation dieses Systems.«

Harold Morowitz, *Energy Flow in Biology*[44]

Aharon Katchalskys plötzlicher Tod hinterließ in mir ein Gefühl des tiefsten Bedauerns und der Leere. Zum Glück ließ mir ein Freund eines meiner Laborkollegen, der meine Interessen kannte und vom Verlust meines Mentors wusste, ein dünnes schwarzes Buch des russisch-belgischen Physikochemikers und Philosophen Ilya Prigogine mit dem Titel *An Introduction to Thermodynamics of Irreversible Processes* zukommen. Mit dieser Einführung in die Thermodynamik irreversibler Prozesse, die 1961 veröffentlicht wurde, schien er einer ähnlichen Spur zu folgen wie Katchalsky in seinen eigenen Studien. Prigogine wurde vor allem wegen seiner Arbeit über »dissipative Strukturen« und ihre Rolle in thermodynamischen Systemen bekannt. Für seine Entdeckung erhielt er 1977 den Nobelpreis für Chemie. Abbildung 15 zeigt ein Porträt von ihm. Kurz zusammengefasst: Ilya Prigogine entdeckte, dass die Zufuhr und Verteilung von Energie in komplexen chemischen

Systemen zu einer dynamischen Selbstorganisation und somit zur Entstehung neuer, nicht vorhersehbarer, sprich emergenter Strukturen führen kann. Und was bedeutet das alles?

Der Zweite Hauptsatz der Thermodynamik in der Physik besagt, dass ein geschlossenes physikalisches System zunehmend in einen Zustand der Unordnung gerät, wenn man ihm Energie zuführt – man bezeichnet das als Entropie. Ein einfaches Beispiel: Wenn wir Eis Energie in Form von Wärme zuführen, schmilzt das Eis und wird zu Wasser. Wassermoleküle sind weniger geordnet als die Kristallstrukturen des Eises. Und wenn man weitere Energie zuführt – noch mehr Wärme –, verdampft das Wasser, es wird zu Gas. Die Dampfmoleküle sind weniger geordnet als die flüssigen Moleküle, und flüssiges Wasser ist wiederum weniger geordnet als Eis. Diese Form der Unordnung ist charakteristisch für ein geschlossenes System, in dem infolge des fehlenden Austauschs von Energie konstant Entropie herrscht, in Übereinstimmung mit dem Zweiten Hauptsatz der Thermodynamik. Mit anderen Worten: Das Universum versinkt langsam, aber sicher im Chaos. Aber keine Sorge! Dieser Prozess würde Milliarden Jahre in Anspruch nehmen, bevor sich überhaupt ein Unterschied bemerkbar macht.

Dissipative Strukturen

»Zu viel von gleich was ist schlecht,
sonst wäre es nicht zu viel.«

Norman Kretzmann

Prigogine richtete seine Aufmerksamkeit nicht auf geschlossene Systeme, sondern erforschte dissipative Strukturen. Damit wird das Phänomen sich selbst organisierender, dynamischer und geordneter Strukturen in einem System bezeichnet – hier wirft Einsteins Relativitätstheorie ihre Schatten. Systeme oder Strukturen gelten als dissipativ, wenn sie Energie mit ihrer Umgebung austauschen und »zerstreuen«. Eine dissipative Struktur ist ein thermodynamisch *offenes* System, das außerhalb und oft weit entfernt vom thermodynamischen Gleichgewicht wirkt. Es ist, wie bereits gesagt, in eine Umgebung eingebettet, mit der es Energie und Materie austauscht. Und Informationen, nicht zu vergessen.

Prigogine machte die bahnbrechende Entdeckung, dass die Zufuhr von Energie in einem *offenen* System unter bestimmten Bedingungen zur Folge hat, dass dieses System auf eine höhere Ordnungsebene überwechselt oder, anders ausgedrückt, in einen Zustand »negativer Entropie«. Die Entropie nimmt also nicht zu wie in geschlossenen Systemen, sondern ab. Das ist so, als würde Wasser, wenn man ihm Wärme zufügt, in eigener Regie Eiskristalle bilden, ein Widerspruch zu den Gesetzmäßigkeiten der Thermodynamik und eigentlich ein Ding der Unmöglichkeit. Prigogine erkannte jedoch ganz richtig, dass angesichts bestimmter Grenzbedingungen die Zufuhr von Energie tatsächlich zu einer dynamischen »inneren Selbstorganisation« führen kann. Und genau das hatte ich auch bei meinem Studierenden, Klientinnen und Klienten beobachtet: Wenn ich sie behutsam und in individuell abgestimmter »Dosierung« an ihre traumatischen Empfindungen, Emotionen und Vorstellungsbilder heranführte, erreichten sie ein höheres Maß an Stabilität, Klarheit und Motivation, ihrem Leben eine neue Richtung zu geben. Anders ausgedrückt: Bei ihnen machte sich so etwas wie ein Zustand der »negativen Entropie« bemerkbar, also weniger Chaos, mehr Ordnung. Wird jedoch zu viel oder zu schnell Energie in ein *metastabiles* System eingeführt – das sich also in einem Zustand befindet, der stabil auf kleine, aber instabil auf größere Änderungen reagiert –, ist die Wahrscheinlichkeit hoch, dass das System wieder in Unordnung verfällt und eine Retraumatisierung erfolgt.

Aufgrund meiner Beobachtungen entwickelte ich die Hypothese, dass eine positive Transformation nur dann eintritt, wenn das Nervensystem nicht zu sehr, sondern *ausreichend* stimuliert wird, um eine Veränderung im System anzustoßen; mit anderen Worten: wenn bestimmte Grenzbedingungen beachtet werden. Im klinischen Umfeld hatte ich festgestellt, dass die Konfrontation mit traumabedingten Körperempfindungen, Gefühlen oder Vorstellungsbildern sorgfältig dosiert und ganz allmählich, in kleinen Schritten, angepasst werden sollte, um eine verlässliche, dauerhaft positive Veränderung zu erreichen, was in der Fachsprache als »Titration« bezeichnet wird. Ich gelangte zu der Überzeugung, dass bestimmte Therapien, die auf einer geballten emotionalen Entladung und Abreaktion basieren, zu einer Überlastung des Nervensystems führen konnten, vor allem des autonomen Nervensystems (ANS), sodass die Gefahr einer weiteren Desorganisation und dekompensierten Regression bestand. Der Körper oder die Psyche vermag die Belastung der Veränderungen nicht mehr zu kompensieren und fällt in den vorherigen instabilen Zustand zurück.

Mein nächster Schritt bestand also darin, herauszufinden, ob die Theorie der dissipativen Strukturen dazu beitragen könnte, besser zu verstehen, wann eine kleinschrittige Rekonfrontation mit dem Trauma den therapeutischen Fortschritt fördern und wann sie ihn behindern würde. Um dieses Problem zu lösen, befasste ich mich mit der Arbeit des Mathematikers René Thom, der die Katastrophentheorie entwickelt hatte.

Eine wunderbare Faltungskatastrophe

»Ist es in einer Zeit, in der so viele kluge Köpfe auf der Welt rechnen, nicht wünschenswert, dass einige, die es können, träumen?«

René Thom[45]

Ein weiterer Baustein dieses Puzzles war erforderlich, um die klinische Relevanz nachweisen zu können. Das war das Werk des brillanten französischen Mathematikers René Thom, der die Katastrophentheorie entwickelt hatte. Er inspirierte mich, als er schrieb: »Ist es in einer Zeit, in der so viele kluge Köpfe auf der Welt rechnen, nicht wünschenswert, dass einige, die es können, träumen?« Mir gefiel außerdem sein Porträtfoto (siehe Abbildung 16), in dem sein Sinn für Humor zum Ausdruck kommt, und ich konnte mir leicht vorstellen, wie er in einem Pariser Café sitzt und mit seinen intellektuellen Freunden über seine brillanten Ideen hin und her diskutiert.

Die Katastrophentheorie ist eine mathematische Methode, um die Entwicklungsstufen von organischen Strukturen in der Natur zu beschreiben. Sie wurde von René Thom in den 1960er-Jahren begründet. Die Philosophie, die sich hinter seiner Theorie verbarg, erläuterte er in seinem 1972 erschienenen Buch *Structural Stability and Morphogenesis*, das aufgrund seines innovativen Ansatzes für Aufmerksamkeit sorgte. Darin zeigte er auf, dass die Katastrophentheorie vor allem auf dynamische Systeme anwendbar ist, in denen Kräfte, die sich normalerweise langsam und stetig ändern, mit einem Mal abrupte Effekte erzeugen. Diese Theorie wurde von dem britischen Mathematiker E. C. Zeeman weiterentwickelt und fand erfolgreiche Anwendungen in den Sozial- und Biowissenschaften. Zeeman erklärte, dass sich solche plötzlichen, sprunghaften Veränderungen in Systemen lange Zeit einer mathematischen Analyse widersetzt hatten. Seine Methode leitet sich aus der Topologie der sieben »elementaren Katastrophen« ab. Ich leitete aus Zeemans Werk die Schlüsselerkenntnis ab, dass kleine Veränderungen im autonomen Nervensystem große Auswirkungen auf das Verhalten haben können, zum Beispiel in Form von Anfällen und Ängsten. Wenn man wiederum auf diese Verhaltensweisen einwirken könnte, würde das autonome Nervensystem, schon bei leichten Veränderungen, umgehend einen Gleichgewichtszustand anstreben.

Während mich die vier Frauen – Selver, Proskauer, Rolf und Rothenberg – anspornten, Verbindung zu mir selbst und meinem Körper aufzunehmen, einem lebenden und empfindungsfähigen Organismus, waren Prigogine (plus Katchalsky) und Thom (plus Zeeman) im akademischen und wissenschaftlichen Bereich eine Inspiration für mich. Ihre Arbeiten motivierten mich, einen Graduiertenkurs in Quantenchemie zu belegen, der mir auf meinem weiteren Weg gute Dienste leistete. Auf diese Weise lernte ich, zwei wichtige Polaritäten zusammenzuhalten: Die fühlende, lebende Welt einerseits und die Suche nach wissenschaftlicher Erkenntnis und intellektueller Klarheit andererseits. Die Synthese dieser beiden gegensätzlichen Positionen unterstützte meine Entwicklung als Wissenschaftler, Kliniker, Lehrer und als Mensch mit einer wichtigen Lebensaufgabe.

Künstliche Neuronen: Leon D. Harmon

In meinem zweiten Studienjahr an der University of Michigan, ungefähr 1961 bis 1962, besuchte ich einen Gastvortrag des Forschers Leon D. Harmon, der in den Bell Laboratories in Murray

Hill, New Jersey, arbeitete. Dort wurde damals von einer Reihe hochrangiger Wissenschaftler, von denen einige mit dem Nobelpreis ausgezeichnet worden waren, Grundlagenforschung betrieben. Zu ihnen gehörten zum Beispiel die Entdecker des Hintergrundrauschens und der kosmischen Hintergrundstrahlung, Überreste des »Big Bang« oder Urknalls bei der Geburt des Universums, oder die Erfinder des Transistors und des Lasers.

Bell Labs beschäftigte auch andere Grundlagenforscher, unter anderem eben Leon D. Harmon, einen Elektroingenieur, der sich seine Kenntnisse im Selbststudium angeeignet hatte. Harmon hatte eine kleine Schaltplatte mit fünf vernetzten Transistoren gebaut, mit denen die elektrischen Aktivitäten einer einzelnen Nervenzelle, eines Neurons, simuliert werden konnten. Diese Parameter schlossen exzitatorische/erregende und inhibitorische/hemmende Impulse ein, die das analoge Verhalten von Synapsen repräsentierten, die chemische Verbindung zwischen Neuronen. Mithilfe dieses künstlichen Neurons ließ sich auch die »Alles-oder-nichts-Weiterleitung« der Nervenimpulse entlang dem Zell-Axon simulieren, dem von einer Hülle umgebenen Fortsatz einer Nervenzelle, über den Signale weitergegeben werden. Harmon gelang es, einige dieser künstlichen Neuronen miteinander zu Netzwerken zu verbinden, die auf der bereits bekannten einfachen Neuroanatomie wirbelloser Tiere basierten. Dann versuchte er zu ergründen, ob sich dabei neue physiologische Erkenntnisse gewinnen ließen. Das gelang ihm beim Facettenauge des Atlantischen Pfeilschwanzkrebses (*Limulus polyphemus*). Die Simulation basierte auf den elektrophysiologischen Experimenten von Michelangelo (Michael) Fuortes und Haldan Keffer Hartline, der für seine Entdeckung, wie dieses einfache Auge Randbereiche wahrnimmt, den Nobelpreis für Physiologie erhielt. Nebenbei bemerkt: Ich hatte später die Gelegenheit, sowohl Hartline als auch Fuortes zu besuchen, beide ein Inbegriff der ebenso bescheidenen wie großmütigen Wissenschaftler, die im Marine Biological Laboratory in Woods Hole, Massachusetts, arbeiteten.

Leon Harmons Gastvortrag in Michigan fand im Haus des renommierten Wissenschaftlers Wilson »Spike« Tanner statt, für den ich zum Glück in Teilzeit arbeitete. Als Harmon geendet hatte, konnte ich meine Aufregung kaum zügeln und bestürmte ihn umgehend mit zahllosen Fragen. Insgeheim wünschte ich mir sehnlichst, ihn als Mentor zu gewinnen, gemeinsam mit ihm an der Modellierung neuronaler Netzwerke zu arbeiten und mich der »Neurokybernetik« zu widmen, einem Forschungsbereich, der die informationsverarbeitenden und regulierenden Prozesse im Nervensystem zu simulieren versucht. Ich muss gestehen, auch wenn ich vor Scham erröte, dass ich damals aufgrund meiner akademischen Studien überzeugt war, das menschliche Gehirn sei im Grunde eine Maschine, wenngleich eine komplexe, aber nichtsdestoweniger eine Maschine. Ich dachte, wenn wir die Mechanismen des Gehirns verstünden, wären wir in der Lage, alle menschlichen Verhaltensweisen, Wahrnehmungen und sogar die wahren Beweggründe unseres Handelns zu begreifen. Für mich glich das Gehirn einer Black Box. Sobald wir den inneren Aufbau und die innere Funktionsweise kennen würden, könnten wir wie bei den künstlichen Neuronen im Voraus sagen, welche Reaktion auf einen bestimmten Reiz erfolgt. Eine völlig klare Kausalkette: Reiz → Black Box → Reaktion.

Ungefähr einen Monat nach dem Vortrag erhielt ich zu meiner Überraschung einen Brief von den Bell Laboratories. Während ich nach Hause lief, in mein Zimmer, das sich außerhalb des Campusgeländes befand, riss ich den Umschlag auf, wobei ich beinahe auch das Schreiben entzweiriss. Es stammte von Leon Harmon, der mir eine Fellowship und damit die Möglichkeit bot, als Gaststudent während des kommenden Sommers an der Forschungsarbeit in seinem Labor teilzunehmen. Und nicht nur das, ich würde auch ein Stipendium in Höhe von zweihundertfünfzig Dollar pro Monat erhalten, um meinen Lebensunterhalt zu bestreiten – was zur damaligen Zeit mehr als angemessen war. Ich konnte mein Glück kaum fassen! Am Ende dieses Sommers war ich überzeugt, meine Bestimmung im Leben gefunden zu haben.

Etwa zehn Jahre danach begann ich, in groben Zügen die Theorie hinter meiner Trauma-Heilungsmethode zu entwickeln. Dabei sah ich mich einem Dilemma gegenüber: Ich konnte das menschliche Gehirn als Maschine oder algebraische Summe seiner neuronalen Elemente betrachten oder im Gegensatz dazu den menschlichen Verstand als komplexes Phänomen definieren, dessen Reaktionen sich durch einfaches Addieren seiner einzelnen Komponenten nicht vorhersehen lassen. Während dieser Zeit stieß ich auf eine Publikation des herausragenden österreichischen Physikers und Wissenschaftstheoretikers Erwin Schrödinger mit dem Titel *What Is Life.*[46] Er vertrat darin die Auffassung, dass die Gesetzmäßigkeiten der Biologie durch die Anwendung der grundlegenden physikalischen Gesetze erklärbar sein sollten. 1952 in englischer Sprache veröffentlicht, beschreibt er darin ein verwirrendes Paradox, das ihn während seines ganzen späteren Lebens nicht mehr losließ: Es war ihm ein Rätsel, warum der biologische Entwicklungsprozess von Lebewesen eindeutig in Richtung höhere Ordnungsebenen verlief, obwohl entsprechend dem Zweiten Hauptsatz der Thermodynamik in der Physik Unordnung und Zerfall eintreten müssten oder, mit anderen Worten, zunehmende Entropie. Für diesen seltsamen Widerspruch fand der brillante Wissenschaftler, der 1933 mit dem Nobelpreis für Physik ausgezeichnet wurde, keine Erklärung. Was trieb also die Entwicklung biologischer Systeme in Richtung einer höheren Ordnungsebene voran?

(Meine) Emergenz

Die Theorie der emergenten Eigenschaften eines komplexen Systems, sprich der Möglichkeit, dass neue Eigenschaften oder Strukturen infolge des unvorhersehbaren Zusammenspiels seiner einzelnen Elemente entstehen, unterscheidet sich in vieler Hinsicht grundlegend von der Black Box- oder Reiz-Reaktions-Sichtweise auf das menschliche Gehirn und Verhalten. Sie postuliert, dass ein lebender Organismus nicht einfach die Summe seiner einzelnen Teile, sondern unendlich viel mehr ist. Dazu kommt, dass sich solche Organismen dynamisch nach den Prinzipien der Selbstregulation und der sogenannten emergenten Eigenschaften entwickeln. Emergente Phänomene manifestieren sich als ein Ergebnis des Zusammenspiels verschiedener Systemkomponenten, das nicht deterministisch, also nicht plangesteuert, erfolgt. Anders ausgedrückt: Komplexe Systeme oder Ansammlungen solcher Systeme entwickeln emergente Eigenschaften, die sich anhand ihrer einzelnen Elemente nicht annähernd vorhersehen lassen.

Ein interessantes Beispiel für emergentes Verhalten stammt aus der akribischen Forschungsarbeit des Evolutionsbiologen E. O. Wilson über das Verhalten von Ameisenkolonien. Auf sich allein gestellt, verhält sich eine Ameise unvorhersehbar, rennt ziellos mit dem winzigen Bruchstück eines Zweigs in ihren Mandibeln, dem paarigen Oberkiefer oder Mundwerkzeug, hin und her. Auf sich allein gestellt, ist sie außerstande, etwas Nützliches mit ihrer Ausbeute anzufangen oder Dinge zu verrichten, die über die stumpfsinnigsten, wahllosen und sich ständig wiederholenden Bewegungsmuster hinausgehen. Die einzelne Ameise ist vollkommen unfähig, ihr Verhalten zu verändern und an ihre eigenen Bedürfnisse oder an Veränderungen in ihrer Umgebung anzupassen. Eine ganze Ameisenkolonie ist im Gegensatz dazu imstande, geradezu atemberaubende Aufgaben zu bewältigen. Dazu gehört unter anderem der Bau von Hügelnestern und Dämmen aus Zweigen, Konstruktionen, die so komplex sind, als wären sie von Menschenhand errichtet. Die Tiere finden und transportieren riesige Mengen an Nahrung, gemessen an ihrem winzigen Körper. Und besonders faszinierend, sie haken sich mit ihren Kiefern und Klauen ineinander ein und bilden eine lebende Kette als Brücke über eine Wasserfläche, sodass die Königin, von der es in jeder Kolonie nur eine gibt, sicher auf die andere Seite gelangt. Solche komplexen Verhaltensweisen sind auch nicht annähernd vorhersehbar, wenn man das Verhalten einer einzelnen Ameise oder selbst einer kleinen Gruppe von Ameisen studiert. In diesem Kontext sind emergente Eigenschaften zielgerichtete Veränderungen des Ameisenverhaltens, wenn einzelne Ameisen in einer unerwarteten, wundersam konzertierten Aktion zusammenarbeiten.

Ein weiteres Beispiel für emergentes Verhalten stammt aus einer Studie des menschlichen Gehirns und Nervensystems. Man könnte das menschliche Bewusstsein mit Fug und Recht als eine emergente Eigenschaft des Nervensystems bezeichnen. So wie bei der Ameisenkolonie ist kein einzelnes Neuron, keine Synapse, kein Nervenfasertrakt, ja nicht einmal der Nukleus – eine Ansammlung von Nervenzellkörpern – imstande, die komplexen Informationen zu speichern, die für Prozesse wie die menschliche Selbstwahrnehmung oder menschliche Emotionen erforderlich sind. Erst das Zusammenwirken aller Neuronen im Nervensystem erzeugt komplexe menschliche Verhaltensweisen und Gefühle wie Angst, Traurigkeit und Freude, die weder einem einzelnen Neuron noch einer einzelnen Hirnregion zugeordnet werden können. Viele Studien aus dem Bereich Neurobiologie stimmen darin überein, dass die vielschichtigen Verbindungen zwischen den einzelnen Elementen Eigenschaften fördern, über die nur das System verfügt. In meiner Doktorarbeit, die 1976 veröffentlicht wurde, habe ich aufgezeigt, dass das Nervensystem komplexe Eigenschaften und Verhaltensweisen aufweist, die mithilfe der Katastrophentheorie dargestellt werden können, damals ein neuer Zweig der Mathematik, den René Thom eingeführt hatte. Ungefähr zur gleichen Zeit hatte ich einen Traum:

Ich gehe auf etwas zu, was wie ein Aufzug im Erdgeschoss eines hohen Gebäudes aussieht. Er gleicht einer Röhre, ähnlich dem Schacht einer Aufzugsanlage. In dieser Röhre befindet sich eine große Kugel, und in der Mitte der Kugel ist eine Tür. Während ich auf die Tür zugehe, sträuben sich mir die Nackenhaare. Ich drehe mich um und entdecke Leon Harmon hinter mir, der mich mit einer Miene der Entrüstung und Missbilligung anstarrt. Ich bin wie gelähmt. Ein Teil von mir fühlt sich zu der Tür hingezogen, während ein anderer Teil davor zurückschreckt, mich gegen Harmon aufzulehnen, meinen Mentor und eine Vaterfigur. In diesem folgenreichen Augenblick gehe ich durch die geöffnete Tür in den Aufzug. Ich bin erleichtert, aber gleichzeitig habe ich Angst. Jetzt bin ganz auf mich allein gestellt. Habe ich Harmon verraten? Hat er mich verlassen? Oder habe *ich* mich verlassen?

Als ich aus dem Traum erwachte, sah ich wieder das Bild vor mir, wie ich zwischen Harmon und dem Aufzug stand. Er übte eine starke Anziehungskraft auf mich aus. Ich wünschte mir verzweifelt, durch die Tür zu gehen, aber Harmons Missfallen hielt mich davon ab. Schließlich stellte ich mir bildlich vor, wie ich den Aufzug betrat. Ich sah, wie sich die Tür leise schloss und uns beide für immer trennte. Mein Leben bewegte sich in eine völlig andere Richtung, von unten nach oben.

Während der darauffolgenden Tage wurde mir die Bedeutung des Traumes zunehmend klar. Zuerst fiel mir auf, dass das Gebäude ziemlich hoch war und der Aufzug, den ich betreten hatte, sich im Erdgeschoss befand – auf der Ebene, die auf dem Fundament ruhte. Das Bild des Aufzugs repräsentierte das autonome Nervensystem. Die kugelförmigen Verdickungen glichen den autonomen Ganglien oder Ansammlungen von Nervenzellkörpern, den sogenannten Clustern, und der Schacht bildete die autonomen Leitungsbahnen ab, die das menschliche Gehirn mit dem menschlichen Körper verbinden. Dieser Bereich des zentralen Nervensystems umfasst das Diencephalon, das zwischen dem Großhirn und dem Mittelhirn liegt, dem obersten Abschnitt des Hirnstamms – diejenigen Hirnregionen, die mit unseren Instinkten und der Homöostase in Verbindung gebracht werden, dem Zustand des dynamischen Gleichgewichts unserer inneren Organe. Das ist auch der sensorische Teil des Nervensystems – der Informationen aus der Umwelt und dem Körperinneren aufnimmt, weiterleitet und verarbeitet. Ich stellte fest, dass die »höheren Funktionen« des Nervensystems durch die obersten Ebenen des hohen Gebäudes repräsentiert waren: zum Beispiel kognitive Funktionen, Wahrnehmung, Moralvorstellungen und Kreativität. Mein Traum enthüllte jedoch, dass das Gebäude auf einem Fundament ruhte, das die Basis für die gesamte Struktur bildete.

Mir wurde klar, dass diese höheren Funktionen in Wirklichkeit emergente Eigenschaften des Fundaments oder der »untersten Ebene« des autonomen Nervensystems waren, auf der unsere Grundinstinkte und Emotionen verankert sind. Nach meinem Verständnis bildeten Hirnstamm, Zerebellum oder Kleinhirn und autonomes Nervensystem die Basis, den sogenannten untersten

Abschnitt des Nervensystems. Und das hohe Gebäude, das unseren Verstand repräsentiert, wurde auf dieser Grundmatrix im Hirnstamm und Zerebellum errichtet – hier entsteht alles, was wir fühlen und über uns selbst wissen und wie wir unsere Welt wahrnehmen. Haben wir das Gefühl, dass die Welt im Großen und Ganzen ein sicherer Ort ist, oder haben wir uns angewöhnt, überall Gefahren zu wittern, auch dort, wo keine sind? Diese komplexen bewussten Wahrnehmungen, die wir entwickelt haben, könnte man ebenfalls als emergente Eigenschaften betrachten. In gewisser Hinsicht haben sie Ähnlichkeit mit dem komplexen Verhalten von Ameisenkolonien. Bei uns Menschen könnte es sich um das Bewusstsein selbst handeln, das aus Abermilliarden Verbindungen zwischen einfachen Neuronen entstanden ist.

Mit anderen Worten: Die primitivsten Bestandteile des Gehirns und Nervensystems, die man mit dem Keller eines Hauses vergleichen könnte, ermöglichen den Überbau, unsere individuellen Wahrnehmungen und Gefühle gegenüber der Welt. Um noch einmal das Prinzip der Entsprechung aus dem *Kybalion* zu nennen: wie oben, so unten. Aus meiner eigenen Perspektive betrachtete ich mich nicht länger als ein vor allem geistiges menschliches Wesen, das ein vermutlich mechanischer Körper von A nach B befördert, sondern erkannte, dass ich einen Körper besaß, der mit Sinnesempfindungen, Gefühlen, Instinkten und einem ganz eigenen Wissen ausgestattet war. Mit den Worten der Sängerin Dory Previn: »Curse the mind that mounts the clouds / In search of mythical kings / And only mystical things … Cry for the soul that will not face / The body as an equal place / And I never learned to touch for real / Or feel the things, iguanas feel.«[47]

Hier, in diesem Körper, in dieser Heimat der Leguane – möchte ich leben!

T. Berry Brazelton

Die zuvor erwähnten Männer waren intellektuelle und akademische Mentoren, die mich geprägt haben. Mein vierter Mentor war Balsam für die Seele, ein kluger Kinderarzt, einfühlsam und warmherzig. Er war mein Lieblingsmentor. Sein Name war Thomas Berry Brazelton. Er war in pädiatrischen Kreisen bestens bekannt, weil er zum Verhalten Neugeborener geforscht und gemeinsam mit einem Team von Kollegen an der Entwicklung des Neonatal Behavioral Assessment Scale (NBAS) gearbeitet hatte. Dieses Messinstrument gab Neurologen und Kinderärztinnen bereits in den ersten Lebenstagen eines Kindes Aufschluss über die Möglichkeit späterer Entwicklungsprobleme. Darüber hinaus hatte er 1983 eine eigene Kabelfernsehsendung, *What Every Baby Knows*, die ihn zu einem der einflussreichsten Experten für Säuglingspflege in den USA machte. Eine großartige Sendung, die ich nur selten verpasste, wenn ich zu Hause war. Sie zeigte, dass jeder Säugling vom ersten Tag an bereits ein Individuum mit einer ganz eigenen Persönlichkeit ist.

In einer Folge erklärte Brazelton, dass sich Eltern und Kinder »ineinander verlieben« sollten. Die wichtigste Aufgabe der Eltern sei, eine enge, sichere Bindung und emotionale Beziehung aufzubauen. Dazu sei es unumgänglich, das Verhalten des Kindes genau zu beobachten und zu lernen, seine Bedürfnisse zu deuten. Ich denke, er hätte einen guten Ethologen abgegeben, denn er war ein aufmerksamer Beobachter des menschlichen Verhaltens!

Das einfühlsame Wesen und das leidenschaftliche Engagement dieses Mannes wurde im Umgang mit Säuglingen in seiner Kinderarztpraxis deutlich, wenn er sie im Arm hielt, wiegte und streichelte. Kein Wunder also, dass sie sich »ineinander verliebten«. Und ich konnte nicht umhin, mich in Brazelton zu verlieben.

Obwohl seine Forschungsarbeit in der damaligen Zeit, vor über fünfzig Jahren, als radikal galt, war seine Botschaft einfach: Jedes Neugeborene ist bereits ein ganzheitliches menschliches Wesen mit dem Bedürfnis, in Kontakt zu seinen Bezugspersonen und zu seiner Umwelt zu treten. Dieser Kontakt sollte einem Tango gleichen, zu dem zwei Partner gehören, damit ein Tanz daraus wird, der Freude ausstrahlt. Eltern und Kind können durch gemeinsames Spiel, Spiegelung des Verhaltens und Neugierde voneinander lernen.

Mein einziger Kontakt mit Brazelton war die schriftliche Korrespondenz. Auf diesem Weg konnte ich meine Forschungsarbeit über Säuglinge und Kinder teilen, die Geburts- oder perinatale und andere Traumata erlebt hatten. Er war aufrichtig interessiert und schickte mir zur Unterstützung Kopien seiner veröffentlichten Artikel. Vor einigen Jahren erhielt ich eine Auszeichnung für mein Lebenswerk, meine Arbeit mit traumatisierten Säuglingen und Kindern. Ich möchte mir nicht anmaßen, mich mit dem sanften Riesen Brazelton zu vergleichen, aber ich muss zugeben, dass ich mich durch die Anerkennung der Organisation, die ihm genau den gleichen Preis Jahre zuvor verliehen hatte, über alle Maßen geehrt fühlte. Seine Freundlichkeit und sein Großmut werden immer einen Platz in meinem Herzen haben. Er hatte verstanden, welchen Stellenwert liebevolle Fürsorge im Elternhaus und eine sichere, bedürfnisorientierte Bindung haben, die mir in den prägenden Jahren der frühen Kindheit fehlten.

Als ich Brazelton 1983 zum ersten Mal im Fernsehen sah, fühlte ich mich innerlich hin- und hergerissen. Einerseits hatte ich das Gefühl, dass seine eindringlichen Worte über Verlust und Verzweiflung im Kleinkindalter an mich persönlich gerichtet waren. Andererseits verstärkte sich dadurch mein Widerstand, mich mit diesen frühkindlichen Verletzungen, die tiefe Spuren hinterlassen hatten, auseinanderzusetzen. Doch seine einfühlsame, zugewandte Art führte dazu, dass mein früheres Interesse am Behaviorismus – der Erforschung des objektiv beobachtbaren Verhaltens mithilfe naturwissenschaftlicher Methoden – wiedererweckt wurde.

Dieses Interesse begann 1962, in meinem zweiten Studienjahr an der University of Michigan. Dort hatte ich die Gelegenheit, ein Graduiertenseminar des jungen und aufstrebenden Psychologieprofessors Harlan Lane zu besuchen, in dem es um Skinners grundlegende Arbeit zur operanten Konditionierung ging. Vor Brazeltons Zeit war der Behaviorismus tonangebend in puncto Verhaltensforschung, was die Deutungshoheit im Bereich Säuglingspflege einschloss. Im Behaviorismus ging man emotionslos an das Thema heran, als ginge es um die »Aufzucht« eines seelenlosen menschlichen Wesens, das der Klärung bedurfte. Anhängerinnen und Anhänger dieser Richtung sahen in einem Kind lediglich ein »Versuchsobjekt«, dessen Verhalten sich durch positive oder negative Verstärkung konditionieren, sprich unwiederbringlich verändern lässt. Der Behaviorismus basierte auf der Theorie, dass sich das Verhalten von Tieren und Menschen im Sinne der jeweiligen Konditionierung erklären lässt. Diese Theorie zog weder Gedanken noch Gefühle in Betracht. Sie ging davon aus, dass psychische Störungen am besten mit einer radikalen Änderung kindlicher Verhaltensmuster behandelt werden, die aus dem Repertoire der Konditionierungsmethoden stammen. Paradoxerweise glaubten diese Forscherinnen und Forscher, dass die Konditionierung, die ursächlich für die Probleme verantwortlich war, in der Lage sei, sie irgendwie zu lösen – ein Beispiel für zirkuläres Denken, gelinde gesagt.

John B. Watson, der »Großvater« und Begründer der Schule des Behaviorismus, vertrat die Tabula-rasa-Position: Er war überzeugt, dass Kinder als unbeschriebenes Blatt zur Welt kommen. Er sagte 1924: »Gebt mir ein Dutzend wohlgeformter gesunder Kinder … und ich garantiere euch, dass ich jedes von ihnen zufällig herausgreifen und es so trainieren kann [mit anderen Worten: konditionieren], dass aus ihm … ein Arzt, ein Rechtsanwalt, ein Künstler, ein Kaufmann und ja, sogar ein Bettler und Dieb wird, unabhängig von seinen Talenten, Neigungen, Tendenzen, Fähigkeiten, Begabungen und der Rasse seiner Vorfahren.«[48] Watson glaubte, dass Kinder wie »kleine Erwachsene« behandelt und mit emotionaler Distanz erzogen werden sollten. Er warnte sogar vor den »unvermeidlichen Gefahren zu großer Mutterliebe und Zuneigung«.[49] Der Mangel an Zuwendung, der sich in dieser Behauptung offenbarte, stand in krassem Gegensatz zu Brazeltons Erziehungsansatz, der den Eltern einfühlsame, unterstützende Ratschläge gab. Fakt ist, dass meine eigene Erziehung im Elternhaus mehr oder weniger von der Vorstellung geprägt war, dass es nicht gut sei, ein Kind zu sehr zu lieben.

Watson erzog auch seine eigenen Kinder nach diesen behavioristischen Prinzipien. Wie später bekannt wurde, versuchten drei seiner vier Kinder – Mary, William und James –, sich das Leben zu nehmen. William starb 1954 nach einem zweiten Suizidversuch. So viel zu Watsons Theorien und Praktiken der Kindererziehung. Möglicherweise war seine Weltsicht zum Teil darauf zurückzuführen, dass er auf einer armseligen, trostlosen Farm in South Carolina aufwuchs, der Vater die Familie verließ und die Mutter sowohl mit liebevoller Berührung als auch mit Zuwendung geizte.

Watsons Fußstapfen folgend, entwickelte B. F. Skinner, ein gleichermaßen bekannter Behaviorist, das Konzept der »operanten Konditionierung«. Es basiert auf der Theorie, dass man das Verhalten von Tieren in Experimenten verändern kann, wenn man ihnen die Manipulation eines Objekts, zum Beispiel das Drücken eines Hebels, ermöglicht, um eine Belohnung zu erhalten – oder um einer Strafe zu entgehen, wenn der Hebel nicht zum richtigen Zeitpunkt betätigt wird. Daher spricht man auch vom Erlernen von Reiz-Reaktions-Mustern oder »Lernen am Erfolg«. 1961 bis 1962, während meines zweiten Studienjahres an der University of Michigan, hatte ich die Chance, an einem Psychologieseminar für Graduierte über Skinners operante Konditionierung teilzunehmen. In einer praxisorientierten Projektarbeit brachte ich einer Laborratte bei, eine waghalsige Rettungsaktion durchzuführen. Zuerst konditionierte ich mein Versuchsobjekt darauf, ein Spielzeug-Feuerwehrauto mit ausgezogener Leiter über den Fußboden einer Testapparatur zu ziehen, der »Skinner-Box« nachempfunden. Als Nächstes gelang es mir mithilfe einer konstanten positiven Verstärkung des richtigen Verhaltens, sie zum Besteigen der Feuerwehrleiter zu bewegen, die nun an der hinteren Wand der Skinner-Box lehnte. Am oberen Ende der Leiter, auf einem schmalen Sims unterhalb eines aufgemalten Fensters, hatte ich eine winzige Babypuppe aus Plastik positioniert und als zusätzlichen Effekt lodernde Flammen gemalt, die aus dem Fenster hochschossen. Zum Schluss konditionierte ich die Ratte (Schritt für Schritt) darauf, die Leiter hochzuklettern, die Babypuppe mit der Schnauze zu ergreifen und vorsichtig nach unten zu tragen.

Um mein Experiment erfolgreich beenden zu können, musste ich zuerst einmal geduldig und aufmerksam die Bewegungsmuster der Ratte beobachten. Danach galt es, das gewünschte Verhalten positiv zu verstärken, in Form von Ratten-Leckerbissen. Die erste Belohnung erhielt sie, sobald sie sich im Bereich hinter dem Feuerwehrauto befand. Falls sie das Feuerwehrauto versehentlich anstieß, war umgehend die nächste Belohnung fällig. Und so ging es weiter, Stück für Stück, bis sie die gesamte Abfolge – das

Feuerwehrauto vorwärtsschieben, die Leiter hinaufsteigen und schließlich die Babypuppe aus dem »brennenden Gebäude« retten – gelernt hatte. Auf Außenstehende wirkte dieses Kunststück wie ein zusammenhängendes, zielgerichtetes und hochintelligentes Bewegungsmuster, während es sich in Wirklichkeit um eine Konditionierung auf einzelne Verhaltenssequenzen handelte, die durch verstärkende Belohnungen erzielt und zusammengefügt worden waren. Die Ratte zu trainieren und ihr die gesamte Abfolge beizubringen, war eine herkulische Aufgabe, für die ich zwei Wochen brauchte. Als ich das Ergebnis schließlich im Seminar präsentierte, staunten alle und spendeten mir stehend Beifall. Trotzdem fragte ich mich, warum ich trotz des augenscheinlichen Erfolgs nicht von der Konditionierungstheorie überzeugt war.

Watson und Skinner hatten keinen Zweifel daran, dass man das Verhalten von Kindern – vom Säuglings- bis zum Vorschulalter – durch positive und negative Verstärkung, sprich Belohnung und Strafe, »prägen« kann. Skinner sperrte seine Tochter Deborah im Rahmen eines grausamen Experiments tatsächlich in einer Vorrichtung ein, die seiner Skinner-Box glich. 1945 veröffentlichte die Zeitschrift *Ladies' Home Journal* ein Foto des kleinen Mädchens in seinem Verschlag (siehe Abbildung 17). In dem Artikel erklärte Skinner, er habe für seine zweitälteste Tochter Deborah, 1944 geboren, ein Kinderbett gebaut, das eine ähnliche Funktion wie die großen Brutkästen in der Klinik erfüllte. In Wirklichkeit war es ein »Experimentierkäfig« mit einer Tür und einer Plexiglasscheibe, um das Kind vom Zeitpunkt der Geburt an beobachten zu können.

Skinner nannte seine Erfindung »Babynest« und erklärte, Deborah habe einen warmen gemütlichen Schlafplatz in den notorisch kalten Wintermonaten in Minnesota gebraucht. Skinner und seine Frau waren sehr darauf bedacht, die Anzahl der Decken und Tücher zu verringern, in die Säuglinge damals eng eingewickelt wurden, nicht nur, um ihrem Kind mehr Bewegungsfreiheit zu verschaffen, sondern auch, um die Schmutzwäsche zu reduzieren. Ich möchte hinzufügen, dass sie auch verhinderten, dass es menschlicher Berührung ausgesetzt oder auf den Arm genommen wurde. Deborah schlief in diesem »Kinderbett«, das einem Inkubator glich und nach einem Entwurf ihres Vaters angefertigt worden war, bis sie zweieinhalb Jahre alt war. Es wurde behauptet, sie habe »allen Berichten zufolge eine gesunde, unbeschwerte Kindheit und Jugend gehabt«.[50]

Später machten Gerüchte und Geschichten die Runde, dass sie durch das Aufwachsen in der Box psychische Störungen davongetragen, ihren Vater verklagt und sich später umgebracht habe. Ob diese Geschichten den Tatsachen entsprechen, ist bis heute umstritten. Allem Anschein nach dementierte Deborah sie später und erklärte, ihr Vater habe sie geliebt. Doch traumatisierte Kinder entwickeln oft ein Verhalten, das als »Fantasiebindung« bezeichnet wird. Sie erfinden eine Liebe, die nicht vorhanden war, um sich geliebt fühlen zu können. Die einzige direkte Information, die ich in dieser Hinsicht habe, stammt von einer Kollegin aus dem Invertebrate Neurophysiology Labor in Berkeley. Sie war Deborahs Zimmergenossin am Radcliffe College und erzählte mir, dass die junge Frau immer wieder in psychiatrischen Kliniken behandelt worden war. Da ich keine weiteren Berichte aus erster Hand besitze, belasse ich es dabei.

Watsons Liste der konditionierten, »biegbaren« Kinder, die später Suizid begingen oder einen Suizidversuch unternahmen, können wir vermutlich um Skinners psychisch gestörte Tochter Deborah erweitern. Der Fall erinnert an Miras Therapie mit Jonny, dem Baby aus dem Brutkasten, das allein gelassen wurde, ohne menschliche Berührung oder liebevolle Umarmung der Eltern. Ein Punkt, der eine hieb- und stichfeste Anklage gegen das behavioristische Modell der Kindererziehung nach klassischem Muster untermauert, ist unzweifelhaft das Schicksal der zutiefst gestörten, suizidgefährdeten Kinder von John Watson. Um ein Gefühl dafür zu entwickeln, wie es ihnen ergangen sein muss, empfehle ich Ihnen, einen vergleichenden Blick auf Abbildung 17 und 18 zu werfen. Achten Sie darauf, was Sie körperlich und seelisch empfinden, wenn Sie diese beiden Fotos betrachten.

Ehrlich gestanden habe ich Jahrzehnte gebraucht, um die persönlichen Schäden meiner eigenen kalten, emotionslosen, behavioristisch geprägten Erziehung im Elternhaus zu erkennen und zu bewältigen. Eine Übung, an die ich mich infolge der Zugewandtheit und Herzlichkeit von T. Berry Brazelton heranwagte, war die Vorstellung, liebevolle Fürsorge in Form von warmer, nach Vanille schmeckender Milch aus einer vollen Brust zu erhalten, an der ich willkommen war. Ich rief dieses belebende, archetypische Vorstellungsbild von Weiblichkeit und Mütterlichkeit ein ganzes Jahr lang immer wieder wach. Besser spät als nie!

Erinnerungen, die ich in Ehren halte: Meine beiden Brüder von anderen Müttern

Eine Landkarte ist vielleicht kein genaues Abbild der Landschaft, aber sie trägt dazu bei, sich darin zurechtzufinden. Diesen Satz möchte ich diesem Kapitel über zwei weitere mir wichtige Männer voranstellen.

Stephen Porges

Als ich Stephen (Steve) Porges zum ersten Mal begegnete, um 1975 herum, war ich gerade voll damit beschäftigt, einer Gruppe von Therapeuten in Berkeley die Anwendung meiner Trauma-Lösungsmethode in der Praxis beizubringen. Stephen kam im Gegensatz dazu aus der erstickenden, ultrawettbewerbsorientierten und oftmals heimtückischen Welt der Forschung und Lehre – dem Universitäts-Industrie-Komplex.

Er hatte sich eine Auszeit von der University of Illinois (UCLA) genommen, ein Sabbatjahr. Ich flog von Berkeley nach Los Angeles, wo wir einen gemeinsamen Tag genossen. So viel zum Thema »mein Karass«! Bei diesem Treffen wurden wir lebenslange Komplizen. Wir schmiedeten ein Bündnis, bestehend aus einem »Berkeley Hippie« und einem professionellen Akademiker. Ich erzählte ihm von meinen Physiologieaufzeichnungen und meiner Körperbewusstseinsarbeit, und er teilte mit mir die von ihm entwickelte Theorie über den »vagalen Tonus«, einen physiologischen Marker für die Stressanfälligkeit. Damit konnte er die Schwankungen der Herzfrequenz messen, die in Zusammenhang mit der Atmung auftraten. Was ich in meinen Experimenten mit der temperamentvollen rothaarigen Studentin im Labor der Uni von Berkeley nachzuweisen hoffte, hatte er mathematisch erfassen können. Noch spannender war, dass wir beide die gleiche Sichtweise auf die emergenten Eigenschaften hatten, eine Perspektive, die wir während der darauffolgenden Jahrzehnte weiterentwickelten. Kurz zusammengefasst: Das Konzept der Emergenz bietet die Möglichkeit, das grundlegende Prinzip des Lebens und seinen Ursprung als die Entstehung neuer komplexer Formen und Eigenschaften eines Systems zu erklären, und stellt somit eine Alternative zu den reduktionistischen Betrachtungsweisen dar. Porges verfolgte dieses Thema bis 1994, als er seine wegweisende Polyvagal-Theorie einführte.

Bei der Schilderung unserer ersten Begegnung fiel mir wieder Stephens amüsante Erinnerung an das Treffen ein. Er hatte angeboten, mich am Flughafen von L. A. abzuholen, und ich hatte ihm gesagt, dass ich als Erkennungszeichen eine rote Nelke am Revers meines weißen Sportjacketts tragen würde. Als er mich im Ankunftsbereich entdeckte, stellte er überrascht fest, dass der exzentrische langhaarige Hippie von einer jungen Frau angesprochen wurde, die ihn lautstark mit der Hare-Krishna-Version der Bhagavadgita – eine der zentralen Schriften des Hinduismus, überwiegend in Gedichtform – begrüßte: »Krishna liebt dich, und ich liebe dich!« Angeblich habe ich sie daraufhin beherzt in die Arme geschlossen, auf die Wange geküsst und »Ich liebe dich auch« erwidert. Sie machte auf der Stelle kehrt und trat, sichtlich gestresst, die Flucht an. Steve beobachtete das seltsame Geschehen aus sicherer Entfernung, bevor er sich mir versuchsweise näherte. Mit einem gewissen Maß an Verunsicherung und Neugier machten wir uns miteinander bekannt, bevor wir den Campus der UCLA ansteuerten und unsere vierzigjährige brüderliche Zusammenarbeit begann.

Mit der methodisch entwickelten und mehrfach ergänzten Polyvagal-Theorie, die Porges 1994 zum ersten Mal vorstellte, gab er Therapeutinnen und Therapeuten eine übersichtliche Landkarte an die Hand, die Aufschluss über den physiologischen Zustand ihrer Klientinnen oder Patienten mit psychischen Störungen und damit die Möglichkeit bot, mit angemessenen Strategien Einfluss auf diesen Zustand zu nehmen. Und da wir beiden Seelenverwandte inzwischen gealtert sind, hat uns diese Landkarte darüber hinaus gezeigt, wie wir lebendig und in Kontakt mit unserer Lebenskraft bleiben, sodass wir auch heute noch forschen und lehren können. Ich danke dir, Bruder, für das Leben, das uns verbindet.

Bessel van der Kolk

Der zweite »Bruder von einer anderen Mutter« ist der niederländische Psychiater Bessel van der Kolk, mit dem mich eine zeitweilig schwierige (aber auch fürsorgliche) Beziehung verbindet. Als wir uns Anfang der 1990er-Jahre anlässlich einer Tagung in Boulder, Colorado, erstmals begegneten, wirkte er abweisend. Seine Abwehrhaltung war vermutlich auf die Tatsache zurückzuführen, dass die Teilnehmenden der Tagung, in der es um die Bedeutung des Körpers in der Psychotherapie ging, zum damaligen Zeitpunkt in der Randzone des psychiatrischen Feldes verortet wurden. Zu seiner Ehrenrettung muss jedoch gesagt werden, dass er nach und nach die Möglichkeit erforschte, dass der Körper die Erinnerung an traumatische Ereignisse im »impliziten«, das heißt dem Bewusstsein nicht zugänglichen Gedächtnis abspeichert, wie er in seinem Fachartikel *The Body Keeps the Score* beschrieb. Und mit dieser Theorie riskierte er, bei seinen psychiatrischen Kolleginnen und Kollegen in Ungnade zu fallen.

Einige Jahre lang präsentierten wir beide unsere Theorien am Esalen Institute in der Wilderness Area von Big Sur, einem kaum besiedelten Naturschutzgebiet in Kalifornien. Ich denke, das war eine spannende, facettenreiche Zeit für uns beide, in der wir kollaborativ zusammenarbeiteten. Um 2006 herum beschlossen wir, gemeinsam ein Buch zu schreiben. Dieser Versuch erwies sich als schwieriges Unterfangen, obwohl wir beide in hohem Maß von unserem Austausch profitierten. Als wir kurz davor waren, uns gegenseitig zu erwürgen, beschlossen wir, getrennte Wege zu gehen. 2010 veröffentlichte ich *In an Unspoken Voice: How the Body Releases Trauma and Restores Goodness.*[51] Bessel brachte nach langem Zureden von mir und anderen sein Buch *The Body Keeps the Score*[52] heraus, das auf der Bestsellerliste der *New York Times* landete. Eine merkwürdige Fügung des Schicksals war, dass seine

Bücher und Vorträge, genau wie meine eigenen, den Körper aus der Randzone herausgeholt und ihm einen Platz im Mainstream der Psychotherapie verschafft haben. Und mit unerwarteter Demut und Freundlichkeit gab er zu, dass aus unserem Projekt, gemeinsam ein Buch zu schreiben, aus den gleichen Gründen nichts geworden war. Doch der Facettenreichtum unserer Zusammenarbeit und die aufrichtige Zuneigung inspirierten uns beide. Wir treten für unsere gemeinsame Botschaft ein, sowohl Nachwuchskräfte als auch altgediente Therapeutinnen und Therapeuten zu motivieren, dem Körper seinen rechtmäßigen Platz zu geben und ihm die verdiente Achtung zu erweisen. Dafür danke ich dir, Bruder, Kollege und Freund. Ich hoffe, dass wir auch weiterhin wachsen und gemeinsam das weiterentwickeln, was bei unseren Zusammenkünften am Long Pond in der Nähe von Cabot, Vermont, begann.

11

REFLEXIONEN EINES NICHTS AHNENDEN PROPHETEN

Zum jetzigen Zeitpunkt meines Lebens wird Somatic Experiencing, eine vor mehr als fünfzig Jahren von mir entwickelte körperorientierte Methode zur Lösung von traumatischem Stress, von rund siebzig zertifizierten Trainerinnen und Trainern in Schulungen gelehrt, an denen bisher über fünfzigtausend Therapeutinnen und Therapeuten sowie Heilpraktikerinnen und Heilpraktiker aus vierundvierzig Ländern teilgenommen haben. Die Fackel weiterzutragen, ist eine Aufgabe, die nun auf den kollektiven Schultern der Somatic-Experiencing-Ausbilderinnen und -Ausbilder weltweit ruht. Damit wurde mir eine schwere Bürde abgenommen. Die Frage ist: Wie geht es nun weiter? Ich habe einige neue Buchprojekte gestartet, die noch nicht ganz ausgereift sind, zum Beispiel *Trauma and Spirituality: Resilience and the Human Spirit*, an dem ich mit meiner lieben Freundin und Kollegin Mariana Bentzen arbeite. Hier geht es um Traumata, Spiritualität, Resilienz und den menschlichen Geist, die innere Haltung oder Kraft. Und ein weiteres Buch mit dem Titel *Healthy Adolescent Sexuality: A Book for Parents and Their Teens*, das ich zusammen mit meiner Partnerin und langjährigen Freundin Laura Regalbuto schreiben möchte, ist in Planung. Es geht der Frage nach, wie Eltern eine gesunde Sexualität bei ihren heranwachsenden Kindern fördern.

Seit zweiundzwanzig Jahren sind Laura und ich ein Paar. Wir führen keine Beziehung nach traditionellem Muster, wir haben zum Beispiel keine Kinder, obwohl wir vieles gemeinsam ins Leben gerufen haben, dieses Buch eingeschlossen. In vielen Dingen waren wir einer Meinung, in anderen vertraten wir entgegengesetzte Positionen. Aber wir haben nach und nach gelernt, diese Unterschiede zu akzeptieren. Wir wissen die Stärken und den messerscharfen Verstand des anderen zu schätzen, und wir freuen uns, dass wir das Interesse an Kunst und Musik teilen. Wir haben im Verlauf unserer gemeinsamen Jahre viel gelernt und sind an den Herausforderungen gewachsen. Wir haben verstanden, was es heißt, in einer Beziehung zu sein, miteinander zu kommunizieren, einander zuzuhören und gehört und wahrgenommen zu werden. Und wir haben die Erfahrung gemacht, dass der Schlüssel zum Geheimnis eines echten Gefühls der Verbundenheit darin besteht, anzunehmen und zu begrüßen, was uns voneinander unterscheidet.

Eigentlich wollte ich mich nach und nach von meiner Lehrtätigkeit verabschieden, nicht mehr so häufig in der Welt unterwegs sein und mich »zur Ruhe setzen«. Aber das Schicksal scheint mit meinem Plan nicht einverstanden zu sein. Ungeachtet des Ruhestandsziels, das ich ins Auge gefasst hatte, führe ich auch weiterhin Postgraduiertenkurse in aller Welt durch und gebe Interviews verschiedenster Art. Ich bin zu einem Propheten geworden, der unvollkommen und denkbar ungeeignet für die Aufgabe ist, Aussagen über die Zukunft zu treffen, ein Fremder in einem fremden Land. Ich hoffe, dass ich mit der Fertigstellung dieser Autobiographie zum nächsten Kapitel meines Lebens übergehen und willkommen heißen kann, was immer das Schicksal für mich bereithalten mag. Vielleicht sollte ich während dieser nächsten Übergangsphase den weisen Ratschlägen von Efu folgen.

Efu

Als ich Euphrasia Nyaki gegenübersaß, zog mich ihre außergewöhnliche Schönheit, ihre Anmut, Einfühlsamkeit und starke Präsenz sofort in ihren Bann. In der farbenfrohen lokalen Tracht ihres Stammes in Tansania strahlte sie Spiritualität und eine innere Autorität aus, die sie erdete. Abbildung 19 zeigt Efu. Sie hatte die Aufgabe übernommen, mich für eine bevorstehende internationale Tagung zu interviewen. Gefesselt von ihrem eindrucksvollen Erscheinungsbild, beantwortete ich die Fragen, die sie mit leiser und ruhiger Stimme an mich richtete. Wir tauchten in einen anregenden Dialog ein, der von einem tiefen und aufrichtigen gegenseitigen Respekt getragen wurde.

Efu hat eine Ausbildung bei mir gemacht und genießt heute eine wohlverdiente Anerkennung als internationale SE-Trainerin, die Somatic Experiencing in vielen sogenannten Entwicklungs- und in Industrieländern lehrt. Ihre Tätigkeit als katholische Missionarin mit afrikanischen Wurzeln hat sie nicht davon abgehalten, die traditionelle Kräuterheilkunde, das altüberlieferte kollektive Wissen ihres Nyaki-Stammes und die Traumatherapie miteinander zu verbinden. Mit der Gründung des AFYA-Gesundheitsförderungszentrums in der subäquatorialen Zone Brasiliens hat sie sich mit Leib und Seele der Aufgabe verschrieben, Menschen zu heilen. Ihre Autorität beruht auf einem breit gefächerten Wissen und kommt von Herzen. Sie ist außerdem eine umwerfende Afro-Brasil-Tänzerin, selbst nach den hohen Maßstäben der sinnesfreudigen Brasilianerinnen und Brasilianer, die diesen ausdrucksvollen, auf afrikanischen Traditionen basierenden Tanzstil von Kindesbeinen an beherrschen.

Inmitten eines Gesprächs erklärte Efu sanft, aber bestimmt: »Peter, ist dir klar, dass du ein Prophet bist?« Verwirrt angesichts dieser unerwarteten Bemerkung, auf die ich mir keinen Reim machen konnte, ging ich sichtbar auf Abstand und wusste nicht, wie ich reagieren sollte. »Du bist ein Prophet. Ein Prophet in diesen krisengeschüttelten Zeiten, der eine wichtige Botschaft zu verkünden hat, und du musst dieser Berufung folgen!«, wiederholte sie, dieses Mal mit noch größerem Nachdruck. Als mir klar wurde, was sie da von mir verlangte, zuckte ich zu meinem Leidwesen abermals zurück, von Selbstzweifeln geplagt. Doch dann holte ich ein paarmal tief Luft und tastete mich mit jedem Atemzug näher an die Herausforderung heran, diese schwierige Aufgabe anzunehmen, wie Efu so beharrlich gefordert hatte, und sie als meine Berufung zu betrachten. Zweifellos war die Studentin zur Lehrerin geworden.

Worte haben Gewicht, und deshalb erschreckte mich der Gedanke, diese Aufgabe zu übernehmen und mich Hohn und Verachtung auszusetzen, zu Tode. Was für eine Anmaßung, auch nur in Betracht zu ziehen, ich könnte die Eigenschaften eines Propheten besitzen, dachte ich. Ich erinnerte mich an den spirituellen Lehrer, Dichter und Philosophen Khalil Gibran und sein einflussreiches Buch *Der Prophet*. Ein Buch mit nur wenigen Seiten, aber prall gefüllt mit poetischer Weisheit. Wie hätte ich es wagen können, mich mit diesem *echten* Propheten zu identifizieren? Als ich eine Taschenbuchausgabe davon durchblätterte, stieß ich auf folgende Textstelle:

»Selbst euer Körper kennt sein Erbe und seine berechtigten Bedürfnisse und will nicht betrogen werden. Und euer Körper ist die Harfe eurer Seele. Und es ist an euch, süße Musik aus ihm zu locken oder wirre Töne.«[53]

Ein anonymer Sufi-Mystiker formulierte es noch prägnanter: »Der Körper ist das Ufer im Ozean des Seins.« Auch wenn es uns nicht bewusst sein mag, sind wir alle an dieses Ufer gelangt.

Meine Autobiographie geht der Geschichte meiner ganz persönlichen Reise auf den Grund, die mir die Chance bot, meinen Körper während des Heilungs- und Transformationsprozesses besser kennenzulernen und seine natürlichen Ressourcen zu nutzen. Ich habe zeitlebens die Frage zu ergründen versucht, ob wir unserem Körper »süße Musik« entlocken können, ungeachtet der disharmonischen Kakofonie unserer traumatischen Erfahrungen. Und ich habe festgestellt, dass wir mithilfe der richtigen Lösungsstrategien und ausreichender Unterstützung durchaus dazu imstande sind, denn die Wahl liegt ganz allein bei uns! Gleich ob ich ein Prophet bin oder nicht, ich stimme mit diesen beiden weisen Mystikern darin überein, dass es unerlässlich ist, den Körper in die Heilung und Transformation von Traumata einzubeziehen.

Vielleicht sind diese Mystiker und ich schlussendlich aus dem gleichen Holz geschnitzt: Wir sind Teil eines vielschichtigen Gewebes, das Körper, Geist und Seele in den Heilungsprozess einbezieht, und ich bin ein einzelner Faden, der einen kleinen Beitrag zu diesem bunten Teppich des Verständnisses und Wissens leistet. In diesem Fall würde ich mich vielleicht bis zu einem gewissen Grad als eine Art »Quasi-Prophet im Miniaturformat« eignen. Wie auch immer, ich hatte die Gelegenheit, meine inneren Ressourcen zu nutzen und Kenntnisse weiterzuvermitteln, die meine Seele bis heute mit Leidenschaft erfüllen, mich befeuern und mir erlauben, einen persönlichen Beitrag zur Heilung der Wunden zu leisten, an denen die Menschheit leidet. Diese Aufgabe, möchte ich hinzufügen, hat mich reich belohnt und mir das Privileg gewährt, in einigen der schönsten Naturlandschaften der Welt zu lehren.

Was den Begriff »Prophet« betrifft, so habe ich meine Sprachassistentin Siri um ihren linguistischen Rat gebeten. Ohne persönliches Interesse, typisch Software, bot sie mir zwei Definitionen an: »inspirierter Lehrer« und »Visionär«. Kann ich ernsthaft behaupten, meine harte Arbeit sei ausreichend inspiriert, um mich als eine Art Prophet zu qualifizieren?

Ich könnte mir jedoch vorstellen, dass die meisten meiner Studierenden und viele Menschen, die meine Bücher lesen, mich als einen »inspirierten Lehrer« betrachten. Und ja, ich habe während meines gesamten Erwachsenenlebens eine zwingende Vision verfolgt. Außerdem habe ich, wie in der Legende von Johnny Appleseed, die Saat meiner Vision überall dort eingepflanzt, wo meine Ideen Wurzeln fassen, wachsen und gedeihen konnten. Ich fühle mich tief bewegt angesichts des Wissens, dass mehr als siebzig internationale Trainerinnen und Trainer dieses Therapiekonzept in vierundvierzig Länder weitertragen. Das hat meine Bürde ungemein erleichtert und mir die Freiheit geboten, dieses Buch zu schreiben und mich auf die spielerische Seite des Lebens zu fokussieren – tatsächlich mit der Betonung auf dem Wort »spielerisch«. Es war eine wundervolle Reise, in deren Verlauf ich zu einem nichts ahnenden und zugegebenermaßen unvollkommenen Quasipropheten auf dem Gebiet der Trauma-Heilung wurde. Und die Reise habe ich nicht im Alleingang unternommen; falls ich es vergessen habe zu erwähnen: Ich hatte viele wunderbare Menschen auf der privaten und beruflichen Ebene, die mich auf meinem Weg begleitet haben, und meine innere Stimme als Orientierungshilfe.

In den Wochen nach meiner Unterhaltung mit Efu dachte ich immer wieder über die tiefere Bedeutung ihrer Worte und über meine anhaltenden und allem Anschein nach unerschöpflichen Selbstzweifel nach. Ich bemühte mich, ihre Forderung zu durchdenken, und begann langsam und zögerlich, sie anzunehmen. Der Gedanke, mich wegen meiner Anmaßung zum Gespött zu machen, erschreckte mich nach wie vor. Doch ich beschloss, mich trotzdem mit dem Wort »Prophet« und der Bedeutung, die ich ihm zuschreibe, auseinanderzusetzen – und mir danach einen Teil der hemmungslosen Chuzpe oder Kühnheit zurückzuerobern, die im Verlauf meiner Kindheit voller Bedrohungen und Angst verloren gegangen war. Meine Familie hatte jahrelang den Terror und die Morddrohungen der New Yorker Mafiosi über sich ergehen lassen müssen. Jeder Versuch, sich öffentlich sichtbar zur Wehr zu setzen, konnte tödliche Folgen haben. Aber wenn jemand beschließt, den Teufelskreis aus Angst, Terror, Scham und Verunsicherung zu durchbrechen und sich auf den Weg in die weite Welt der Abenteuer, Kreativität, Heilung und Inspiration zu begeben, beginnt ein Transformationsprozess, der ihm die Kraft verleiht, Licht in einen finsteren Tunnel zu bringen.

12 MEIN STERBEN LEBEN

Der Tanz durch das Nadelöhr

»Nur ein Mensch mit einem ungelebten Leben hat Angst vor dem Tod. Ein Mensch, der das Gefühl hat, sein Leben gelebt zu haben – nach seinen eigenen Vorstellungen – fürchtet ihn nicht.«

Norman O. Brown[54]

Während ich dieses letzte Kapitel schreibe, stelle ich fest, dass ich darüber nachdenke, ob es sich dabei um den Anfang vom Ende oder um das Ende des Anfangs handelt. Vielleicht ist es ja beides. Mir scheint, als würde ich mein Sterben leben und mich dabei wieder mit dem energievollen, enthusiastischen Wesenskern verbinden, der mich als zweijähriges Kind ausmachte. Ich habe ihn mir bis heute in meinem tiefsten Innern bewahrt und hüte ihn wie einen verborgenen Schatz. Ich denke über die Wurzeln des Begriffs »enthusiastisch« nach, abgeleitet von dem lateinischen Wort *entheos*, was »Gott in sich habend« bedeutet. Ich sehne mich nach einer tieferen Verbindung mit jenem Kind, das sich auf allen Wegen in Gottes Hand weiß, um mit ihm zu spielen, zu tanzen und an seiner überschäumenden, unvermittelten Freude teilzuhaben, an seinem Leben und an seinem Tod. Und ich frage mich, wie es wohl sein mag, dem Tod im letzten Akt von Angesicht zu Angesicht zu begegnen, nicht flüchtig wie bei meinen früheren hautnahen Berührungen mit dem Tod oder meinen Erfahrungen mit Stille und Nichtvorhandensein während der Traumaheilungen, sondern die ultimative Konfrontation – das Ende der Lebensreise.

Eros und Tod

»Energie ist das einzige Leben und stammt her aus dem Körper; und Vernunft her ist der Einband oder äußere Umkreis der Energie … Energie ist reine Freude.«

William Blake[55]

Über Eros zu schreiben, brachte mich, wenngleich zögernd, dazu, mich mit meiner eigenen Sterblichkeit auseinanderzusetzen. Als ich den Abschnitt über Liebe, Lust und Begehren beendet hatte, fragte ich mich unwillkürlich, was in meinem eigenen Leben als Nächstes kommt: Wie ist das letzte Kapitel meiner Heilreise beschaffen? Doch dann wurde mir klar, dass die Antwort auf der Hand liegt. Eros und Tod sind nicht voneinander zu trennen, sie stellen auf unserer Lebensreise eine unverbrüchliche Einheit dar. Der Orgasmus wird zum Beispiel häufig mit *une petite mort*, »einem kleinen Tod«, verglichen. Mit diesem Begriff war ursprünglich ein kurzfristiger Verlust oder eine Schwächung des Bewusstseins gemeint. Im heutigen Sprachgebrauch bezieht er sich in erster Linie auf ein postorgasmisches Gefühl, das dem Sterben gleicht. Damit ist der Moment gemeint, in dem wir kurzfristig die Kontrolle verlieren und in einen Zustand des »ekstatischen Vergessens« abdriften. Hier bringt der Orgasmus, *der kleine Tod*, sowohl eine körperliche Entspannung als auch eine spirituelle Öffnung mit sich.

Der Blackout oder kurzfristige Kontrollverlust, der mit dem Orgasmus einhergeht, ist nur eine der vielen Ausdrucksformen des Eros. Es gibt Wege zur Erweiterung des Bewusstseins, die langsamer, aber stetig zum Ziel führen. Ich persönlich habe die Erfahrung gemacht, dass Eros eine schrittweise Hingabe, eine Abgabe der Kontrolle mit sich bringen kann, ein machtvolles Gefühl des Loslassens in Übereinstimmung mit einer Partnerin oder einem Partner unserer Wahl, ein Eintauchen in unsere tiefsten physischen Empfindungen und Gefühle, ohne Verlust der bewussten Wahrnehmung. Diese tantrische Qualität des Eros ermöglicht uns, unseren Körper und die denkbar tiefe Verbindung zu einem Menschen zu spüren, den wir lieben, eine Vereinigung, die in beidseitiger Unterstützung, Geborgenheit und Fürsorglichkeit verankert ist.

Um es mit den Worten des englischen Dichters und Naturmystikers William Blake auszudrücken: »Energie ist das einzige Leben und stammt her aus dem Körper« und »Energie ist reine Freude«.[56] Das vermittelt eine Vorstellung davon, wie es sich anfühlt, sich in einem Körper zu befinden, der über Lebensenergie, Sinnesempfindungen und Weisheit verfügt. Für mich hat sich diese Form der Verkörperung – in der Wissenschaft »Embodiment« genannt, das Zusammenspiel von Körper, Psyche und Umwelt, wobei Körperzustände Einfluss auf den psychischen Zustand haben und umgekehrt – als eine lebenslange Aufgabe erwiesen. Ein Teil von mir protestiert, wendet ein, es sei unfair, dass ich ausgerechnet dann, wenn ich mich in meinem Körper heimischer zu fühlen begänne, innerlich darauf vorbereiten sollte, ihn in der letzten Episode abzustreifen. Aber dann halte ich mir beschwichtigend vor Augen, dass nicht alles auf einmal geschehen muss – es kann ein allmählicher Übergang sein, bei dem ich noch über genug Energie und Lebendigkeit verfüge, um mich aktiv in das Leben einzubringen. Ich begrüße diese einmalige Chance im Leben mit Offenheit und Akzeptanz.

Nebenbei bemerkt: Ich vermute, dass die Verwendung psychedelischer Substanzen nicht zuletzt deshalb so weit verbreitet ist, weil auch sie die Hingabe an die Leere, den »Ego-Tod«, das Loslassen der Kontrolle erleichtern. Wie schon im vierten Kapitel erwähnt, habe ich im Hinblick auf ihre Verwendung einige Vorbehalte und rate dringend zur Vorsicht. Doch worin der Katalysator auch bestehen mag, ich bin überzeugt, dass diese positive Einstellung zur Hingabe genau beschreibt, was es bedeutet, das Leben zu feiern und sich mit dem Sterben auszusöhnen.

Vor einigen Jahren erhielt ich unverhofft meinen ersten Vorgeschmack auf einen »Minitod«. Ich musste mich einer Kataraktoperation (Grauer Star) an beiden Augen unterziehen. Der Eingriff wird gewöhnlich in Etappen durchgeführt, im Abstand von zwei Wochen. Diese Vorgehensweise verringert das Risiko von Kreuzinfektionen und Erblindung. In der Nacht vor der zweiten OP hatte ich einen Traum: Ich betrat einen weitläufigen Raum, in dem eine Art Meditationsveranstaltung stattzufinden schien. Als ich näher trat, entdeckte ich auf der rechten Seite ein Paar, das gemeinsam in einem großen Bett lag. Ich fragte den Meditationslehrer, was das für eine Übung sei, und er erwiderte, dass sie die buddhistische Todesmeditation praktizierten. Ich erklärte eifrig, das sei genau das Richtige für mich. Auf meine kühne Behauptung hin deutete er streng, aber mitfühlend auf die linke Seite des Raumes und forderte mich auf, mich dorthin zu begeben, wo die Anfängerinnen und Anfänger übten. Mein Ego fiel in sich zusammen wie ein durchlöcherter Luftballon. Als ich aus meinem Traum erwachte, wurde mir bewusst, dass ich mich dem Thema Tod mit der inneren Einstellung eines Anfängers nähern musste.

Am nächsten Tag stand die zweite Augenoperation an. Mir war klar, dass ich die Todeserfahrung, die durch die Narkose herbeigeführt wurde, bewusster wahrnehmen wollte. Deshalb bat ich den verblüfften Anästhesisten, rückwärts von drei zu zählen und bei null die Propofol-Sedierung einzuleiten. Ich erinnere mich noch heute daran, wie ich mich in einem »Minitod« auflöste, mich kampflos dem Zustand der Nichtexistenz hingab. Seltsamerweise verspürte ich nicht die geringste Angst. Als ich im Aufwachraum zu mir kam, fühlte ich mich klar und fokussiert, litt weder unter Übelkeit noch unter körperlichen Beschwerden. Ich war mir meiner Umgebung voll bewusst, sie zeichnete sich ungewöhnlich hell und deutlich ab, so als würde alles ringsum vibrieren.

Diese kurze Begegnung mit dem Narkosemittel Propofol war für mich ein Anreiz, mich eingehender mit meiner Todesrecherche zu befassen. Ich war mir schmerzlich der Tatsache bewusst, dass meine tief verwurzelte Angst ihre Spuren hinterlassen hatte, die mich daran hinderten, mich in meinem Körper rundum wohlzufühlen und die Freuden der Lebensenergie zu genießen, die ohne mein Zutun durch meine Lebensader floss. Würde ich dem Tod ins Auge sehen können, auch wenn ich das Leben nicht in seiner ganzen Vielfalt ausschöpfen und meinen fühlenden Körper ganzheitlich wahrnehmen konnte? Für diesen Teil meiner Heilreise griff ich zu einem starken Katalysator, der »Toad Medizin«. Hinter dieser »Krötenmedizin« verbirgt sich eine Substanz namens Bufotenin oder 5-MeO-DMT, die aus dem Sekret einer bestimmten Drüse der Sonorischen Wüstenkröte oder *Bufo alvarius* gewonnen wird und zu den hochpotenten Psychedelika gehört. Sie löst ähnliche, aber erheblich stärkere Effekte als Ayahuasca aus – der halluzinogene Pflanzensud, der ursprünglich von der indigenen Bevölkerung des Amazonasbeckens bei spirituellen Ritualen zur Bewusstseinserweiterung verwendet wurde.

Bei Bufotenin ist die intensive Kernerfahrung auf ungefähr dreißig bis vierzig Minuten beschränkt. Die kurze Dauer kann von Vorteil sein, obwohl es notwendig ist, einige zusätzliche Stunden einzuplanen, um eine so wirkungsstarke Reise in aller Ruhe zu integrieren.[57]

Vor der Anwendung dieser Medizin wusste ich, dass ich ein geschütztes, abgeschottetes Setting und ein unmissverständliches, verbindliches Ziel brauchte. Da meine größte Sorge darin bestand, die Reise allein und ohne kompetente Unterstützung anzutreten, und meine Angst vor dem Tod noch hinzukam, war ich entschlossen, einen Schamanen zu finden, mit dem ich auf einer Wellenlänge war, und eine Art Hebamme, die mir hilfreich zur Seite stand. Ich fand sie in einer wundervollen Frau namens Raina, einer unübertrefflichen Heilerin mit starker Präsenz, die sich einverstanden erklärte, mich zu begleiten, während diese wirkmächtige Substanz ihre Wirkung entfaltete. Ich machte meinen beiden Begleitenden klar, dass ich mich meinen inneren Dämonen stellen wollte, die meine Ganzheitlichkeit, die volle Ausschöpfung meines Potenzials und meine mentale Vorbereitung auf das Sterben beeinträchtigten.

Als ich die psychotrope Substanz inhalierte, ergriff ich Rainas Hand und legte mich mit einer Schlafmaske über den Augen auf den Boden. Anfangs schien sich mein Bewusstsein zu trüben, und ich wurde von einem namenlosen, sprachlosen Entsetzen erfasst. Ich befand mich wieder an dem Ort, an dem ich stecken geblieben war, in einem Zustand der totalen Auflösung und Vernichtung. Doch dann kehrte ich langsam aus diesem Land der Toten, aus dieser Unterwelt des Hades zurück, und fand den Weg, der nach Hause führte. Die Wärme von Rainas Hand und die subtile Klanglandschaft, die mich umgab, ermöglichten mir, das Tempo meiner Rückkehr selbst zu bestimmen, während ich einen Friedhof und eine Brache mit vertrockneten sterblichen Überresten und versteinerten Spukgestalten durchquerte. Es war mit Sicherheit ein »Ego-Tod«, den ich erlebt hatte – und dann weitete sich mein Sichtfeld, die Landschaft wurde plötzlich hell und weit, gab den Blick auf grüne Weiden, mäandernde Flüsse, majestätische Berge und tiefe, fruchtbare Täler frei. Ich war vorangekommen auf meiner Suche nach einer Möglichkeit, den Tod besser kennenzulernen und mich aus der Anhaftung an das Leben zu befreien, die ich als Mühsal empfunden hatte.

Ich hatte diese Substanz erstmals verwendet, um meine abgrundtiefe Angst vor dem Verlassenwerden, eine traumatische Erfahrung, die ich im Alter von sechs Monaten gemacht und ausgeblendet hatte, aufzudecken und mich ihr zu stellen. Danach hatte ich mir zum Ziel gesetzt, sie als Vehikel zu benutzen, um mich mit dem Sterben und dem Abdriften in einen Zustand des Vergessens auseinanderzusetzen. In diesem Tod fand ich den Weg in ein neues Leben. Vielleicht ist das der ultimative Kreislauf von Tod und Wiedergeburt: Durch den Tod kann Leben in einer ganz neuen, emergenten Form entstehen.

Ein vernünftiger Mensch könnte fragen: »Warum um alles in der Welt sollte ich mich einer solchen Tortur aussetzen, und das nicht nur einmal?« Die Antwort ist nicht leicht, aber auch nicht übermäßig komplex. Ich beschloss, 5-MeO-DMT zu nehmen, weil es mir half, in einen Zustand der Freude und Leichtigkeit zurückzukehren, mich wieder mit dem unverletzten, lebenssprühenden, unverwüstlichen Teil meines Selbst zu verbinden, dem tiefsten Wesenskern des unbeschwerten, unschuldigen Kindes, das ich einmal war (siehe Abbildung 20). Und während der wenigen Sitzungen, die erforderlich waren, hatte ich eindeutig Fortschritte gemacht, hatte die Angst und das Gefühl der Entkörperung – die Ausgrenzung meiner Körperlichkeit – hinter mir gelassen und mich auf den Weg zu innerer Ganzheit und Frieden begeben. Die Bereitschaft, mich mental auf den Tod einzulassen, trug dazu bei, mich für die andere Seite zu öffnen und wieder mehr Lebensfreude und Lebenskraft zu verspüren. Der Tod ist nicht das Ende, wie ich entdeckte. Im universellen Kreislauf von Tod und Wiedergeburt kann sich der Weg in ein neues Leben eröffnen.

5-MeO-DMT wird auch »Gottes-Molekül« genannt, aber es geht dabei gewiss nicht nur um Liebe und Licht! Vielleicht hat es der US-amerikanische Physiker Alfred Romer am besten ausgedrückt, als er schrieb: »Mir ist ein Einblick in die Bedeutung der Dunkelheit zuteilgeworden. Jeder Mensch muss sich mit seiner ureigenen Dunkelheit auseinandersetzen, und sich in diese Dunkelheit zu begeben, heißt nicht, dass er geläutert zurückkehrt, um Gott zu begegnen. Wir müssen uns in die Dunkelheit begeben, weil *das* der Ort ist, an dem sich Gott befindet.«[58] Der persische Sufi-Dichter Rumi, der die Liebe zu Gott für die Hauptkraft im Universum hielt, war offenbar anderer Meinung, denn er schrieb in einem seiner Verse über Gefühle als Gäste: »Öffne allen mit Lachen die Tür / und lade sie ein, deine Gäste zu sein. / Sei dankbar für jeden, der kommt, / denn jeder wurde als Führer von oben geschickt.«[59] Ich betrachte die Weisheiten beider als Leitstern und Handlungsmaxime.

Obwohl dieser Teil meiner Reise noch unvollständig ist, machen mir die Schritte, die ich bereits zurückgelegt habe, Hoffnung, dass ich dem Tod mit weniger Furcht entgegensehe, wenn er in seiner Endgültigkeit zu mir kommt. Vielleicht werde ich ihn sogar willkommen heißen, weil ich grundlegend verstanden habe, dass ich nichts weiter als ein Staubkorn in dem geheimnisvollen, ewigen Kreislauf von Tod und Wiedergeburt bin. Doch wie Menschen bezeugen können, die mich gut kennen, habe ich vor dem finalen Loslassen noch einige Lebensaufgaben auf der physischen, verkörperten Ebene zu bewältigen.

Am Ende unserer gemeinsamen Reise überlasse ich es Ihnen, die vorherigen Kapitel und Wege zur Heilung, die mir nützlich waren, für sich selbst in Betracht zu ziehen. Ich danke Ihnen dafür, dass Sie mich bei diesem Abenteuer begleitet haben, der Erforschung des Lebens in seiner ganzen geheimnisvollen Fülle. Ich hoffe, dass meine Heilreise Sie inspiriert, Ihren persönlichen Lebensweg Revue passieren zu lassen und sich mit ihm auseinanderzusetzen. Ich bin überzeugt, dass wir alle eine einzigartige Geschichte haben, eine innere Reise, die es wert ist, erinnert und erzählt zu werden. Ich hoffe, dass Sie sich die Zeit nehmen, Ihre eigene Stimme zu finden.

Es gibt ein hebräisches Sprichwort: *Tikkun Olam.* Das meint, die Welt zu einem besseren Ort zu machen, als wir ihn vorgefunden haben. Ich hoffe, dass es mir am Ende meines Lebens ein Stück weit gelungen ist – und dass wir alle unseren Teil dazu beitragen. Ich bin unendlich dankbar für die Chance, meine Geschichte mit Ihnen zu teilen. Ich möchte mich mit einem traditionellen Navajo-Gebet von Ihnen verabschieden:

»May you walk in beauty.
May you stand tall in grace.«
»Mögest du auf dem Pfad der Schönheit wandeln.
Mögest du würdevoll ausschreiten auf deinem Weg.«

Und mögest du deine Geschichte erzählen.

ANHANG

Anmerkungen

1 Wiedergegeben von Isabell Allende in einem TED-Talk zum Thema Leidenschaft. Abrufbar hier: www.ted.com/talks/isabel_allende_tales_of_passion/transcript?language=de (zuletzt abgerufen am 22. April 2024).

2 Giovanni alias Johnny »Dio« Dioguardi (der in Gangsterfilmen wie *Good Fellas* und *The Irishman* erwähnt wurde), war ein gewalttätiger Angehöriger der italoamerikanischen Cosa Nostra, der unter anderem an der Unterwanderung der US-Gewerkschaften beteiligt war. Er war mitverantwortlich für den heimtückischen Säureangriff, der zur Erblindung und den entstellenden Verletzungen des Journalisten und Zeitungskolumnisten Victor Riesel führte. Riesel hatte einen Artikel über die New Yorker Mafia und die korrupten Gewerkschaften geschrieben, die dazu beitrugen, den Mafioso Jimmy Hoffa zum Präsidenten der Teamsters-Gewerkschaft zu machen.

3 In der griechischen Mythologie war Chiron der Sohn des Titanen Kronos und der Wassernymphe Philyra, die von Kronos »geschändet« wurde. Chiron wurde zweimal verwundet: einmal bei seiner Geburt und ein weiteres Mal gegen Ende seines Lebens. Die erste Wunde lässt sich als tiefe emotionale Verletzung eines Kindes deuten, das aus einer Vergewaltigung hervorging und nachfolgend von beiden Elternteilen abgelehnt wurde. Apollon, der Gott der Heilkunst, übernahm die Rolle des Ziehvaters. Als einer der Kentauren, ein Mischwesen aus Mensch und Pferd, war Chiron buchstäblich ein Ungeheuer, später eine Waise und schlussendlich ein Ausgestoßener. Halb Mensch, halb Tier, verkörpert er den Konflikt zwischen unseren tierischen Instinkten und der Vernunft oder Göttlichkeit, zwischen der dionysischen Triebhaftigkeit und der apollinischen Mäßigung, zwei gegensätzliche Charakterzüge, die den Göttern Dionysos und Apollon zugeschrieben wurden und auch uns Menschen kennzeichnen. Chiron ist jedoch eindeutig

dem apollonischen Lager zuzuordnen und übertrifft in vieler Hinsicht sogar den Gott des Lichts: Er entwickelt sich zu einem profunden Kenner und Förderer der Schönen Künste und Wissenschaften (*techne* und *episteme*), ein Versuch, die Zurückweisung, die er in einer frühen Lebensphase erfahren hatte, zu kompensieren und sich selbst und anderen zu beweisen, dass auch er es wert ist, geliebt und akzeptiert zu werden.

4 Levine, Peter A.: *Sprache ohne Worte*, Kösel 2011, Seite 12.

5 Eve's Bayou – *Im Bann der Lügen*, 1997, Regie Kasi Lemmons.

6 Hollis, James: *The Eden Project*, Inner City Books 1998, Seite 16.

7 Die Ethologie, auch klassische vergleichende Verhaltensforschung genannt, befasst sich mit dem Verhalten von Wildtieren in ihrer natürlichen Umgebung.

8 Mehr dazu in *Drei Eingeweihte: Kybalion. Die 7 hermetischen Gesetze*, Aurinia 2011.

9 Siehe »Nikolaas Tinbergen« auf der Website www.nobelprize.org (zuletzt abgerufen am 24. April 2024).

10 Aktive Imagination ist eine therapeutische Methode, unbewusste Themen zu visualisieren, indem man innere Bilder aufsteigen und sich frei entfalten lässt. Sie kann eingesetzt werden, um die Lücke zwischen bewussten und unbewussten Inhalten zu schließen. Die Aktive Imagination ist keine Meditationsform, Selbsthypnose, geleitete Imagination oder Wunscherfüllungsmethode, sondern ein Weg zur Selbsterfahrung, eine Möglichkeit, in einer zugänglichen, interaktiven Weise in einen Dialog mit dem Unbewussten zu treten.

11 Rilke, Rainer Maria: *Briefe an einen jungen Dichter*, Leipzig 1929. Hier zitiert aus der Ausgabe im Wallstein-Verlag 2021.

12 Naloxon ist ein Opioid-Antagonist, das heißt, dass er an die Opioidrezeptoren im Gehirn andockt und die Wirkung von Opioiden blockiert. Es wird in der Notfallmedizin zur Behandlung einer Opiatüberdosierung verwendet.

13 Frankel, Rebecca: »The Forgotten Jews of the Forest«, *New York Times*, 4. September 2021.

14 Jung, Carl Gustav: »Psychological Types«, in *The Collected Works of C. G. Jung*, Band 6, Princeton University Press, Seite 400.

15 Diese zersetzenden Auswirkungen wurden sowohl ausdrücklich als auch stillschweigend durch das Vermächtnis des systemischen Rassismus verstärkt, der heute noch existiert und die Bürde der People of Color in vielen Teilen der Welt zusätzlich erschwert.

16 Einstein hätte den Begriff »Ego-Punkte« auch wählen können, um auf die narzisstische und ausbeuterische Beziehung zu seiner ersten Frau Mileva Marić Bezug zu nehmen oder sich möglicherweise sogar dazu zu bekennen. Doch das ist eine andere Geschichte, die ich erst im Verlauf der letzten zehn Jahre erfahren habe. Jedenfalls ändern seine persönlichen Unzulänglichkeiten nichts an meinen (»imaginären«) Dialogen mit diesem Giganten der Wissenschaft, die ich als großes Geschenk empfinde.

17 Als ich mit der Arbeit als Psychotherapeut begann, hatte ich einen wichtigen Traum, der die komplizierte Beziehung zu meiner Mutter veranschaulichte. Im vierten Kapitel gehe ich näher auf diesen Traum ein.

18 Das wichtigste grundlegende Prinzip dieses aus Tibet stammenden Meditations- und Entspannungssystems ist, dass geübte Praktizierende das gesamte Universum als Energiekörper in Form von immer subtileren physischen Empfindungen wahrnehmen können. Somatic Experiencing aktiviert vergleichbare Empfindungen durch die »Neuverhandlung« des Traumas.

19 Aus dem Song »Let it be« vom gleichnamigen Album von The Beatles, Apple Records 1970.

20 Aus dem Film *Three Pines. Ein Fall für Inspector Gamache*, basierend auf dem Buch von Louise Penny: *Hinter den drei Kiefern*, Kampa 2018.

21 Einer meiner Studierenden machte mich auf ein Interview mit Prinz Harry aufmerksam, das ich mir unbedingt anschauen sollte. Während des Interviews war eindeutig zu erkennen, dass er sich ebenfalls auf die Unterlippe biss, wenn er über die Trauer um seine verstorbene Mutter sprach.

22 Ich begrüße sehr, dass es eine Non-Profit-Organisation gibt, die Multidisciplinary Association for Psychedelic Studies (MAPS), die derzeit weltweit psychedelische Studien durchführt und fördert, auch an einigen der renommiertesten medizinischen Fakultäten.

23 Meltzer, Brad: *The Book of Lies*, Grand Central Publishing 2011.

24 The Eagles: »Peaceful Easy Feeling«, Asylum Records 1972.

25 An Dragster- oder Beschleunigungsrennen der Amateur- und Profiliga nehmen Autos und Motorräder mit mehreren Tausend PS teil, die vom Start an eine kurze gerade Strecke mit maximaler Geschwindigkeit zurücklegen.

26 »Auf dem Weg nach Mandaley / Wo fliegende Fische spielen / Und die Dämmerung wie Donner / Von China über die Bucht hereinbricht«,

Übersetzung Ralph Sommer und Nicole Harriman, gefunden auf www.myanmar-discover.de/ueber-myanmar/landesinformationen/road-to-mandalay-gedicht-von-rudyard-kipling.html (zuletzt abgerufen am 24. April 2024).

27 Ein französisches Kinderlied von Jean-Philipe Rameau aus dem 18. Jahrhundert. Geläufige deutsche Übersetzung: »Bruder Jakob, Bruder Jakob / Schläfst du noch? / Schläfst du noch? / Hörst du nicht die Glocken?/ Hörst du nicht die Glocken?/ Ding, ding, dong / Ding, ding, dong!« Diese und die Übersetzungen in zahlreiche weitere Sprachen finden sich hier: https://ingeb.org/Lieder/bruderja.html (zuletzt abgerufen am 24. April 2024).

28 Reich, Wilhelm: *Die Massenpsychologie des Faschismus*, Kiepenheuer & Witsch 1986, dem Buch als Motto vorangestellt, Seite 1 in der PDF-Version: http://irwish.de/PDF/Psychologie/Reich/Reich-Die_Massenpsychologie_des_Faschismus.pdf (zuletzt abgerufen am 24. April 2024).

29 Leonard Cohen: »Anthem«, Sony/ATV Songs LLC 1992. Übersetzung des Zitats: »Läute die Glocken, die immer noch klingen können / Vergiss deine perfekten Gaben / Da ist ein Riss, ein Riss in allem / Damit das Licht dort reinkommt.« www.musixmatch.com/de/songtext/Leonard-Cohen/Anthem-Live-In-London/ubersetzung/deutsch (zuletzt abgerufen am 24. April 2024).

30 Blaise Pascal: *Gedanken*, Übersetzung Ulrich Kunzmann, Reclam 2021.

31 »Native Words, Native Warriors«, 5. Kapitel: »Coming Home«, National Museum of the American Indian – Smithsonian. Übersetzt:
»Glücklich mögen ihre Wege zurück nach Hause sein auf einem Pfad voller Blütenstaub.
Mögen sie alle glücklich heimkehren.
In Schönheit gehe ich.
Mit Schönheit vor mir gehe ich.
Mit Schönheit hinter mir gehe ich.
Mit Schönheit unter mir gehe ich.
Mit Schönheit über mir gehe ich.
Mit Schönheit um mich her gehe ich.
Es ist vollendet in Schönheit.«

32 Levin, Aaron: »The Long Journey Home«, *American Indian,* 2020, Band 21, Nr. 3. Ich habe bei meinen Klientinnen und Klienten oft

Mehrfachtraumatisierungen beobachtet, wenn eine bestimmte traumatische Erfahrung angesprochen wird. Möglicherweise hat es noch weitere, frühere seelische Verletzungen der gleichen Art gegeben, die ihre Wunden hinterlassen haben. Ich habe mich immer gefragt, ob sie Fraktalen gleichen, Ordnungsmustern, die sich wiederholen und in größere fraktale Muster mit ähnlichen Strukturen eingebettet sind.

33 Huston, John: *An Open Book*, Da Capo Press 1994, Seite 125.

34 Faulkner, William: *Requiem für eine Nonne*, Diogenes 1991, 1. Akt, 3. Szene.

35 Ein besonders inspirierendes Werk, das sie erwähnte, war das 1937 erschienene Buch von Mabel Elsworth Todd mit dem Titel *Der Körper denkt mit*, das Dr. Rolf sehr zu schätzen wusste. Mabel Elsworth Todd gilt als Begründerin der sogenannten Ideokinese, die mithilfe bildhafter Vorstellungen die Koordination der Muskeln und die Körperhaltung zu verbessern versucht und sich in den 1930er-Jahren bei professionellen Tänzerinnen und Tänzern sowie Gesundheitsfachkräften großer Beliebtheit erfreute.

36 Rothenberg, Mira: *Children with Emerald Eyes. Histories of Extraordinary Boys & Girls*, North Atlantic Books and Lyons, 2002, Seite 20.

37 Ebenda, Seite 25.

38 Ebenda, Seite 211.

39 Ebenda, Seite 212.

40 Ebenda, Seite 216.

41 Nietzsche, Friedrich: *Also sprach Zarathustra*, Erstdruck 1883, aus dem Kapitel »Vom Lesen und Schreiben«.

42 Auf Deutsch erschienen unter dem Titel *Katzenwiege*, Rowohlt 1989.

43 Aus der Serie »The Crown« (»Die Krone«), 3. Staffel, 1. Episode, »Olding«, Regie: Benjamin Caron, Drehbuch: Peter Morgan, Jonathan Wilson und Jon Brittain.

44 Morowitz, Harold: *Energy Flow in Biology*, Ox Bow Press 1979.

45 Thom, René: *Structural Stability and Morphogenesis. An Outline of a General Theory of Models*, Reading 1975, Seite 325.

46 Schrödinger, Erwin: *Was ist Leben? Die lebende Zelle mit den Augen des Physikers betrachtet*, Piper 1989.

47 Dory Previn: »Mythical Kings And Iguanas«, Mca Music Publishing, A.d.o. Universals 1971. Deutsche Übersetzung: »*Verfluche den Verstand, der die Wolken erklimmt / Auf der Suche nach mythischen Königen / Und ausschließlich mystischen Dingen … Weine um die Seele, der*

es nicht gelingt / Den Körper als einen ebenbürtigen Ort zu erkennen / Und ich habe nie gelernt, wirklich zu berühren / Oder die Dinge zu fühlen, die Leguane fühlen.«

48 Watson, John B.: *Behaviorism* (Revised edition). University of Chicago Press 1930. Noch eine Anmerkung: »Tabula rasa« ist die Theorie, dass Kinder ohne mentalen Inhalt zur Welt kommen und daher alles Wissen auf Erfahrung oder Wahrnehmung beruht. Ihre Verfechter widersprechen der Lehre des Innatismus, die erklärt, dass der Mensch bereits bei seiner Geburt über ein bestimmtes Wissen verfügt. Der englische Arzt und Philosoph John Locke war der Erste, der den Begriff Tabula rasa verwendete. In seiner Schrift *Ein Versuch über den menschlichen Verstand*, 1690 erschienen, stellte er die Behauptung auf, das menschliche Bewusstsein gleiche bei der Geburt einem leeren Blatt, das wir auf unserem Weg durchs Leben mit Ideen füllen.

49 »Watson: Behaviorism«, in *Parenting and Family Diversity Issues*, Iowa State University Digital Press 2020, https://iastate.pressbooks.pub/parentingfamilydiversity/chapter/watson/#footnote-28-2 (zuletzt abgerufen am 24. April 2024).

50 Joyce, Nick und Cathy Faye: »Observation: Skinner Air Crib«, *Association for Psychological Science*, auffindbar hier: www.psychologicalscience.org/observer/skinner-air-crib (zuletzt abgerufen am 24. April 2024).

51 Später in deutscher Sprache erschienen unter dem Titel: *Sprache ohne Worte. Wie unser Körper Trauma verarbeitet und uns in die innere Balance zurückführt*, München 2011.

52 Später in deutscher Sprache erschienen unter dem Titel: *Verkörperter Schrecken. Traumaspuren in Gehirn, Geist und Körper und wie man sie heilen kann*, G. P. Probst 2024.

53 Khalil Gibran, *Der Prophet*, Walter 1973, Seite 39, abrufbar hier: https://hehl-rhoen.de/pdf/Philosopie/Gibran,%20Khalil%20-%20Der%20Prophet.pdf (zuletzt abgerufen am 24. April 2024).

54 Zitiert in Stanley Keleman: *Lebe dein Sterben*, Iskopress 1999, Übersetzung hier von Ursula Bischoff.

55 Blake, William: *Die Hochzeit von Himmel und Hölle*, verschiedene Ausgaben im Deutschen, zum Beispiel AREA 2005.

56 Ebenda.

57 Auch hier rate ich niemandem, einen so wirkmächtigen Katalysator oder andere psychedelische Substanzen ohne sorgfältige Vorbe-

reitung, eine qualifizierte und psychologisch kompetente Begleitung und eine entsprechende Nachbereitung auszuprobieren.

58 Romer, Alfred, zitiert in Philips, Dorothy Berkley, Elizabeth Boyden Howes und Lucille L. Nixon (Hrsg.): *The Choice Is Always Ours. The Classic Anthology on the Spiritual Way*, Richard R. Smith, Rindge (NH) 1956, Seite 82. Hervorhebung Levine.

59 Rumi, Jalaluddin, im Gedicht »Das Gasthaus«, zitiert aus Rumi: *Die Musik, die wir sind*, Arbor 2009.

Über Somatic Experiencing (SE)®

Somatic Experiencing ist ein naturalistischer und neurobiologischer, körperorientierter Ansatz zur Lösung von trauma- und anderen stressbedingten psychischen und physischen Gesundheitsproblemen. Er zielt darauf ab, Schocktraumata zu überwinden und die natürliche Selbstregulation des Nervensystems zu unterstützen, eine unerlässliche Voraussetzung für die Transformation posttraumatischer Belastungsstörungen (PTBS) und seelischer Verletzungen, die mit emotionalen und frühen Entwicklungs- und Bindungstraumata einhergehen. SE bietet einen therapeutischen Rahmen für die bewusste Wahrnehmung und Verarbeitung unerwünschter Körperempfindungen und Gefühle, die mit der traumatischen Erfahrung – Kampf, Flucht oder Erstarrung – verbunden sind und ihre Spuren hinterlassen, sodass der Körper im Überlebensmodus »stecken bleibt«. SE stellt auf der klinischen Ebene das Werkzeug zur Verfügung, um diese fixierten physiologischen Zustände aufzulösen, die gebundene Lebensenergie im Nervensystem zu befreien und das authentische Selbst durch Selbstregulation, Entspannung, das Gefühl der Ganzheit und Lebendigkeit wiederherzustellen.

Menschen besitzen die angeborene Fähigkeit, die Auswirkungen von Traumata unterschiedlicher Art zu überwinden. Der SE-Ansatz vervollständigt das Repertoire der motorischen Selbstschutzmechanismen und fördert eine Freisetzung der blockierten Überlebensenergie, die im Körper und im Nervensystem gebunden ist. Er zielt damit auf die grundlegende Ursache der Trauma-Symptome ab. SE bietet Anleitungen, um das Auf- und Nachspüren schwieriger Körperempfindungen zu erleichtern, sich mit ihnen auseinanderzusetzen, die Toleranz Schritt für Schritt zu erhöhen und dadurch die angeborenen inneren Ressourcen zu stärken, um die Trauma-Folgestörungen einzudämmen und Resilienz zu entwickeln.

Peter A. Levine vertritt die Überzeugung, dass es weniger das belastende Ereignis selbst ist, das ein lebenslanges Trauma verursacht, sondern vielmehr die Reaktion auf die wahrgenommene – tatsächlich oder vermeintlich – lebensbedrohliche Situation, die als Erinnerung im Körpergedächtnis festgeschrieben wurde und zur Entstehung eines Ungleichgewichts im Nervensystem führt. Somatic Experiencing unterstützt Traumatisierte dabei, Zugang zu diesem Körpergedächtnis zu finden (dem sogenannten prozeduralen Gedächtnis), das Wissen abspeichert, auf das wir nicht immer Zugriff haben, und Handlungsabläufe steuert, die wir unbewusst abrufen. Es ist dabei nicht erforderlich, die Einzelheiten der traumatischen Erfahrung zu teilen. Das Ziel besteht darin, die Macht des Narrativs zu brechen und das Körpergedächtnis neu zu kartieren, damit die Lebensenergie der Betroffenen wieder in Fluss kommt. In seinem Buch *Sprache ohne Worte* erklärt Peter A. Levine, dass Trauma nicht nur das ist, was uns widerfährt, sondern was wir unserem Körpergedächtnis einprägen und unbewusst in einer Endlosschleife abrufen, wenn ein mitfühlender Mensch fehlt, dem wir uns anvertrauen können.

Wie bei anderen somatischen Ansätzen hat auch bei Somatic Experiencing die *Körperwahrnehmung* oberste Priorität, um die problematischen und (oftmals physischen) Traumasymptome in den Griff zu bekommen, weil sie auf dieser Ebene am besten zugänglich sind. SE trägt zur Entstehung neuer positiver Körpererfahrungen bei, einem Gefühl der Selbstwirksamkeit, das einen Gegenpol zur stressbedingten Anspannung und dem Gefühl überwältigender Hilflosigkeit bildet. Beim Heilungsprozess geht es also nicht in erster Linie darum, den Zugang zu blockierten Erinnerungen wiederherzustellen oder unsere Gedanken und

Überzeugungen bezüglich unserer Gefühle zu verändern. Wichtig ist vielmehr, Sinneswahrnehmungen und deren Verarbeitung auf die Spur zu kommen, die sich hinter unseren Gefühlen und Überzeugungen verbergen, und die Verhaltensmuster aufzudecken, die sich zu Gewohnheiten verfestigt haben.

Die SE-Trainingsprogramme sind vor allem für die Angehörigen bestimmter Berufsgruppen relevant (und selbstverständlich jeweils für männliche wie weibliche Personen): Psychologen, Psychotherapeuten, Psychoanalytiker, Psychiater, Sozialarbeiter, Mitarbeiter in der spirituellen, Lebenshilfe- und Suchtberatung, Körpertherapeuten, Bodyworker, Osteopathen, Beschäftigungstherapeuten, Physiotherapeuten, Ärzte, Pflegekräfte, Akupunkteure, Zahnmediziner, Yoga- und Meditationslehrer, Kunsttherapeuten, Pferdetherapeuten, Life Coaches, Notfallhelfer, Justizvollzugsbeamte, Pädagogen, Angehörige des Klerus und Mitarbeitende in Supporteinrichtungen für Kinder und Menschen mit spezifischen Bedürfnissen oder Beeinträchtigungen.

Somatic Experiencing Anwenderinnen und Anwender (zertifizierte Somatic Experiencing Practitioner, SEP) arbeiten zu Beginn der Heilreise mit einem somatisch orientierten und stufenweise aufgebauten Bottom-up-Informationsverarbeitungsprozess. Sie haben einen unterschiedlichen beruflichen Werdegang und Erfahrungen mit verschiedenen Verfahren oder Psychotherapien gesammelt oder sich auf spezifische Behandlungsmethoden spezialisiert, zum Beispiel kognitive Verhaltenstherapie, Psychiatrie, Craniosacrale Therapie, Bodywork oder therapeutisches Reiten. Somatic Experiencing Practitioner, die eine entsprechende Schulung absolviert haben, können die SE-Methode in ihre Arbeit integrieren und damit eine abgerundete Heilerfahrung anbieten. Voraussetzung für die Teilnahme am SE-Training ist der Besuch eines SE-Einführungsworkshops und der Nachweis einer Grundausbildung in einem sozialtherapeutischen Arbeitsbereich.

Denken Sie daran, dass SE-Anwenderinnen und -Anwender genauso individuell sind wie das Nervensystem, das bei jedem Menschen anders beschaffen ist. Da eine vertrauensvolle Beziehung für den Behandlungserfolg unerlässlich ist, empfehlen wir Ihnen, sich ein umfassendes Bild zu machen, ob Sie zusammenpassen, bevor Sie sich für eine Therapeutin oder einen Therapeuten entscheiden.

Weitere Informationen finden Sie unter:

- www.somaticexperiencing.com
- www.traumahealing.org

sowie unter

- www.somatic-experiencing.de
- www.somatic-experiencing.de/traumatherapeuten-finden

Kurse mit Dr. Peter A. Levine in der Schweiz werden vom ZENTRUM FÜR INNERE ÖKOLOGIE (ZIO), Freischützgasse 1, CH-8004 Zürich, organisiert (www.traumahealing.ch oder www.polarity.se). Die Veranstaltungen werden in englischer Sprache mit Übersetzung ins Deutsche durchgeführt. Das ZIO organisiert auch alle Trainings in Somatic Experiencing (SE) in der Schweiz (in deutscher und französischer Sprache).

Literaturempfehlungen

Degan, Raz, Regie. *The Last Shaman,* Abramorama 2016

Einstein, Albert: *Über die spezielle und die allgemeine Relativitätstheorie: Gemeinverständlich,* Wiesbaden 1920

Frankel, Rebecca: »The Forgotten Jews oft he Forest«, *New York Times,* 4. September 2021

Gibran, Kahlil: *Der Prophet,* Hamburg 2019

Hollis, James: *The Eden Project: In Search oft he Magical Other,* Toronto 1998

Huston, John: *An Open Book,* Boston 1994

Jung, C. G.: »Psychological Types«, in *The Collected Works of C. G. Jung,* Bd. 6, Hrsg. und Übersetzer: Adler, Gerhard und R.F. C. Hull, Princeton 1976

Ders.: »The Transcendent Function«, in *The Collected Works of C. G. Jung,* Bd. 8; Hrsg. und Übersetzer: Adler, Gerhard und R.F. C. Hull, Princeton 1976

Philips, Dorothy Berkley, Elizabeth Boyden Howes und Lucille L. Nixon, Hrsg.: *The Choice Is Always Ours: The Classic Anthology on the Spiritual Way,* Richard R. Smith, Rindge (NH) 1956

Prigogine, Ilya: *An Introduction to Thermodynamics of Irreversible Processes,* New York 1961

Rilke, Rainer Maria: *Briefe an einen jungen Dichter,* Göttingen 2021

Rothenberg, Mira: *Children with Emerald Eyes: Histories of Extraordinary Boys & Girls,* North Atlantic Books and Lyons, Co: Berkeley (CA) 2002

Schrödinger, Erwin: *Was ist Leben?,* München 1989

Sinnett, A. P.: *Die esoterische Lehre oder Geheimbuddhismus,* Neuausgabe, Langen 2005

Thom, René: *Structural Stability and Morphogenesis: An Outline of a General Theory of Models*, Übersetzung D. H. Fowler, Reading (MA) 1975

Todd, Mabel E.: *Der Körper denkt mit. Anatomie als Ausdruck dynamischer Kräfte*, Überarbeitete Auflage, Bern 2003

van der Kolk, Bessel, M. D.: *The Body Keeps the Score. Brain, Mind, and Body in the Healing of Trauma*, New York 2014

Vonnegut, Kurt: *Katzenwiege*, Übersetzung Michael Schulte, München 1988

Weitere Bücher von Peter A. Levine

Trauma-Heilung. Das Erwachen des Tigers. Unsere Fähigkeit, traumatische Erfahrung zu transformieren, 2. Auflage, Essen 1999

Vom Trauma befreien. Wie Sie seelische und körperliche Blockaden lösen, München 2007

Sexual Healing: Transforming the Sacred Wound, 2003, https://excerpts.cdn.overdrive.com/FormatType-425/0947-1/065691 SexualHealing.mp3

Sprache ohne Worte. Wie unser Körper Trauma verarbeitet und uns in die innere Balance zurückführt, München 2011

Trauma und Gedächtnis. Die Spuren unserer Erinnerung in Körper und Gehirn. Wie wir traumatische Erfahrungen verstehen und verarbeiten, München 2016

Mit Maggie Kline

Kinder vor seelischen Verletzungen schützen. Wie wir sie vor traumatischen Erfahrungen bewahren und im Ernstfall unterstützen können, München 2010

Verwundete Kinderseelen heilen. Wie Kinder und Jugendliche traumatische Erlebnisse überwinden können, München 2005

Mit Maggie Phillips

Vom Schmerz befreit. Entdecken Sie die Kraft Ihres Körpers, Schmerzen zu überwinden, München 2013 (überarbeitete Neuausgabe 2024)